Roy Martina

Die Lebensformel für Gesundheit, Glück und Freiheit

Roy Martina

Die Lebensformel für Gesundheit, Glück und Freiheit

Aus dem Amerikanischen von Claudia Fritzsche

KOHA

Zum Schutz der Privatsphäre wurden die Namen der meisten Personen von denen in den Fallbeispielen und kurzen Lebensgeschichten erzählt wird, verändert.

Anmerkungen zur vorliegenden deutschen Ausgabe:
Der Verzicht auf die Doppelung männlicher und weiblicher Formen nach dem Muster »Therapeut und Therapeutin«, »er/sie« etc. dient der leichteren Lesbarkeit und soll den weiblichen Teil der Bevölkerung keinesfalls vernachlässigen.
Obwohl der Duden die Pluralbildung »Coachs« (statt englisch »Coaches«) vorsieht, verwenden wir hier in Anlehnung an die aus dem Amerikanischen übernommene Bezeichnung *Omega Health Coaches* grundsätzlich die englisch-amerikanische Variante.

Titel der englischen Originalausgabe:
The Formula for Life –
How to Create Health & Happiness & Freedom

Lektorat: Birgit-Inga Weber
Redaktionelle Mitarbeit: Gertrud Stepan-Hauser
Umschlag: Blanz Werbung GmbH
Gesamtherstellung: Karin Schnellbach
Druck: CPI Moravia Books
ISBN 978-3-86728-140-9

Inhalt

Wenn es uns gelingt,
alle Widersprüche des Lebens anzunehmen;
wenn wir mühelos zwischen den Ufern
von Freude und Schmerz fließen können
und beides erfahren,
ohne in einem davon stecken zu bleiben –
dann sind wir frei.

Dr. Deepak Chopra

EINFÜHRUNG

Treffen Sie Ihre Reisevorbereitungen

Liebe Leserin, lieber Leser, mit Ihrem Entschluss, dieses Buch zu kaufen oder zu lesen, haben Sie den ersten Schritt bereits getan.

Die Entscheidungen, die wir im Leben treffen, bestimmen unseren Weg. Dieses Buch wird zu einem bestimmenden Moment in Ihrem Leben, denn es öffnet Ihnen die Augen für eine Realität, von der die meisten nichts wissen; sie weigern sich, sie zu betrachten, oder wollen sie vor lauter Angst nicht sehen. Manches, was Sie hier lesen werden, mag Sie schockieren; andere Vorstellungen werden Ihnen bereits vertraut erscheinen und wieder andere vollkommen neu.

Dieses Buch behandelt eine von mir geschaffene Methode, die ich *Omega Healing* [Omega-Heilung] genannt habe. Omega Healing basiert auf 30 Jahren Forschung und Erfahrung. Ich lehre diese Technik allen Menschen, die ihre Gesundheit verbessern oder professionell damit arbeiten möchten.

Beim Omega Healing geht es nicht nur um das Heilen an sich – vielmehr darum, zu zeigen, wie unser Unterbewusstes all unsere Bemühungen, gesund und erfolgreich zu werden, sabotiert, ohne dass wir es bewusst wahrnehmen. Deshalb bedeutet Heilen in diesem Zusammenhang, das Unterbewusste dazu zu bringen, auf der Ebene des Bewusstseins mit uns zusammenzuarbeiten.

Es war ein glücklicher Umstand in meiner ärztlichen Laufbahn, dass ich mich schon früh auf bestimmte chronische Fälle spezialisierte. Ich werde Ihnen später mehr davon berichten – hier will ich auf etwas ganz Bestimmtes hinaus: Während die meisten meiner Kollegen sich damit zufrieden gaben, lediglich die Symptome der Krankheit zu behandeln, reichte das für mein Empfinden keineswegs aus. Ich wusste, die Menschen würden innerhalb von einem oder zwei Jahren wiederkommen – mit anderen gesundheitlichen Problemen oder Krankheitssymptomen. Und so gewann ich den Eindruck, dass unseren althergebrachten, konventionellen Heilmethoden etwas fehlen musste.
Doch bevor wir in unser Thema einsteigen, möchte ich Ihnen von einem Traum erzählen. Ich hatte ihn kurz nach dem Abschluss meiner Ausbildung zum Arzt für Akupunktur im Jahr 1980. Es war ein sehr lebendiger Traum – mit der Besonderheit, dass ich mich daran erinnerte, denn in der Regel ist das nicht der Fall. Normalerweise ist meine Erinnerung beim morgendlichen Aufwachen dahin. Doch mit diesem Traum verhielt es sich anders.

Meine Mission in einem Traum

In meinem Traum hatte ich einen Autounfall erlitten, lag als Koma-Patient mit gebrochener Halswirbelsäule auf der Intensivstation und war vom Nacken an abwärts gelähmt. Da ich nicht mehr selbstständig atmen konnte, war ich an eine Beatmungsmaschine angeschlossen. Ich sah mich selbst durch einen Tunnel aus goldenem Licht schreiten, an dessen Ende ich in ein gewaltiges Bauwerk gelangte, das äußerlich einer Kathedrale glich. Doch in seinem Inneren stand nur ein langer Tisch, um den 12 ältere Männer versammelt waren. Oberflächlich sahen sie alle gleich aus und doch unterschied sich jeder vom anderen. Die meisten trugen lange weiße Bärte, alle waren in Weiß gekleidet. Sie wirkten durchscheinend, und ich wusste, dies waren die »Ältesten« einer Gruppe von Meistern, die unsere Professoren an der medizinischen Fakultät berieten. Ich wusste zwar instinktiv, ich war nach Hause gekommen, jedoch nicht, wie der Ort hieß. Dann blickte einer der Männer zu mir herüber und forderte mich zum Nähertreten auf.

»Giacomo«, sagte er zu mir, »weshalb kommst du so früh zurück? Du weißt doch, es ist nicht deine Zeit. Was also tust du hier?«

Ich erkannte, dass seine Worte an mich gerichtet waren und dass mein spiritueller Name »Giacomo« lautete. Dann hörte ich mich selbst antworten: »Ich weiß es nicht. Ich hatte einen Autounfall und mein Körper ist dabei verletzt worden.«

Wieder sah er mich an und sprach: »Hast du die Anweisungen vergessen, die wir dir für den Körper gegeben haben?«

Darauf wusste ich keine Antwort. Deshalb sagte er: »Gut, dann werde ich sie noch einmal mit dir durchgehen – und diesmal behalte sie im Gedächtnis!«

Unter seinen Blicken fühlte ich mich winzig und wurde an meine Kindergartenzeit erinnert, als ich Schelte bekam, wenn ich eine Dummheit begangen hatte. Doch im Unterschied dazu fühlte ich mich hier geliebt und konnte seine Geduld und sein Mitgefühl spüren.

Er fuhr fort: »Bei deiner Ankunft auf diesem Planeten namens Gaia bekommst du einen Körper. Er ist sehr schwach und verwundbar, an sich ist er kein sehr gutes Werkzeug. Immerhin verfügt er über fünf Sinne, die dir helfen, dich auf die begrenzte dreidimensionale Erfahrung einzustellen, die von den Erdlingen ›Leben‹ genannt

wird. Es ist den Gesetzen der Dualität unterworfen, doch kann man sie überwinden, indem man den Verstand umgeht und sich unmittelbar mit sich selbst verbindet.
Du musst eines wissen: Der Körper besitzt ein sehr empfindliches Nervensystem, das leicht überreizt werden und Krankheiten hervorbringen kann. Man könnte dieses Phänomen als Ungleichgewicht bezeichnen, doch hier tritt es nicht auf, weil sich alles im Gleichgewicht befindet. Auf der Erde kann infolge der Dualität allerdings ein Teil des Systems die Oberhand über den anderen Teil gewinnen, was zu einem Zuviel oder Zuwenig auf einer Seite dieser Dualität führt.
Der Körper hat neun Tore, durch die er Abfallstoffe beseitigt; er ist unrein und riecht schlecht; er hat zwei Beine und ist nicht imstande, aus eigener Kraft zu fliegen; er kann sich zeitlich nur linear bewegen. Der physische Körper ist ein Ort von Leid und Schmerzen, die durch Erinnerungen und Glaubensvorstellungen hervorgerufen werden können. Er ist schwierig zu schützen und schwer zu reparieren. Er ist hilflos, er altert, und dann hört er auf zu funktionieren oder wird krank. Giacomo, deine Aufgabe ist es, auf die Erde zurückzukehren und die Menschen zu lehren, wie sie besser mit ihrem Körper zurechtkommen und wie sie ihren Geist dazu nutzen können, ihr Gleichgewicht zu bewahren sowie gesund und glücklich zu bleiben! Deshalb musst du wieder zurück; Millionen Menschen sind darauf angewiesen, dass du sie schulst und ihnen den Weg weist.«
Ich war verwirrt und ratlos. Er schien meine Gedanken aufzugreifen, als er antwortete: »Sorge dich nicht um deinen Körper! Wir werden jemanden schicken, um ihn in Ordnung zu bringen. Er wird dann so gut wie neu sein. Doch denke daran, dir regelmäßig die Zeit zu nehmen, ihn zu reparieren und zu regenerieren. Dort

unten ist es sehr schmutzig, alles wird durch das von den Menschen verursachte Chaos vergiftet.«

Im nächsten Moment war der Traum zu Ende und ich erwachte.

Dieser Traum besaß eine besondere Bedeutung für mich: Etwa sieben Jahre zuvor, mit zwanzig, war ich in einen schweren Autounfall verwickelt gewesen, bei dem ich mir das Genick brach und auf der Intensivstation landete, wo ich ein Nahtoderlebnis hatte. Als ich das Krankenhaus nach nur sieben Tagen wieder verlassen konnte, war jedermann klar, dass ein Wunder geschehen sein musste, denn niemand hatte eine Erklärung dafür, nicht einmal ich selbst.

Und nun, sieben Jahre danach – ich stand gerade im Begriff, meine erste eigene Privatpraxis zu eröffnen –, wurde mir dieser Traum geschenkt. Ich betrachtete ihn als Vision und zugleich als Botschaft: Ich sollte meine Akupunktur-Kenntnisse nutzen, um Menschen zu helfen, ihr inneres Gleichgewicht wiederzuerlangen. Und das tat ich dann auch: Zunächst behandelte ich einen Patienten nach dem anderen in meiner Praxis, später, im Rahmen meiner weltweiten Lehr- und Vortragstätigkeit, schulte ich Tausende von Menschen. Ich empfinde es als meine Mission, andere dabei zu unterstützen, ihre Kraft wiederzugewinnen und sich selbst ein freudvolleres und glücklicheres Leben zu erschaffen. Mittlerweile sind über 30 Jahre vergangen, seit ich diesen Weg eingeschlagen habe.

Tiefer in die Vergangenheit eindringen

In diesen 30 Jahren Berufspraxis sah ich mich immer wieder mit dem Reinkarnations-Gedanken konfrontiert – manchmal die einzige Möglichkeit, einer besonders komplizierten Erkrankung auf den Grund zu gehen.

Ein Beispiel aus meiner Praxis

Mary litt seit Jahren unter einem eigentümlichen Schmerz in ihrem linken Bein, der direkt unterhalb des Knies auftrat. Laut ihrer Beschreibung fühlte es sich an, als habe ein spitzer Gegenstand ihr Bein durchdrungen. Zuweilen war sie vor Schmerz bewegungsunfähig. Ihr Bein schwoll an, manchmal wurde es blau und kalt. Sämtliche Röntgenaufnahmen und körperlichen Untersuchungen ergaben keinen Befund. Mary war eine sehr ausgeglichene junge Frau von 25 Jahren und sehr klug für ihr Alter.

Den Ärzten gab ihr Zustand Rätsel auf. Mary hatte auch schon bei zahlreichen Vertretern alternativer Heilmethoden Rat gesucht, darunter Homöopathen, Chiropraktiker, Akupunkteure, Ayurveda-Ärzte, Bachblüten-Therapeuten etc. Schließlich wandte sie sich an einen Hellseher, der als Grund ihres Schmerzes ein Trauma aus einem vergangenen Leben benannte: Einst war sie eine südamerikanische Eingeborene, eine Indianerin im Amazonasgebiet, gewesen und mit zwanzig durch einen Giftpfeil getötet worden. In ihrem gegenwärtigen Leben hatte Mary als Zwanzigjährige den Schmerz zum ersten Mal erfahren. Der Hellseher riet ihr, mich zu konsultieren, da ich ihr helfen könne.

Seinerzeit befasste ich mich gerade mit dem Thema Rückführung, einer Form der Hypnose, mit deren Hilfe man Menschen in vergangene Leben zurückführt und sie anleitet, ihre Erinnerungen, gleich welcher Art sie sein mögen, noch einmal zu durchleben. Etliche Menschen betrachten solche Erinnerungen als Beweise früherer Inkarnationen. Mich hingegen interessierten ausschließlich die Ergebnisse; der diesen esoterischen Bereich umgebende Mystizismus war nicht mein Fall, denn damals verstand ich mich noch als ausgesprochen analytischen Menschen, ganz sicher nicht als Anhänger

der Reinkarnation. Doch wenn diese Therapie meinen Patienten Heilung bringen konnte – weshalb dann nicht?
Einer der Gründe für meinen Unglauben bestand darin, dass ich im Gegensatz zu einigen anderen Teilnehmern der Workshops, die ich zu diesem Thema besuchte, keine lebendigen Geschichten und Bilder vor Augen hatte. Und sah ich dann etwas, war ich überzeugt, dass ich es mir nur ausgedacht hatte.
In Marys Fall entschied ich mich für eine Rückführung. Bei ihr ging das sehr leicht. Sie konnte mir sogar ein detailgetreues Bild ihres Lebens am Amazonas liefern: Sie war ein junger Mann gewesen, ein Jäger, der aus dem Hinterhalt von einem Pfeil getroffen wurde, abgeschossen von einem eifersüchtigen Rivalen, der sich um die Gunst derselben Frau bemüht hatte. Doch noch weit seltsamer: Sie erkannte in diesem jungen Mann ihre gegenwärtige Mutter, mit der sie eine ausgeprägte Hassliebe verband. Ihre Mutter war eifersüchtig wegen Marys Heirat und weigerte sich sogar, mit ihr zu sprechen. Marys heutiger Ehemann war in jenem vergangenen Leben das Objekt ihrer Zuneigung gewesen. Damals hatte sie ihr Leben in den Armen der Geliebten ausgehaucht, die noch versucht hatte, sie zu retten, indem sie das Gift aus der Wunde saugte. Auch diese Frau war gestorben, in jener früheren Existenz nur wenige Tage später.
Am Ende dieser Sitzung war Mary sehr still und erst einmal damit beschäftigt, sämtliche Informationen zu verarbeiten. Nach der Vision von ihrem Tod in jenem Leben hatten wir ein Heilungsritual vollzogen; sie verzieh ihrem Mörder von einst. Um den Heilungsprozess abzuschließen, gab ich ihr bestimmte Blütenessenzen mit und entließ sie nach Hause.
Vier Wochen später erschien sie wieder – ein vollkommen ande-

rer Mensch! Noch am Tag der Rückführung waren Schmerz und Schwellung abgeklungen; sogar die Beziehung zu ihrer Mutter war eine andere geworden: Mary hatte daheim angerufen und ihrer Mutter die Geschichte erzählt. Zum Erstaunen der Tochter reagierte die ältere Frau mit großer Erleichterung, denn ihr war zumute, als wäre ihr eine schwere Last von den Schultern genommen; sie weinte am Telefon. Daraufhin sprachen die beiden wieder regelmäßiger miteinander und pflegen nun eine ganz normale Beziehung ohne Feindseligkeiten.

Ich habe mich als Arzt auf schwierige Fälle spezialisiert; für mich zählt nur eins: Ergebnisse zu erzielen, wo andere feststecken und nicht mehr weiter wissen.

Vergangene Leben können Leben retten

Mein Ziel als Vertreter einer ganzheitlichen Medizin und als Gesundheitstrainer lässt sich sehr einfach formulieren: an die Wurzeln des Problems zu gelangen und den wahren Grund dafür zu finden, weshalb jemand krank ist oder es ihm weniger gut geht, als es sein könnte. Ich zähle längst nicht mehr mit, habe aber während der letzten 30 Jahre sicher mehr als 100 000 Patienten/Klienten betreut. Wenn ich tief genug schürfe, stoße ich in 90 Prozent der Fälle darauf, dass die Wurzel und Hauptursache des Problems oder Musters, in dem ein Mensch festhängt, in einer früheren Inkarnation zu suchen ist.

Dabei spielt es keine Rolle, ob die betreffende Person an Reinkarnation glaubt oder nicht. Es ändert auch nichts, wenn ich ihr die Idee nahelege. Es ist, was es ist. Und es bedarf nicht einmal einer Rückführung; das ist nur ein Weg, bis zur Ursache vorzudringen und dort Heilung zu bewirken. Wie Sie in diesem Buch noch erfahren werden, kennt Heilung viele andere Wege.

Einige meiner Freunde erwarten von mir wissenschaftlich haltbare Beweise für die Reinkarnation. Ich sage ihnen immer, der Beweis sei an sich ganz einfach zu führen, doch um die Richtigkeit meiner These von einem Leben nach dem Tod zu bestätigen, müssten sie zuerst sterben, denn nur so könnten sie herausfinden, dass sie wirklich unsterbliche Seelen sind.

Obwohl Dr. Gary Schwartz von der Universität Arizona auf diesem Gebiet eine ganze Zahl vielfältiger, sehr interessanter Experimente unter kontrollierten Bedingungen durchgeführt hat, sollen Reinkarnation oder frühere Leben nicht Hauptgegenstand dieses Buches sein. Es handelt vielmehr davon, wie wir uns selbst von der Vergangenheit befreien und wie wir dahin gelangen können, die Welt so zu sehen, wie sie ist, und zu beginnen, unsere Entscheidungen in der Seele und nicht in unseren Köpfen zu fällen.

Wir waren alles: die Guten und die Bösen, sowohl die Schöne als auch das Biest

Sollte ich Sie jetzt so erschreckt haben, dass Sie das Buch aus der Hand legen, geht das in Ordnung. Wir werden uns in einem späteren Leben wieder begegnen.

Sie haben möglicherweise schon mehr als 5000-mal gelebt und Sie haben dieses Spiel, das wir »Leben« nennen, viele Male gespielt. Und Sie waren alles, was man sich nur vorstellen kann: Opfer, Täter, Soldat, Bauer, Buddhist, Hindu, Atheist, Vater, Mutter, mit schwarzer, gelber, weißer oder gar grüner Hautfarbe. All das tragen Sie in sich; Sie haben Hunderte Sprachen gesprochen, vielen Religionen angehört, in zahlreichen Kriegen gekämpft, sind zigmal gestorben und haben es offenbar immer noch nicht verstanden.

Höchste Zeit für eine weise Entscheidung

Fassen Sie den Entschluss, dass *dieses* Leben anders sein soll, dass Sie erwachen und Ihr inneres Potenzial ausschöpfen werden! Jetzt ist auch der richtige Zeitpunkt gekommen, den Schleier vor den Augen zu lüften und die Wirklichkeit von einer anderen Warte aus zu betrachten. Ich kann Sie dabei unterstützen, denn es ist mir ein Herzensanliegen zu helfen: den Patienten, damit sie von ihren scheinbar »unheilbaren« Krankheiten genesen, sowie Führungskräften und Sportlern, damit sie ihr Leistungsniveau erhöhen und ihre Chancen besser nutzen können. Wenn wir uns das Unterbewusstsein genauer anschauen, werden Sie sehen, dass zwischen der Krankheit eines Menschen und dem mangelhaften Ausschöpfen seines Potenzials kein Unterschied besteht: Beide haben denselben Ursprung.

Alles, was ich je gelernt habe, kann ich mit dem Ziel anwenden, Krankheiten zu verhindern. Werde ich dann irgendwann 120 Jahre alt sein, kann ich sagen: »Hier ist der Beweis, meine Methoden funktionieren.« Das ist für mich der einzige Grund, ein gesunder, lebensfroher und superfitter Mann von 120 zu werden. Angst vor dem Sterben empfinde ich nicht, ich habe das schon zu oft hinter mich gebracht. Nein, was mich umtreibt, ist der Gedanke an das Leben! Wie kann ich das Beste aus meinem Leben machen – in einer Welt voller Ungerechtigkeit und Grausamkeit? Wie kann ich einen Ausgleich für meine vielen in diesem Leben begangenen Fehler schaffen? Und wie gehe ich mit einem hypersensiblen Körper um, der viele Dinge nicht verträgt, die andere Menschen tonnenweise, aber offensichtlich problemlos in sich hineinstopfen?

25 Jahre Missbrauch und Unkenntnis

Ich musste damit klarkommen, dass ich meinen Körper 25 Jahre lang mit Extremsportarten und – aus Unwissenheit und Faulheit – mit einer falschen Ernährung traktiert hatte. Dann musste ich lernen, mich selbst zu heilen: von Allergien, der Lyme-Borreliose, chronischen Infektionskrankheiten, einer manischen Depression, Rückenschmerzen, Knochenbrüchen, Bluthochdruck, Kopfschmerzen, Asthma, ADHS, Abhängigkeiten u.v.a. Mein Leben war ein Chaos, und ich verstand es meisterhaft, meine guten Intentionen selbst zu sabotieren, Wirrwarr in meinen Beziehungen anzurichten und meinen finanziellen Wohlstand zu ruinieren. Offenkundig habe ich all das bereits in früheren Leben getan; jetzt ist es an der Zeit, es besser zu machen. Der Grundsatz in meinem gegenwärtigen Leben lautet, mir selbst und anderen Menschen zu helfen, die authentische innere Kraft der eigenen Seele aufzuspüren und herauszufinden, welche Entscheidungen für uns jeweils die richtigen sind.

Treffen Sie Ihre Entscheidung jetzt!

An dieser Stelle möchte ich Debra Russell zitieren. Sie ist eine gute Freundin von mir und ein fabelhafter Coach; ich arbeite sehr gerne mit ihr. Kürzlich las ich ihren Webblog und fand dort folgenden Text zum Thema »Entscheidungen treffen«:
(siehe dazu http://www.debrarussell.com)

»Machen wir uns das Ganze einmal klar. Manche Menschen sind groß darin, Entscheidungen zu fällen, während andere … naja … Oder aber sie verstehen sich hervorragend auf wesentliche, lebensverändernde Entscheidungen, wohingegen die Auswahl des Mittagessens echten Stress bei ihnen auslöst. Möglicherweise sind Sie auch jemand, der in seinem Beruf tagtäglich Entscheidungen zu fällen hat, aber unfähig ist, eine einfache Entscheidung für seine Gesundheit zu treffen und durchzuhalten. Manchmal wird es mit dem Näherrücken der Entscheidung immer schwieriger, vielleicht überläuft es Sie kalt bei dem Gedanken, dass Ihre Entscheidung auch andere Menschen berührt.

Eine Entscheidung zu fällen kann superleicht oder tief beunruhigend sein, aber auch irgendwo auf der breiten Skala zwischen einfach und schwierig liegen. Das hängt von einer Vielzahl von Faktoren ab, beispielsweise davon, dass Sie wissen, was Sie wirklich wollen, wie Sie an die richtigen Informationen kommen, wie stark Sie mit Ihrer authentischen Intuition verbunden sind; dazu kommen Ihre Leitbilder, Ihre eigenen grundlegenden Denkmuster, der Grad Ihres Optimismus oder Pessimismus, Ihre persönlichen Erfahrungen (zu viel oder zu wenig, gut oder schlecht) u.v.m.

Unglücklicherweise oder glücklicherweise sind unsere Leben in erster Linie ein Spiegelbild und eine Ansammlung unserer Entscheidungen. Falls Sie in der Vergangenheit ein paar Entscheidungen getroffen haben, deren Ergebnis von dem erhofften abwich, ziehen Sie Ihre Lehren daraus, gehen Sie Ihren Weg weiter und machen Sie sich bereit, das Gelernte bei zukünftigen Entscheidungen anzuwenden. Fast jeder, den ich kenne, fühlt sich auf der anderen Seite der Entscheidung wohler, d.h. wenn sie hinter ihm liegt. Ein Entscheidungsprozess kann zu den größten Stressmomenten in Ihrem Leben

gehören oder aber ein Akt der Befreiung sein: das zu haben, zu tun, zu sein und zu erschaffen, was Sie wirklich wollen!
Denken Sie daran: Jede einzelne Ihrer Entscheidungen – gleich, ob bedeutend oder nebensächlich – ist eine Aussage darüber, wer Sie sind oder wer Sie sein wollen. Ihre Träume, Sehnsüchte und Ziele werden nur dann Wirklichkeit, wenn Sie voranschreiten, wenn Sie sich für etwas Neues entscheiden. Damit meine ich keine x-beliebige, opportunistische was-halt-gerade-am-besten-passt-Entscheidung, sondern eine, die verpflichtet, die mit einem Vorsatz verbunden ist. Übernehmen Sie die Verantwortung für Ihre Entscheidungen; fassen Sie Entschlüsse, die Sie auf den Weg in die ersehnte Zukunft führen und Sie werden feststellen, dass Ihr Leben mit einer neuen Energie erfüllt wird.
Ihr Coach Debra«

Ich bin mit Debra vollkommen einig und hoffe, ihre Worte werden Sie dazu anregen, mein Buch von Anfang bis Ende durchzulesen – und am besten nicht nur ein einziges Mal. Entscheiden Sie sich dafür, und verpflichten Sie sich innerlich dazu.

Diese Einführung umfasst drei Teile; sie dient sozusagen als Aufwärmphase und als Vorbereitung auf den eigentlichen Inhalt. Lesen Sie sie aufmerksam, sie gibt Ihnen ein Verständnis davon, woher ich komme und auf welche Weise all mein bisher erworbenes Wissen in diesem Buch zusammengeflossen ist. Es soll Ihnen helfen, besser zu verstehen, wer Sie selbst sind und was Sie unternehmen müssen, um glücklich, gesund und frei zu sein.

1. Kampfsport und kostenlose Patientenbehandlungen

Im Januar 1980 stand ich (endlich!) unternehmungsbereit in den Startlöchern. Hinter mir lagen zwei sehr aufreibende Jahre – meine Ausbildung in Akupunktur, Homöopathie und Ernährungsberatung – und ich konnte es kaum erwarten, meine eigene Praxis für alternative Medizin zu eröffnen. Mithilfe eines beträchtlichen Bankdarlehens waren auch meine Räume fertig geworden. Die wertvollen Lektionen meiner Kampfsporttrainer hatte ich auch noch im Kopf; speziell eine davon, die eine gewaltige Resonanz in mir erzeugte und mir dazu verholfen hatte, Kampfsport-Europameister zu werden.

Der Einfluss des Kampfsports auf meine ärztliche Laufbahn: Wie man außergewöhnlich wird

Mein *Sensei* (Lehrer) Frits Jaspers sagte einmal zu mir – ich hatte gerade 500 Boxhiebe auf den Sandsack losgelassen und war völlig erledigt: »Roy, wenn du ein Champion werden willst, darfst du dich nicht mit dem Normalmaß zufriedengeben. Du musst dich selbst zu außergewöhnlichen Leistungen herausfordern: Steh auf und verpass dem Sandsack weitere zweihundertfünfzig Schläge, und wenn du glaubst, du kannst nicht mehr, dann leg noch hundert drauf!« Damals war ich neunzehn und hatte Sensei Jaspers, einen der besten Kampfsportler, die ich je gesehen hatte, zu meinem großen Vorbild erkoren. Ich wollte es ihm gleichtun. Wenn er mich dazu anstachelte, meine Komfortzone zu verlassen und weit mehr zu leisten, als ich für möglich hielt, war ich wild entschlossen, mein Bestes zu geben, selbst wenn ich glaubte, nicht mehr zu können.

Aufgeben war nie eine Option für mich. Also riss ich mich zusammen und boxte los; dabei stellte ich mir vor, einer 250 Mann starken Armee gegenüberzustehen, die es auf mein Leben abgesehen hatte. Und ich schaffte die zusätzlichen 250 Boxhiebe. Zufrieden, mein Ziel erreicht zu haben, ließ ich mich zu Boden fallen, lag auf dem Rücken und rang nach Luft.

Sensei Jaspers blickte mich an und meinte: »Du hast mehr geschafft, als du für möglich hieltest – das kriegen die meisten noch hin. Jetzt ist die Extrarunde dran. Ich warte auf die letzten hundert!«

In diesem Moment wollte ich nur sterben und von dieser Erde verschwinden. Mir hämmerte das Herz in der Brust, meine Beine waren so kraftlos, dass ich glaubte, keine zehn Schläge mehr durchzuhalten.

Dann sagte er: »Wenn du jetzt aufstehst, bist du nicht länger Roy, sondern der Weltmeister. Du kämpfst in der letzten Runde gegen den besten Gegner aller Zeiten – und er ist höllenscharf auf deinen Titel. Wirst du aufgeben oder mobilisierst du in dir die Kraft für weitere hundert Schläge?«

Ich versetzte mich in das Szenario und fühlte plötzlich eine Welle der Energie in mir aufsteigen. Ich stand auf und absolvierte weitere 100 Kicks.

Dieses Ereignis veränderte grundlegend meine Vorstellung von dem, was möglich ist. Ich wurde ein neuer Mensch.

So kam es also dazu, dass ich mich selbst anzuspornen begann, ganz tief nach innen zu gehen und mehr zu geben als erwartet. Ich wurde Europameister und blieb sieben Jahre lang unbesiegt, bis ich mich aus dem Wettkampf zurückzog, um mein Medizinstudium zu forcieren.

Diesen Weg kann natürlich nicht jeder einschlagen – das ist mir durchaus klar. Darum geht es in diesem Buch auch gar nicht. Dennoch wird die Lektüre Sie herausfordern, einen Blick auf Ihre Vorstellungen und Ihre gegenwärtige Komfortzone zu werfen. Meine Worte werden Sie zum Nachdenken ermuntern, ob Sie bereit sind, die Extrarunde zu drehen, um glücklich, gesund und frei zu werden und statt eines ganz normalen ein außergewöhnliches Leben zu führen. Es ist ganz allein Ihre Entscheidung.

Als ich anfing, war ich entschlossen, eine außergewöhnliche Praxis zu eröffnen und mich fortwährend selbst herauszufordern, mehr als erwartet zu geben. Während meines Studiums hatte ich beobachtet, dass viele alternative Therapeuten ihre Patienten über Jahre hinweg behandelten, obwohl ihre Bemühungen nicht selten zu bloß bescheidenen Ergebnissen führten. Einige meiner Patienten hatten schon über 100 Akupunktur-Sitzungen hinter sich, als sie zu mir kamen! Ich gelobte mir, meine Patienten niemals von mir abhängig zu machen und sie nicht einfach weiter zu behandeln, wenn sich keine Resultate einstellten.

Ich wollte anders und außergewöhnlich sein. Also sagte ich all meinen Patienten, sie würden im Rahmen von zehn Sitzungen entweder eine deutliche Besserung ihres Zustands oder sogar Heilung erreichen – andernfalls würde ich sie kostenlos weiterbetreuen, bis ich wisse, weshalb sie nicht auf die Therapie ansprachen. Das war eine ebenso noble wie mutige Entscheidung – mit wesentlichen Folgen für mich und meine Patienten.

Kostenlose Behandlungen

Die daraus entstehenden Einbußen waren immens, der wirkliche Lohn jedoch unermesslich. Nach sechs Monaten Tätigkeit floss ein Drittel meiner Zeit in kostenlose Patientenbehandlungen und in Forschungsarbeit – was mich zugleich dazu brachte, mich auf völliges Neuland vorzuwagen, in Gebiete, die weder ich noch andere vorher je betreten hatten, und der beste Heiler zu werden, der ich sein konnte. Ich habe mehr Geld für Studien und Forschung ausgegeben als für irgendetwas anderes, und ich lernte bei den besten Spezialisten, die ich in Frankreich, Belgien, Holland, Deutschland, USA, China und Korea finden konnte. Durch die Einbindung des Gelernten in meine Behandlungen erzielte ich zunehmend bessere Resultate. Innerhalb von zwei Jahren hatte ich mir den Spitznamen »Problemlöser« verdient. Meine Kollegen begannen, ihre unheilbar kranken Patienten an mich zu überweisen; mein Ruf und meine Resultate verbreiteten sich schnell. Ich wurde zum erfolgreichsten Alternativmediziner der ganzen Niederlande; die Menschen flogen aus über zehn Ländern ein, selbst aus dem weit entfernten Australien, um meinen Rat zu suchen.

Selbst Versicherungsgesellschaften sowie immer mehr Fachärzte gingen dazu über, ihre schwierigsten Fälle und ihre als unheilbar krank geltenden Patienten in meine Sprechstunde zu schicken.

Die kostenfreie Behandlung von über 1500 chronisch Kranken übte eine unglaubliche Wirkung auf mein Leben aus: Sie brachte mich nicht nur dazu, tiefer und genauer hinzusehen, härter zu arbeiten und mich mit Therapien zu befassen, die normalerweise an mir vorbeigezogen wären – sie öffnete meinen Geist auch für neue Wirklichkeiten.

Meine größte Entdeckung bestand in der Erkenntnis, dass die Behandlung bei einem Patienten, der unbewusst nicht gesund werden wollte, erfolglos bleiben würde – unabhängig von meinem eigenen Können und der Bandbreite des therapeutischen Spektrums.

Meine zweite große Entdeckung bezog sich auf die Tatsache, dass wir eine Seele haben, die unseren Gesundheitszustand beeinflussen kann. Häufig muss man sich intensiv mit ihr befassen, um dauerhafte Ergebnisse zu erzielen. Meiner Erfahrung nach ist das Heilen an sich einfach, aber um eine wirkliche Gesundung der Seele in ihren tieferen Schichten zu erreichen, bedarf es einer vollkommen anderen Bewusstheit und anderer Fähigkeiten. Also setzte ich mich gezwungenermaßen mit verschiedenen Ideen und Vorstellungen auseinander, darunter Reinkarnation, Karma, karmische Schulden, religiöse Gelübde und Seelenvereinbarungen, die uns von einem Leben ins nächste begleiten. (Darauf werde ich später ausführlich eingehen.) Meine guten Resultate vervierfachten sich, wenn ich meinen Patienten helfen konnte, Themen aus vergangenen Leben aufzuarbeiten, sodass sich ihre Lebensqualität weit stärker verbesserte.

Wer trägt die Verantwortung?

Am Beginn meiner ärztlichen Laufbahn hielt ich mich zu 100 Prozent für die Heilungsprozesse und Behandlungserfolge bei meinen Patienten verantwortlich, so wie ich es in meinem Medizinstudium gelernt hatte. Kennzeichen dieser traditionellen Arzt-Patienten-Beziehung ist ihre autoritäre Prägung: Der Patient hat die passive Rolle inne, und der Arzt verkörpert das geballte medizinische Fachwissen. Den Medizinstudenten wird gesagt, dieses Modell sei von Vorteil, weil wissenschaftlich und evidenzbasiert, das heißt auf objektiven medizinischen Daten beruhend. Meiner Ansicht nach birgt es jedoch empfindliche Nachteile, denn es reflektiert eine unvollständige Wahrnehmung der Patienten, da es die funktionalen, sozialen, geistigen und emotionalen Aspekte der betreffenden Person wie auch ihrer Gesundheit außer Acht lässt. Meine tägliche Praxis brachte mich Schritt für Schritt der Erkenntnis näher, dass ich nur zur Hälfte verantwortlich bin: Ich trage zwar die hundertprozentige Verantwortung für die Behandlungen und Therapiemethoden, für die Hingabe und Liebe, die ich in meine Arbeit einfließen lasse, doch darüber hinaus gibt es Mechanismen und Faktoren, die sich meiner Kontrolle entziehen. Einer davon ist die Bereitschaft des Patienten, wirklich gesund zu werden; die anderen sind seine Überzeugungen und Hoffnungen. Später lernte ich, auch auf diese Bereiche einzuwirken, doch auf die Kraft des *Spirit,* die Kraft des *Geistes,* habe ich keinen Einfluss. Wenn der *Spirit* entscheidet, ein Leben zu beenden, steht es nicht in meiner Macht, etwas daran zu ändern.

Wie Sie in diesem Buch noch erfahren werden, hat der *Spirit* nur sehr selten den Wunsch, ein Leben verlöschen zu lassen. Im Allgemeinen sind wir es selbst, die unser Leben zerstören: durch Ignoranz und unseren Mangel an Bewusstheit.

30 Jahre Forschung und Praxis

Mittlerweile bin ich 56 Jahre alt und noch genauso intensiv bei der Sache wie früher; ich lerne, studiere und erforsche neue Heilweisen. Neulich habe ich mit Eric Pearl gearbeitet. Seine Methode *Reconnective Healing* ist eine unglaubliche und verblüffende Behandlung, die auf einer neuen Form spiritueller Energie beruht – eine Art der Heilarbeit ohne direkte Berührung: Der Heiler hält nur seine Hände dicht über den Körper des Patienten. Dann studierte ich bei Richard Bartlett, dem Schöpfer von *Matrix Energetics,* einer Quantenheilungsmethode, die enorm eindrucksvoll und schnell wirksam ist. Dabei erstaunt mich zweierlei immer wieder: Das Lernen hat kein Ende und es wird auch nie langweilig; zugleich habe ich nie das Gefühl, wirklich zu wissen, worum es eigentlich geht. Diese Forschung ist eine fortwährende Entwicklungsreise für mein Selbst und meine Arbeit.

Seit 1980 habe ich einen Weg beschritten, der mir so viele Erkenntnisse brachte, weshalb es manchen Patienten einfach nicht besser geht, selbst wenn man ihnen die besten Therapien angedeihen lässt. In diesem Buch habe ich die Ergebnisse und Erkenntnisse aus über 30 Jahren Forschung und Erfahrung zusammengefasst; ich beschreibe, weshalb wir krank werden, verkümmern und sterben, bevor unsere Zeit gekommen ist. Ein Teil des Buches widmet sich der Problematik, weshalb wir Selbstsabotage betreiben und unser eigenes Streben nach Glück, Gesundheit und Erfolg hintertreiben.

Wiederholung ist die Mutter aller Fertigkeiten und der einzige Weg zur Meisterschaft

Dieses Buch gibt Ihnen Werkzeuge an die Hand, die Ihr Leben bereichern und Ihnen helfen sollen, Seele und Körper zu heilen. Es kann Ihnen den Weg zu Gesundheit, Glück und Freiheit weisen. Lesen Sie es mehr als ein Mal; es enthält viel mehr, als Sie möglicherweise bei der ersten Lektüre mitbekommen. Jede Geschichte, die von einer Begegnung mit den neun Meistern erzählt, birgt zahlreiche Metaphern, die es Ihrem Unterbewusstsein erleichtern, das Leben auf einer anderen Ebene zu sehen.

Dann beginnen Sie damit, die spezielle Formel für die Seelenheilung und weitere Praktiken für ein langes Leben anzuwenden. Zusätzlich werde ich Ihnen eine Reihe von Produkten zur Verfügung stellen, die Sie kostenlos von der Website www.dielebensformel.de herunterladen können.

Teilen Sie Ihr Wissen mit anderen Menschen; helfen Sie sich gegenseitig! Am Anfang und am Ende sind wir alle eins. Machen Sie es auf Ihre Art, denn das ist die richtige Art!

Ich hoffe, wir werden uns irgendwo in diesem Raum-Zeit-Kontinuum treffen, um die vielen Heilerfolge und inspirierenden Geschichten auszutauschen und mehr voneinander zu erfahren und zu lernen.

2. Noch irritiert?

Das Leben ist sehr verwirrend. Wenn wir uns auf den bewussten Weg machen, um heil zu werden und gesund zu bleiben, sind wir mit den unterschiedlichen Auffassungen der Fachleute schlicht überfordert. Die Gesundheitsbranche gleicht einem Dschungel, in dem viele – wie die herkömmlichen Pharmafirmen – nur auf Ihr Geld aus sind und Sie immer in die Richtung ihres eigenen Profits drängen werden. Sollen Sie sich von Bio-Lebensmitteln ernähren oder spielt das keine Rolle? Sollen Sie alle Arten von Fleisch meiden? Sind Sojaprodukte überhaupt gut? Stimmt es, dass sie Hormone enthalten? Sollen Sie keine Milch mehr trinken? Und falls ja, worauf könnten Sie ausweichen? Wenn Sie Unmengen von Obst und Gemüse essen, brauchen Sie dann noch zusätzliche Vitamine? Und falls ja, welche? Müssen Sie jeden Tag Sport treiben? Welche Sportart eignet sich am besten für Sie? Sollen Sie von Zeit zu Zeit fasten? Und wenn ja, wie oft und wie? Sollen Sie Ihren Körper mit Heilkräutern entgiften? Sind Impfungen schädlich? Sollen Sie sämtliche Amalgam-Füllungen aus Ihren Zähnen entfernen lassen? Und was sollte an deren Stelle treten? Sind die sogenannten natürlichen Hormone gut für Sie? Sollten Sie meditieren? Falls ja, wie lange und auf der Basis welcher Technik? Wie visualisiert man am besten? Wie gehen Sie am geschicktesten mit Ihren Emotionen um? Sind alle Krankheiten Botschaften Ihrer Seele? Existiert so etwas wie Karma – und was ist, wenn Sie ein schlechtes Karma haben? Was geschieht, wenn Sie sterben: Kehren Sie heim oder …? Wie kurieren Sie sich selbst mit Naturheilmitteln von Ihrer Erkrankung?

Das sind nur ein paar der Fragen, die mich zu Hunderten per E-Mail erreichen, wenn ich auf Vortragsreisen bin oder Workshops abhalte. Ich habe Tausende Stunden damit verbracht, auf Fragen zu antworten, die das gesamte Spektrum vom Profanen bis zum Spirituellen abdeckten. Ich habe Antworten darauf, weil ich mein ganzes Leben dem Studium, der Erforschung und der Beseitigung genau dieser Entscheidungszwänge oder Zwickmühlen gewidmet habe. Das führte zugleich dazu, dass ich mittlerweile Autor von über 50 Büchern zu diesen Themenbereichen bin.

Das Umwerfende an uns: Wir sind intelligente und zugleich ignorante Wesen. Von den Großindustrien werden wir fehlinformiert, beispielsweise von der Nahrungsmittelindustrie, den Pharmafirmen, dem medizinischen Establishment, unseren Regierungen und all jenen, die der Bevölkerung nur das Geld aus der Tasche ziehen wollen. Zugleich müssen wir viele alte Überzeugungen ablegen sowie mit Sitten und Praktiken unserer Eltern, Lehrer oder auch unserer Kultur brechen, weil sie uns schaden. Wir müssen über unser Menschsein hinauswachsen, uns mit unserem Daseinszweck verbinden und wieder entdecken, wer wir eigentlich sind. Krankheit und Verfall gehören zum Spiel des Lebens. Es kann erleuchtend sein oder frustrierend – aber auch beides.

Dieses Buch kann und will nicht alle Ihre Fragen beantworten. Stattdessen soll es Sie wachrütteln und Ihnen Ihre Selbstverantwortung zurückgeben. Außerdem unterstützt es Sie dabei, den Weg in ein neues Bewusstsein zu finden, das Sie schließlich vor vielen schweren Krankheiten bewahrt und Ihnen hilft, in der langen noch vor Ihnen liegenden Zeitspanne glücklich, gesund und frei zu bleiben.

Falls Sie irritiert sein sollten, ist das Ihr gutes Recht. Unsere Welt ist verwirrend und trügerisch. Letztendlich müssen Sie Ihr eigener bester Berater werden. Um auf diese Ebene zu gelangen, brauchen Sie einen Führer, der Ihnen beibringt, sich im Dschungel des Lebens zurechtzufinden. Fürs Erste werde ich gerne diese Rolle übernehmen.

3. Tod aus ärztlicher Hand

Zunächst möchte ich auf die massiven Mängel des Gesundheitssystems eingehen, eines Systems, von dem wir heutzutage in höchstem Maß abhängig sind. Das Ziel besteht darin, zu verstehen, womit wir hier konfrontiert sind. Es liegt mir fern, Kollegenschelte zu betreiben; ich möchte Sie lediglich mit der aktuellen Faktenlage vertraut machen.

Als Arzt war ich Bestandteil des Systems und brauchte nicht lange, um zu begreifen, wie unzureichend es war. Also stieg ich aus und schlug einen anderen Weg ein. Meine konventionellen, schulmedizinischen Kollegen taten sich schwer, meine Sicht zu akzeptieren: »Die alternative Medizin hat bestenfalls einen Placebo-Effekt«, hieß es immer. Viele Menschen glauben aus Unwissenheit, die moderne Schulmedizin sei wissenschaftlich fundiert. Sie könnten jedoch kaum weiter von der Wahrheit entfernt sein.

Dieses Gesundheitssystem ist das Resultat einer seit Jahrzehnten verfehlten Politik und diverser Holzwege, auf die Louis Pasteur (1822–1895) als Erster geführt hatte, indem er Mikroorganismen als die Erreger von Krankheiten ausgemacht haben wollte. So kam der große Feldzug gegen alle Arten von Symptomen (und weniger gegen die ihnen zugrunde liegenden Ursachen) erst richtig in Fahrt.

Pasteurs letzte Worte auf dem Totenbett sind überliefert: »Bernard hatte recht.« Dabei bezog er sich auf den französischen Physiologen Claude Bernard (1813–1878): Dieser hatte konstatiert, das innere Milieu sei für die Krankheiten verantwortlich und wir müssten Mittel finden, es im Gleichgewicht zu halten, und uns selbst durch eine veränderte Lebensführung gegen Krankheiten immun machen. Dank Pasteur stecken wir immer noch in der Überzeugung, dass geschwächten, kranken Menschen starke und komplexe chemische Arzneimittel (Gifte) zu verabreichen sind, wobei die Mediziner die dem menschlichen Körper innewohnenden Selbstheilungskräfte völlig außer Acht lassen und sogar versuchen, sie zu unterlaufen, indem sie den Placebo-Effekt unterbinden.

Wenn wir begriffen haben, dass die Schulmedizin auf dem falschen Weg ist, können wir Techniken erlernen, um alle impliziten Fehlinformationen und falschen Lektionen, die wir erhalten haben, über Bord zu werfen und uns aus den künstlich herbeigeführten Abhängigkeiten des sogenannten Informationszeitalters zu befreien: Eines Zeitalters, in dem wir von den gewaltigen Wortfluten der Medien und der Pharmakonzerne überschwemmt werden und dasitzen wie hypnotisierte Kaninchen. Diese Firmen lassen sich die Einflussnahme auf unseren Verstand und unsere Entscheidungen einen Haufen Geld kosten.

Ein Beispiel: Pharmakonzerne und Regierungen nötigen Milliarden Menschen zu unnötigen Impfungen, die sogar ernsthafte Krankheiten hervorrufen können, wie Autismus, neurologische Störungen, ADHS, Asthma und viele andere. Das Impfen könnte sich als ein Kardinalfehler in der Medizingeschichte erweisen.

Dieselben Techniken und Prinzipien, die ich in diesem Buch vorstelle, um Geist wie auch Körper zu stärken und möglichst krankheitsresistent zu werden, funktionieren genauso, wenn es darum geht, erfolgreicher und glücklicher zu werden sowie ein längeres, vitaleres Leben zu führen.

Im Folgenden fasse ich zusammen, wo die Fehler der herkömmlichen Medizin liegen. Bevor Sie sich hineinvertiefen, möchte ich Ihnen versichern, dass ich die klassische Schulmedizin keineswegs abschaffen will. Ich möchte Ihnen vielmehr die Augen dafür öffnen, dass Sie nicht einmal ahnen, was wirklich abläuft. Sie können wütend auf mich oder meine Kollegen von der Schulmedizin werden – das ändert bloß nichts. Ich bitte Sie, Folgendes zu begreifen: Der beste Schutz besteht darin, sich eigenständig zu informieren und weiterzubilden. Fangen Sie an, in Ihre Zukunft zu investieren, und machen Sie die notwendigen Schritte, die Sie näher an Gesundheit, Glück und Freiheit heranführen.

Tod durch Arzneimittel

Der folgende Text fasst einen Artikel mit dem Titel *Death by Medicine* [d.h.: Tod durch Medizin/Arzneimittel] von Dr. phil. Gary Null, Dr. med. Carolyn Dean, Dr. med. Martin Feldman, Dr. med. Debora Rasio und Dr. phil. Dorothy Smith zusammen. Ich möchte Dr. Joseph Mercola danken, dass er diesen Artikel in seine exzellente Website www.mercola.com aufgenommen hat (3. April 2004). Dr. Mercola ist einer der Querdenker unserer Tage; er sammelt Beispiele für die Fehlinformationen, mit denen wir gefüttert werden, und versieht sie mit seinen Anmerkungen.

> *»Die Naturmedizin ist unter Beschuss geraten, indem Lobbyisten der Pharmaindustrie den Gesetzgeber dazu drängen, den Amerikanern die segensreichen Nahrungsergänzungsmittel zu entziehen.*

Gruppierungen von Medikamenten-Befürwortern haben Verleumdungskampagnen inszeniert, um den Wert eines gesundheitsbewussten, natürlichen Lebensstils herabzusetzen.
Diese Angriffe auf die Naturmedizin führten zu einer unabhängigen Überprüfung der offiziell zugelassenen Medikamente, die deutlich machte, dass die Schulmedizin die Haupttodesursache in den Vereinigten Staaten darstellt. Wie aus dieser Untersuchung der amtlichen Gesundheitsstatistik hervorging, schaden die amerikanischen Arzneimittel mehr, als sie nützen. Die Studie erbrachte zwingende Beweise, dass die höchst erstaunliche statistische Anzahl von nicht weniger als 783 963 Todesfällen pro Jahr auf das Konto der herkömmlichen Medizin geht …«

Ja, Sie haben ganz richtig gelesen: Die Anzahl der Todesopfer, die zu Lasten der Ärzte geht, liegt höher als die Zahl der Verkehrstoten! Doch damit nicht genug … Hier sind die Highlights der Studie; die Fakten habe ich ebenfalls der Website von Dr. Mercola entnommen:

- *Im Jahr 2003 erreichten die Ausgaben für Gesundheitsversorgung in Amerika die Summe von 1,5 Billiarden US-Dollar; das entspricht 14 Prozent des amerikanischen Bruttosozialprodukts.*

- *In ihrer Übersicht von 1992 nennt eine auf der nationalen Ebene erstellte Pharma-Datenbank die Anzahl von 429 827 Fehlmedikationen bzw. Falschverschreibungen in 1081 Krankenhäusern.*

- *1974 wurden 2,4 Millionen unnötige chirurgische Eingriffe durchgeführt, die 11 900 Todesfälle nach sich zogen; im Jahr*

2001 waren es bereits 7,5 Millionen unnötige Eingriffe und 37 136 tote Patienten.

- *Eine Studie von 1998 berichtet von geschätzten 106 000 Toten durch Arzneimittel pro Jahr.*

- *2001 kam es bei nahezu 9 Millionen Menschen zu unnötigen Krankenhausaufenthalten.*

- *Die Anzahl der Menschen, die sich alternativen Heilmethoden zuwenden, wächst ständig an; diese Therapien sind in der amerikanischen Bevölkerung zunehmend die medizinische Versorgung der Wahl. 2006 bezahlten die Amerikaner dafür rund 34 Milliarden Dollar aus eigener Tasche.*

- *Jeder dritte Amerikaner nutzt irgendeine Form von Alternativmedizin.*

- *In den Jahren von 1990 bis 1997 stieg die Zahl der Besuche bei Vertretern alternativer Heilmethoden von 427 Millionen auf 629 Millionen – eine Steigerungsrate von 47 Prozent, wobei die geschätzte Gesamtzahl der Konsultationen von Allgemeinärzten 1997 unberücksichtigt bleibt.*

Die Statistik offenbart das rapide Anwachsen der Zahl von Menschen, die sich für alternative Heilweisen als Therapieform entscheiden. Also wird in der Gesundheitsindustrie die Frage diskutiert: »Weshalb befürworten nicht mehr konventionelle Ärzte die Alternativmedizin?«

Schulmedizin (krankheitsbasiertes Modell)	***Alternativmedizin (präventionsorientiertes Modell)***
• Bietet die beste medizinische Versorgung bei Operationen oder Traumata • Behandlung von Krankheiten, in die das Immunsystem involviert ist; besteht routinemäßig in der Verschreibung von Medikamenten oder der Empfehlung (häufig invasiver) medizinischer Maßnahmen • Zielt auf die Behandlung von Symptomen, nicht der zugrunde liegenden Ursachen • Behandelt den menschlichen Körper in Einzelteilen und sieht ihn nicht als Ganzes • Medizinische Fakultäten sind in organspezifische Disziplinen gegliedert, die untereinander nicht in Verbindung stehen • Ausbildung von Schulmedizinern basiert auf dem Prinzip der »Schadensfall-Reparatur-Medizin«, die bei Krankheiten nicht nach alternativen Behandlungsmöglichkeiten oder Vorbeugungsmaßnahmen sucht	*• Lenkt bei der medizinischen Behandlung den Fokus in erster Linie auf vorbeugende Maßnahmen • Behandelt den Allgemeinzustand, nicht die Symptome • Ist wirtschaftlicher und kosteneffizienter • Behandlung zielt auf den Körper als Ganzes ab*

Bindung an die Pharmaindustrie

Die treibende Kraft hinter dem kontinuierlichen Wachstum des schulmedizinischen Sektors ist die Pharmaindustrie. Ärzte und Apotheker, die ihren Wert daran festmachen, Krankheiten durch das Verschreiben von Medikamenten zu behandeln, haben sich ihr gleichermaßen in die Arme geworfen. Wird bei einer Patientin beispielsweise die Diagnose Brustkrebs gestellt, hat der Arzt routinemäßig Tamoxifen zu verordnen; handelt es sich hingegen um einen Patienten mit Schizophrenie, ist Clozapin zu verschreiben.

Finanzmittel von Pharmafirmen für medizinische Fakultäten

Die meisten medizinischen Fakultäten erhalten beachtliche Beträge aus den Töpfen der Pharmaindustrie, die ein massives Interesse an der umfassenden Verbreitung ihrer Produkte hat. Als Beweis kann das Beispiel der Pfizer Pharma Inc. dienen, ein Unternehmen, das die führenden verschreibungspflichtigen Human-Medikamente entwickelt, produziert und vermarktet sowie etliche Stipendien und Zuschüsse für die medizinischen Fakultäten amerikanischer Universitäten vergibt.

Die Massenmedien begünstigen Arzneimittelwerbung

Die Pharmafirmen sind stark gewinnorientiert und bei den Massenmedien ist es nicht anders. Das wird klar ersichtlich anhand der vielen Arzneimittel-Werbespots, denen sich die Verbraucher Tag für Tag ausgesetzt sehen. Auch für Printmedien lohnt sich die Medikamentenwerbung. In den letzten 10 Jahren ist die Anzahl der Werbeaktionen in den Massenmedien explosionsartig emporgeschnellt. 1999 investierten die Arzneimittelhersteller 1,8 Milliarden US-Dollar in die Verbraucher-Direktwerbung für verschreibungspflich-

tige Medikamente. Noch beunruhigender ist der Umstand, dass – wie man herausfand – etwa 10 Prozent der dadurch angesprochenen Endkunden bei ihrem Arzt tatsächlich nach den betreffenden Medikamenten nachfragten.

Sogar die American Medical Association [amerikanische Ärztekammer] unterhält Verbindungen zur Pharmaindustrie. Auf ihrer Homepage findet man regelmäßig eine großformatige Medikamenten-Werbeanzeige; derzeit wird dort ein Antidepressivum beworben.

Diskrepanzen in der staatliche Förderung

Die Höhe der Finanzmittel für medizinische Forschung ist stark gegenstandsabhängig: Für Studien im Rahmen der Schulmedizin werden überproportional mehr Gelder bereitgestellt als für die Alternativmedizin. Im britischen Gesundheitswesen beispielsweise sind es gerade einmal 0,08 Prozent des vorhandenen Budgets. Während der amerikanische Kongress den staatlichen Gesundheitsbehörden alljährlich 12 Milliarden US-Dollar zuteilt, bekommt die Abteilung für Alternativmedizin gerade einmal 5,4 Millionen ab; dieser vergleichsweise geringe Betrag soll ausreichen, um rund 50 Therapieformen auf Herz und Nieren zu prüfen.

Das Fehlen von Finanzmitteln zur Erforschung alternativer Heilmethoden hat drei bedenkliche Konsequenzen:

- *Wesentliche Forschungsvorhaben werden verhindert.*
- *Es wirkt sich nachteilig auf die Erschaffung einer Forschungs-Infrastruktur aus, die bei der Schulmedizin bereits vorhanden ist.*

- *Gut ausgebildete Wissenschaftler werden abgeschreckt, in diesem Sektor tätig zu werden.*

Fragwürdige Studien

Ein wesentlicher Kritikpunkt der herkömmlichen Arzneimittelindustrie gegenüber der Alternativmedizin besteht in dem Vorwurf, es fehlten wissenschaftliche Untersuchungen zur Stützung der alternativen Methoden. Ironischerweise bot gerade die Forschung auf dem Gebiet der Schulmedizin reichlich Anlass zu Spekulationen über die Gültigkeit wissenschaftlicher Aussagen. Nehmen Sie beispielsweise die Hunderte Artikel, die angeblich von Medizinwissenschaftlern verfasst und in renommierten wissenschaftlichen Zeitschriften veröffentlicht wurden: Tatsächlich stammen sie jedoch aus der Feder von Ghostwritern, die für Agenturen tätig sind! Die Pharmakonzerne bezahlen ihnen eklatante Summen für die Vermarktung ihrer Produkte. Auf eben diese »Fachartikel« stützen sich später Mediziner, wenn sie über Behandlungsmöglichkeiten entscheiden.

In den USA werden über 60 Prozent der klinischen Studien mit Probanden nicht etwa vom Staat, sondern von den Arzneimittelherstellern finanziell mitgetragen. Studien haben auch gezeigt, dass es bei den Pharmafirmen durchaus üblich ist, Untersuchungsergebnisse zurückzuhalten bzw. nicht zu veröffentlichen, wenn daraus Wirkungsmängel des getesteten Produkts hervorgehen.

Das Modell der herkömmlichen Schulmedizin hat schweren Schaden genommen und ist weitgehend vom Gewinnstreben der Pharmaindustrie beherrscht, die mit ihrer Arzneimittelwerbung Einfluss auf die Medien ausübt. Offensichtlich wendet sich die amerikani-

sche Bevölkerung zunehmend von der herkömmlichen Medizin ab, wenn man die wachsende Zahl der Menschen sieht, die sich antwortsuchend alternativen Heilmethoden zuwenden.

Andererseits sind wir noch weit davon entfernt, konventionelle Ärzte und Medien vom Wert der Alternativmedizin zu überzeugen, insbesondere wenn man sich deren enge Verbindungen zu den Arzneimittelherstellern vor Augen führt. Profitgierige Pharmafirmen werden wohl nicht so schnell umschwenken und die Schulmediziner veranlassen, ihre Haltung zu ändern. Dazu steht für sie viel zu viel Geld auf dem Spiel.

Deshalb ist es an uns, die Kontrolle über unsere Gesundheit in die eigenen Hände zu nehmen und die erforderlichen Veränderungen einzuleiten.

Ich finde es deprimierend, dass wir in einer Welt leben, in der man einem System nicht trauen kann, obwohl es zur allgemeinen Gesundheitsfürsorge errichtet wurde. Noch schlimmer: Die Regierungen können nichts daran ändern, und alles, was tatsächlich helfen könnte, wird unterdrückt, zerstört oder verleumdet. Ich selbst bin öffentlich angegriffen, diskreditiert und verleumdet worden – von den Medien wie auch von Schulmedizinern, die sich bedroht fühlten und mich als »Quacksalber« und »Medizinmann« beschimpften, der aus der Not der armen Patienten Kapital schlage. Aber es kam noch übler: Auch weniger erfolgreiche Kollegen aus der Alternativmedizin attackierten mich, beschmutzten mich mit Verleumdungen und setzten Gerüchte über mich in Umlauf. So musste ich auf die harte Tour lernen, dass es bei anderen Menschen Neid und

Negativität auslösen kann, wenn man selbst konsequent seinen eigenen Weg verfolgt.

Teil I

Gesundheit, Krankheit und unser Menschsein verstehen

KAPITEL 1

Was ist Gesundheit?

Revidieren Sie Ihre Vorstellungen von Gesundheit und Krankheit

Lesen Sie das Folgende besonders aufmerksam durch – es könnte Ihr Leben verändern. (Mehr Informationen dieser Art, die meinen Ansichten entsprechen, finden Sie auf der Website von Dr. Mercola: www.mercola.com.)

Das geltende Paradigma definiert Gesundheit als die Abwesenheit von Krankheit und Symptomen. Das ist ein grundlegender Fehler der klassischen Schulmedizin. Um das gegenwärtige System der Gesundheitsfürsorge wirksam reformieren zu können, müssen wir einige unserer Kernüberzeugungen über Gesundheit untersuchen und revidieren.

Dem anderen, parallel gültigen Paradigma zufolge ist die Gesundheit eines Menschen an sein Erbgut gebunden. Dieses Paradigma unterläuft etliche gängige Maßnahmen für Wohlbefinden und Vorbeugung. Sollte es stimmen, befinden wir uns ganz unvermeidlich auf Kollisionskurs mit chronischen Erkrankungen und können lediglich auf Früherkennung und Therapie setzen. Ein Beispiel: Viele Frauen aus Familien mit einer genetischen Brustkrebs-Disposition leben entweder in Angst (und gehen alle sechs Monate zur Vorsorgeuntersuchung) oder haben sich als Vorsichtsmaßnahme sogar ihre gesunden Brüste abnehmen lassen.

Ein anderes Beispiel für diesen Fehler ist die Illusion, die der Onkologe seinen Krebspatienten vermittelt: Sie gelten als geheilt, solange der Krebs innerhalb der folgenden 5 Jahre nicht wieder ausbricht. Ich habe viele Patienten gesehen, deren Krebs nach einer sechs- oder siebenjährigen Remissionsphase zurückgekehrt ist. Das Schlimmste an Krebs ist die Tatsache, dass wir trotz der Milliarden Euro und Dollar, die im Kampf gegen Krebs aufgewandt werden, bestenfalls auf Früherkennung hoffen können, um die Krebs-Epidemie aufzuhalten, die ein Drittel der Menschheit dahinrafft. Und bringt der Krebs sie nicht um, dann tut es die »Therapie«.

Wollen Sie sich eine optimale Gesundheit erhalten, müssen Sie zuallererst ihre eigenen Grundüberzeugungen prüfen. Hat man Ihnen eine Gehirnwäsche verpasst, damit Sie dem herrschenden Krankheits-Paradigma anhängen? Glauben Sie, Ihre Gesundheit sei weitgehend vorherbestimmt? Ist es für Sie normal, mit zunehmendem Alter auch mehr Symptome und Degenerationsbeschwerden zu haben? Halten Sie Krankheit oder Verfall für unvermeidliche Begleiterscheinungen des Älterwerdens? Glauben Sie, dass Schutzimpfungen tatsächlich Grippe-Erkrankungen verhindern? Glauben Sie daran, dass die medizinische Forschung ein Krebsheilmittel finden wird, obwohl man noch nicht einmal weiß, was die meisten Krebsarten verursacht? Halten Sie Krankheiten für etwas, das einem zustößt? Meinen Sie, wir nehmen mit unserer aktuellen Ernährungsweise ausreichend Vitamine und Ballaststoffe auf? Halten Sie die Zahnfüllungen aus Amalgam, einer Quecksilberlegierung, in Ihrem Mund für sicher und unschädlich, weil die Zahnärzte dieses Material seit 200 Jahren einsetzen? Glauben Sie, die Strahlung

von schnurlosen Telefonen, Handys und Mikrowellenherden werden ohne Auswirkungen auf Ihre Gesundheit bleiben?
Also, denken Sie noch einmal darüber nach. Es ist höchste Zeit, aufzuwachen. Machen Sie sich restlos klar, dass Ihr Gesundheitszustand hauptsächlich davon bestimmt wird, was und wie Sie essen, sich bewegen, denken und mit Ihren Emotionen umgehen (Herausforderungen im Leben).
Was für ein Empfinden ist es, wenn Sie begreifen, dass Sie und nur Sie allein für Ihre Gesundheit verantwortlich sind? Als ich das erkannte – immerhin war ich damals schon Arzt –, erschrak ich zutiefst. Viele meiner ärztlichen Überzeugungen waren falsch. Ich verspürte Zorn, Frustration und Verzweiflung. Doch irgendwann, als ich die Tatsache annehmen konnte, dass unser Gesundheitsfürsorgesystem ist, was es ist, konnte ich bei mir persönlich einen Paradigmenwechsel vollziehen. Und dann überkam mich ein ungekanntes Gefühl von Freiheit! In diesem Augenblick begann meine eigentliche Reise …
Was war passiert?
Nach jenem schweren Verkehrsunfall vor etwa 34 Jahren, bei dem ich zwei Halswirbel gebrochen hatte, litt ich unter einem Schleudertrauma, das mit einem Zittern in meiner rechten Hand, Schmerzen in Nacken und Schultern sowie Nacken- und Schultersteife einherging. Anfangs begab ich mich zweimal wöchentlich zu einem Physiotherapeuten; der Mann tat, was in seiner Macht stand, aber auch nach drei Monaten zeichnete sich nicht die geringste Besserung ab. Daraufhin riet er mir, einen Akupunkteur aufzusuchen. Ich lehnte rundheraus ab und erklärte kategorisch: »Ich glaube nicht an das ganze Zeug. Das sind alles Placebo-Effekte und nicht wissenschaftlich bestätigt.« (Damals wusste ich noch nicht, dass die herkömm-

liche Schulmedizin nicht einmal zu 20 Prozent wissenschaftlich abgesichert ist.)

»Herr Doktor, was haben Sie denn zu verlieren?«, fragte er mich ganz unverblümt. »Wenn es nicht hilft, haben Sie es wenigstens versucht. Wir sind hier nicht weitergekommen, und der Mann ist bereit, Sie kostenlos zu behandeln. An Ihrer Stelle würde ich es ausprobieren!«

Ich war damals an dem Punkt angelangt, wo ich Steroide injiziert bekommen sollte (daher war ich ziemlich verzweifelt), und wusste ganz genau, dass die Behandlung mit den Spritzen ausschließlich an der Schmerzsymptomatik, nicht jedoch an ihrer Ursache ansetzen würde. Schließlich entschloss ich mich doch dazu, es mit der Akupunktur zu versuchen, und zwar aus drei Gründen: Erstens war es kostenlos (meine DNA ist zu 33 Prozent holländisch-sparsam; kostenlos ist unbezahlbar!). Zweitens wollte ich meinem Physiotherapeuten beweisen, dass die Akupunktur bei mir nicht wirken würde. Und drittens konnte ich mir die Steroide später immer noch spritzen lassen.

Zu meiner Überraschung war ich nach drei Akupunktur-Behandlungen schmerzfrei und bin es bis heute geblieben. Mein Paradigma verschob sich und driftete seither immer weiter weg vom herkömmlichen Paradigma. Sechs Monate danach gab ich meine Praxis als Allgemeinmediziner auf und begann mit dem Studium der Akupunktur.

Die alten Denkmuster loszulassen, schafft innere Freiheit und eröffnet Ihnen die Möglichkeit, auf eine neue und ungemein erfrischende Weise zu reagieren. Es ist der erste Schritt auf Ihrem Weg, die Kontrolle über Ihr Leben selbst zu übernehmen – und zwar in einem weit höheren Maß, als es Ihnen bislang überhaupt möglich schien. Ich bin der lebende Beweis dafür.

An dieser Stelle möchte ich ein paar Anmerkungen zur alternativen Medizin machen, die Sie bedenken sollten und die Ihren Geist für die Erkenntnis des großen Gesamtzusammenhangs öffnen sollen.

Die Gefahr beim simplen Umstieg von Allopathie auf Alternativmedizin

Viele Menschen wissen und spüren, dass die Schulmedizin den falschen Weg eingeschlagen hat; sie sind desillusioniert vom Gesundheitssystem und auf der Suche nach natürlichen Alternativen. Über 50 Prozent der Bevölkerung konsultieren alternativ orientierte Therapeuten, obwohl sie diese häufig aus eigener Tasche bezahlen müssen, weil die Krankenkassen die Kosten für die Mehrzahl dieser Therapien nicht übernehmen – nicht einmal dann, wenn sie tatsächlich helfen.

Die meisten Menschen haben das Empfinden, mit der Alternativmedizin sozusagen auf der sichereren Seite zu stehen, doch verkennen sie dabei eines: Ohne eine grundlegende Veränderung ihrer Perspektive auf das eigene Leben werden auch die alternativen Heilweisen in vielen Fällen nur an den Symptomen ansetzen und oftmals genauso unterdrückend wirken wie die Schulmedizin.

Das mag Sie unangenehm überraschen, doch halten Sie einen Moment inne und bedenken Sie: Krankheit ist eine Botschaft Ihrer Seele oder Ihrer Körperintelligenz. Es ist eine Illusion, ein Symptom auflösen zu wollen, ohne den dafür erforderlichen grundlegenden Bewusstseinswandel zu vollziehen, der das Problem an der Wurzel packt. Eine Illusion, die wieder zum Paradigma der Allopathie zurückführt, wonach die Abwesenheit von Krankheitssymptomen Gesundheit ausmacht. Die Wahrheit könnte nicht weiter davon entfernt sein.

Bei den Ursachen einer Krankheit ansetzen – zugunsten der echten Gesundheit

Es war eines der schockierendsten Erlebnisse für mich, als ich realisierte, dass die Statistiken über die Todesursachen von der Tatsache völlig unberührt sind, dass über 50 Prozent der Menschen bei alternativen Heilmethoden Hilfe gesucht hatten. Wie ist das möglich? Der erste und größte Fehler der Alternativmedizin besteht darin, die Versorgung der Patienten nach dem Verschwinden der Symptome einzustellen und sie weder ausreichend über Prävention zu beraten noch ihnen weitere Unterstützung bzw. Coaching anzubieten. Den Patienten wird mitgeteilt, sie sollen wiederkommen, falls ein Problem oder ein Symptom auftauche. Dann wird der Therapeut erneut versuchen, die Patienten gesund zu machen – auf der Basis ihrer Symptome. Und genau hier liegt der große Unterschied zum Omega Healing: Wir zeigen den Patienten ihr biologisches Alter und empfehlen ihnen, es durch Veränderung ihrer Lebensgewohnheiten, ihrer Denkweise sowie ihres Umgangs mit Emotionen und Stress auf einem bestimmten Stand zu halten; wir bringen ihnen bei, wie sie diese Veränderungen vornehmen können, um den größtmöglichen gesundheitlichen Nutzen daraus zu ziehen.

Eine der Hauptursachen für Krankheiten liegt darin, wie wir mit Konflikten und Belastungen umgehen. Ist es auch noch mit krankheitsfördernden Grundüberzeugungen verbunden, kann das langfristig zu einer ständig fortschreitenden Schwächung des Körpers führen. Das Kernstück von Omega Healing bildet die Veränderung der »Identität«, die bislang auf krankheitsfördernden Überzeugungen basierte, hin zu mehr Gesundheit, Langlebigkeit und Wohlbefinden. Dies geschieht mittels Trance Coaching, einer neuen, leichteren Form der Hypnose: Eine tiefe Trance ist dabei nicht erforderlich, und jeder kann von dieser Technik nur profitieren. Omega Healing korrigiert auch Fehlprogrammierungen in den Genen und reprogrammiert sie auf Gesundheit und Wohlbefinden. Den Hauptbestandteil der Behandlung bildet die Reprogrammierung des autonomen/vegetativen Nervensystems auf Wachsamkeit gegenüber »Rückfällen« und auf Selbstkorrektur. Die Patienten arbeiten mit einer Serie von 12 geführten Meditationen: Damit üben sie Schritt für Schritt, die Kontrolle über ihr Leben wiederzuerlangen und mit der dem Körper innewohnenden Intelligenz in Verbindung zu treten, um sich ihrer Lebensgewohnheiten deutlicher bewusst zu werden.

Das Gesetz des Karma: Ursache und Wirkung

Alles, was wir tun (unsere Handlungen), was wir denken, wovon wir uns ernähren, ob wir Sport treiben oder nicht, wie wir uns emotional verhalten, setzt in unserem System unablässig Reaktionen nach dem Schema »Ursache und Wirkung« in Gang. Karma lässt sich in vier Arten unterteilen und in folgende vier Kategorien: sofort und zeitversetzt, positiv und negativ. Auf die verschiedenen Arten werde ich später näher eingehen; zunächst wollen wir uns auf die vier Kategorien konzentrieren.

Am besten ist Sofort-Karma: Man macht etwas und bekommt darauf eine unmittelbare Rückmeldung. Sie knabbern zum Beispiel Erdnüsse, obwohl Sie dagegen allergisch sind: Die Reaktion wird

nicht lange auf sich warten lassen. Konsequentes Handeln bestünde darin, entweder ganz auf Erdnüsse zu verzichten oder Heilung der Allergie zu finden.
Beim Genuss von Junkfood wird Ihr Sofort-Karma wahrscheinlich Zufriedenheit mit dem Geschmack und der Bequemlichkeit sein (positiv). Ihr zeitversetztes Karma hingegen äußert sich eher in Form verstopfter Arterien, einer Schwächung Ihres Immunsystems, einer Fehlernährung (Mangel an wichtigen Nährstoffen) und einer möglichen Gewichtszunahme (negatives Karma). Das bedeutet: Grundsätzlich erzeugen wir unser Karma selbst.
Darüber hinaus gibt es noch eine weitere Kategorie: langfristiges Karma (altes Karma), das viele Leben hindurch wirkt. Wir tragen langfristiges Karma und behalten es, wenn wir unsere Konflikte nicht lösen oder nicht imstande sind, bestimmte Lebensumstände bzw. Ereignisse zu bewältigen, wie etwa gewaltsamen Tod, Betrug oder Verrat und Trennung (Verlassenwerden). Deshalb sollten wir unsere Lebensgewohnheiten optimieren, um das Potenzial unseres menschlichen Körpers voll und ganz auszuschöpfen.

Das Karma der Pharmaindustrie

Wir haben unsere Macht an die pharmazeutische Industrie abgegeben und somit ein einflussreiches System geschaffen, das Lügen, Fehlinformationen, Anzeigen- und PR-Kampagnen nutzt, um die Öffentlichkeit irrezuführen und zu manipulieren, damit sie einem falschen Paradigma anhängt, das niemals funktioniert hat und niemals funktionieren wird. Bei der Allgemeinheit hat sich die Überzeugung festgesetzt, Krankheit sei etwas Normales, ebenso wie Verfallserscheinungen mit zunehmendem Alter. Weiter hat man uns eingetrichtert, die Lösung bestehe darin, Medikamente zu konsumieren und sich Operationen zu unterziehen; unser Gesundheitssystem könne Heilung bieten.

Genau das Gegenteil trifft zu: In Wahrheit ist unser Körper zur Gesundheit bestimmt und absolut fähig, sich selbst zu heilen, wenn er die entsprechende Unterstützung erhält. Wahr ist außerdem, dass unsere Lebensgewohnheiten und unsere Denkweise die Hauptursachen aller chronischen Erkrankungen bilden, die wir durch Unwissenheit und falsche Vorstellungen unbewusst erzeugen.

Das Karma der Medizin

Mir als ausgebildetem Arzt, der nach wie vor mit vielen Schulmedizinern befreundet ist, scheint die größte Tragik darin zu liegen, dass auch wir Ärzte fehlgeleitet wurden. Man hat uns beigebracht, an ein nicht funktionierendes System zu glauben; außerdem haben wir uns einen Tunnelblick angeeignet, der uns die Sicht auf Alternativen versperrt. Wir wurden mit Lügen über die Alternativmedizin gefüttert: Demnach gründet die Wirkung sämtlicher alternativen Therapien angeblich auf Suggestion (Placebo-Effekt), weshalb sie langfristig natürlich nicht erhalten bleibe; die Methoden seien wissenschaftlich nicht belegt und entzögen unseren Patienten die guten Behandlungen. Das auf Krankheiten basierende Paradigma wird nicht nur an unseren Universitäten gelehrt, sondern auch in vielen naturheilkundlichen Ausbildungsstätten, wo die angehenden Alternativtherapeuten lernen, Symptome mit alternativen Methoden zu bekämpfen. Das einzig Gute daran: Diese Therapien sind weniger gesundheitsschädlich. Doch wenn man die Hauptursache dauerhaft verfehlt, werden weder die der Krankheit zugrundeliegenden Ursachen beseitigt noch wird die Seele heilen. Die Seele heilen bedeutet, altes Karma aufzulösen, und das fehlt in vielen Systemen, die bei den Lebensgewohnheiten und Denkmustern ansetzen. Ohne die Entwicklung der Seele kann es keine Heilung geben, denn das alte Karma bleibt bestehen und kommt im nächsten Leben wieder zum Tragen. Wenn Sie das wissen, kann das nicht Ihr Wunsch sein. Daher ist es mein Ziel und meine Mission, anderen Menschen verständlich darzulegen, was Gesundheit ist und wie man die Ebene einer gesunden Lebensführung erreicht – Gesundheit für alle drei: Körper, Geist und Seele.

KAPITEL 2

Was bedeutet es, ein Mensch zu sein?

Menschliche Wesen bestehen aus vier untereinander verbundenen Systemen: dem physischen Körper (physikalisch strukturiertes System; Hardware), dem Verstand (entspricht dem Computer-Monitor), dem Unterbewusstsein (emotionale Software) und dem *Spirit* (Quelle). Die Schnittstelle (Interface) kann man als die Verbindung zwischen Körper, Geist und Seele sehen.

Der physische Körper: unsere Hardware

Die Hardware ist über zahlreiche Verbindungen verdrahtet, die zusammengenommen das Nervensystem bilden. Sie besitzt ein Kühl- und Heizsystem: unseren Kreislauf. Dieses System versorgt außerdem alle Zellen mit Nahrung und Sauerstoff. Sie verfügt über Elemente, welche Energie produzieren: unsere Organe. Darüber hinaus durchziehen unsichtbare Energiekanäle den Körper, die sogenannten Meridiane, über die Energie verteilt wird.

Der Verstand: unser Computer-Monitor

Der Verstand ist der Ort, an dem unsere Erfahrung von Leben stattfindet; wir erschaffen unser Erleben, indem wir Informationen filtern und so transformieren, dass daraus unsere eigene virtuelle Reality-Show entsteht. Mittels Ihrer Überzeugungen, Ihrer Glaubensmuster und Ihrer Software (siehe unten) zimmern Sie sich buchstäblich Ihre eigene Geschichte von den Ereignissen zurecht. Sie kommunizieren innerlich mit Ihren Gedanken und Meinungen, Sie hegen Erwartungen, die auf Ihren Lebensvorstellungen basieren, und Sie suchen nach der Bedeutung dessen, was Sie nicht verstehen. Was Sie nicht sehen wollen, unterdrücken Sie, oder Sie bauschen das Geschehene auf.

Das Unterbewusstsein: unsere emotionale Software

Das Ganze besteht aus zwei Teilen: unserer unsterblichen Seele (Rückerinnerung an sämtliche, während unserer zahlreichen Leben gesammelten Erfahrungen) und unserer gegenwärtigen Erinnerungs-Datenbank. Man kann es mit einem eingebauten Speichersystem vergleichen: Es verfügt über den Computer (Hardware) und zusätzlich über eine Funkverbindung zu einem über alle Zeiten hinweg zurückreichenden Speicher, der unsere eigene Sammlung von Geschichten und Begebenheiten enthält. Außerdem haben wir Zugang zu den Geschichten anderer wie auch zur vergangenen und gegenwärtigen kollektiven Geschichte der Welt (kollektives Unbewusstes, auch als kollektives Unterbewusstseinbezeichnet). Alles zusammen bildet unseren Emotionalkörper und bestimmt, wie wir emotional auf die Welt reagieren. Der Verstand kann sich über Ihre Gefühle hinwegsetzen – und umgekehrt, je nachdem, wie mächtig die Erinnerung oder die Konditionierung unseres Verstandes ist.

Der Spirit: die Quelle von allem

Der *Spirit* ist jener Teil von uns, zu dem wir am wenigsten Zugang haben; er ist unerklärlich und dennoch unser wahres Wesen, unsere Essenz. Wir sind unsterbliche Geschöpfe mit einer dreidimensionalen Erfahrungswelt in einer eng begrenzten, verletzbaren biologischen Struktur, die man »Körper« nennt. Ohne die Quelle, unseren *Spirit,* könnte der Körper nicht existieren. Der *Spirit* haucht allem Leben ein. Der Grund ist die große Frage nach dem Sinn unserer Existenz: Wir alle müssen herausfinden, wer wir sind, weshalb wir hier sind und wie wir dieses Leben in einer Weise nutzen können, die unserem Daseinszweck dient. Deshalb können wir das Leben einerseits als Spiel betrachten, das wir Unsterblichen spielen. Wir kommen auf die Erde, um zu erleben, was wir *nicht* sind, um die Kraft der Gegensätze wahrzunehmen. Als geistige Wesen können wir nicht leiden; als Menschen steht uns dagegen das Erleben von Schmerz und Vergnügen, Glückseligkeit und Depression sowie Gesundheit und Krankheit offen. Die Traditionelle Chinesische Medizin bezeichnet diese Gegensatzpaare als *Yin* und *Yang.* Als Menschen erleben wir diese Aufspaltung und – als Folge davon – tiefen Schmerz. Das alles kennen wir in unserer realen geistigen Welt nicht. Wir verlieren uns in der Erfahrung des Menschseins und werden, wer wir nicht sind. Wir spielen dieses Spiel immer weiter, wie ein Computerspiel, bis wir es beherrschen und ein höheres Level erreichen. Obwohl wir in unserer Eigenschaft als unsterbliche Seelen nicht die menschliche Erfahrung *sind,* so ist sie doch noch Teil dessen, wer wir sind und an welchem Punkt unserer persönlichen Entwicklung wir stehen.

Hoffentlich habe ich Sie mit all meinen Computer-Analogien nicht vergrault, aber diese Vergleiche eignen sich wirklich gut, um besser zu verstehen, wer wir sind. Unsere Computer, unsere Mobiltelefone und iPods sind Manifestationen dessen, was auf der spirituellen Ebene bereits vorhanden ist. Wir haben noch einen weiten Weg vor uns, bis wir fähig sind, eine Spiegelwelt unseres geistigen Selbst zu erschaffen, aber wenigstens kommen wir auf der technischen Ebene schneller voran, indem wir die geistige Welt imitieren. In den nächsten 100 Jahren wird es einen Durchbruch nach dem anderen geben, und es ist doch faszinierend, in einer Zeit zu leben, wo wir an der Schwelle, an einem Wendepunkt stehen. Entweder schaffen wir den Quantensprung gemeinsam oder wir zerstören uns als Menschheit selbst.

Was bedeutet der Tod für einen Sechsjährigen?

Eines der prägendsten Ereignisse in meiner frühen Kindheit war der Tod meiner Großmutter. Ich war damals 6 Jahre alt. An diesem Morgen war ich nicht in der Schule, weil ich mich von einer Bronchitis erholte. So lag ich im Bett und hörte meinen Namen rufen. Es war meine Großmutter; sie war im Schlafzimmer und sah wunderschön aus: Ein Leuchten umgab sie, wie ich es noch nie zuvor wahrgenommen hatte.

»Was machst du denn hier?«, erkundigte ich mich. »Und wann bist du angekommen?« Diese Frage stellte ich, weil meine Großmutter auf einer anderen Insel zu Hause war, auf Curaçao, während wir auf Aruba lebten (beide Inseln liegen in der Karibik, sie gehören zu den Niederländischen Antillen).

»Ich bin hier, um mich zu verabschieden und dir zu sagen, dass ich in den Himmel gehe, wo ich auch hergekommen bin«, sagte sie.

Das weckte meine Neugier, denn ich hatte schon so viel über den Himmel gehört; also fing ich an, sie mit Fragen zu löchern, die sie geduldig und mit einem breiten Lächeln auf den Lippen beantwortete.

Als ich schließlich wissen wollte: »Heißt das, dass ich dich nicht wiedersehen werde?«, erklärte sie mir: »Ich werde immer in deiner Nähe sein und über dich wachen, denn du hast auf diesem Planeten eine große Aufgabe zu vollbringen. Und nun werde ich gehen. Wenn du mich brauchst, ruf einfach meinen Namen und schon bin ich bei dir!« Mit diesen Worten verschwand sie.

Ich rannte hinüber ins Nebenzimmer zu meiner Mutter. Sie weinte und sah tief traurig drein, während mich der Gedanke, meine Großmutter würde immer um mich sein, sehr glücklich machte. Als ich es meiner Mutter zu erklären versuchte, sagte sie: »Ja, ich weiß. Dennoch vermisse ich sie.«

Es gibt keinen Tod

Es kam mir nie in den Sinn, das Ereignis jenes Tages als abnormal zu betrachten, und ich glaubte lange Zeit, dass Menschen an der Schwelle ihres Todes kommen, um sich zu verabschieden, und erzählen, wohin sie gehen werden. Da in meiner unmittelbaren Umgebung lange Zeit niemand starb, dämmerte mir nicht, dass es auch anders geschehen könnte, insbesondere deshalb, weil meine Großmutter ja parallel auch meiner Mutter erschienen war. So wuchs ich in dem Bewusstsein heran, dass wir niemals wirklich sterben und nur eine kurze Zeitspanne auf diesem Planeten verbringen, bevor wir heimkehren. Dieses Daheim ist ein weit schönerer Ort; dort haben wir ebenfalls Familie und Freunde – so jedenfalls hatte es mir meine Großmutter erklärt, als sie vom Himmel sprach. Ich war mir sicher, jedermann müsse das wissen, und begriff uns als unvergängliche Wesen, die niemals sterben können. Für mich stand fest, dass es sich bei unserem Dasein als Menschen um ein zeitlich begrenztes Geschehen handelt; Sterben bedeutete für mich, aus diesem Menschsein zu erwachen und zu werden, wer wir wirklich sind.

Meine Großmutter ist immer bei mir

Mein Glaube ist nicht religiös fundiert; er fußt vielmehr auf dem Gespräch, das ich als Sechsjähriger mit meiner Großmutter führte und dessen Inhalt seitdem zu meiner Lebensreise gehörte, was auch immer andere mir erzählt haben mögen. Ich hatte den besten Beweis; außerdem hat meine Großmutter mich niemals verlassen, und das machte alles nur noch spannender. Sie hat mir ihre Gegenwart auf mancherlei Arten zu spüren gegeben, um mir zu versichern, dass sie stets über mich wacht. Und daran hat sich bis heute nichts geändert. Wir tauschen uns regelmäßig aus, und manchmal, wenn ich nicht achtsam mit mir umgehe, setzt sie mir ganz schön zu. Menschsein heißt also für mich, eine gewisse Zeit lang in einem menschlichen Körper zu leben: Er gibt mir Rückmeldungen, die ich nach Sofort-Karma und zeitversetztem Karma unterscheide; doch darauf komme ich später.

Ein anderer Aspekt unseres Menschseins ist es, nur in beschränktem Maß die bewusste Kontrolle über unser Leben zu haben, unterbrochen von illusionären Phasen, in denen wir glauben, wir hätten viel Kontrolle, bis wir uns wieder der Tatsache stellen müssen, dass es nur eine Illusion war. Viele gebildete und erfolgreiche Leute lehren das Gegenteil und wollen uns glauben machen, wir hätten die totale Kontrolle inne. Nach meiner Überzeugung haben wir auf einer bewussten Ebene in gewissem Umfang die Kontrolle, wohingegen unser *Spirit* (jener Teil von uns, der wir wirklich sind; unser wahres Wesen, der Lebensfunke und die Lebenskraft) weit mehr Macht besitzt; und unsere Seele (jener Teil, der nur während einer Reinkarnation aktiv ist) ist ebenfalls beteiligt, wenn wir Situationen anziehen, die uns mit unbewältigten Themen konfrontieren. Krankheiten können das Resultat eines solchen Feedback-Mechanismus sein (Botschaften des Körpers und des Unterbewusstseins): von der Seele oder dem *Spirit* geschaffene Möglichkeiten für uns, einen zweiten Blick auf bestimmte blinde Flecken in unserem Leben zu werfen.

Wer spricht zu uns?

In diesem Buch möchte ich Ihnen vermitteln, dass Krankheit immer ein Transformationsprozess ist, der – wenn man sich ihn entsprechend zunutze macht – zu innerem Wachstum und größerer Weisheit führt. Unser Unterbewusstsein, unsere Seele, unser *Spirit* und unser Körper kommunizieren durch Krankheit mit uns; und es ist an uns, herauszufinden, wer da spricht und was zu tun ist. Als Teil unseres Menschseins müssen wir die Sprache des Körpers entschlüsseln lernen. Wer spricht durch Krankheit zu uns? Wie wir in Kapitel 10 noch sehen werden, spielt auch Synchronizität eine Rolle.

Dieses Buch wird Ihnen helfen, einige Teilchen dieses Puzzles an den richtigen Stellen unterzubringen.

Warum sind Sie hier?

Für alles, was mit Reinkarnation und den Gründen unseres Erdendaseins zu tun hat, ist Dick Sutphen einer meiner wichtigsten Lehrer. An dieser Stelle möchte ich einige seiner Anschauungen in meine eigenen Worte gefasst wiedergeben und ein paar persönliche Erfahrungen ergänzen.

Zunächst sollten wir uns vergegenwärtigen, dass Menschen auf ihrer Suche nach Spiritualität häufig zu leichter Überheblichkeit neigen, weil sie ihren Weg für besser und schneller halten. Mitunter sehen sie sogar auf Menschen herab, die ihr Leben anders anpacken. Für unvergängliche Wesen ist Zeit relativ; aller Druck wie auch das Bedürfnis, schnell voranzukommen, entspringt dem Ego. Jeder von uns folgt seinem eigenen Weg. Daran kann nichts falsch sein, denn das Karma gleicht sich langfristig selbst aus, durch alle Leben hindurch; außerdem ist es auf ewig an den Prozess unseres inneren Wachstums gekoppelt. Wir alle haben unseren Weg selbst gewählt, und der *Spirit* eines jeden von uns bedient sich bei seinen Eingriffen der Synchronizität, um uns mit Menschen zusammenzubringen, die uns helfen, den nächsten Schritt zu tun, den der *Spirit* für notwendig erachtet. Unser *Spirit* kann den Samen für ein Ereignis Jahre im Voraus in die Erde legen, lange bevor die erwünschte Koinzidenz eintritt, und das wird unser Schicksal in einer Weise verändern, wie wir Menschen es weder begreifen noch planen können. Was ich lehre, ist nicht für jeden geeignet; es richtet sich an die kleine Gruppe von Menschen mit der inneren Bereitschaft, meine Lehren anzunehmen, um die notwendigen Schritte und Veränderungen zu ihrem Wohl vorzunehmen.

Obwohl ich glaube, dass ich etwas wirklich Großes und für jeder-

mann Hilfreiches geschaffen habe, ist es doch nicht für jeden geeignet: Manche Menschen suchen sich einfach einen Weg aus, auf dem sie mehr Leid erfahren, weil sie das in diesem Leben brauchen – so lange, bis ihr *Spirit* es nicht mehr für erforderlich hält. Aufgrund vergangener Inkarnationen bevorzugen einige Menschen schamanische Rituale; andere zieht es mehr zu einer asketischen Lebensweise hin, zu Yoga oder Meditation und so weiter. Wieder andere verspüren eine stärkere Affinität zu Engeln, zur Muttergottes, zu Jesus oder Buddha etc. Doch führen alle Wege am Ende zum selben Ziel: Freiheit, Erleuchtung oder Befreiung, das ist letztlich unbestreitbar. Auf der Basis unseres jeweiligen aktuellen Wissensstandes tun wir immer unser Bestmögliches; und manchmal wissen wir es eigentlich besser, doch weil wir noch im Mechanismus der Selbstsabotage feststecken, treffen wir Entscheidungen auf der Basis dessen, was wir können. Und das ist in jenem Moment der höchste Pfad – unabhängig von den karmischen Folgen, die wir dadurch kreieren.
Von Dick Sutphen habe ich das Wissen um die *Sieben karmischen Pfade* gelernt. Ich möchte es gerne mit Ihnen teilen.

Die sieben karmischen Pfade

1. Kein Pfad

Das ist der Weg der Ignoranten. Ich meine das nicht im Sinn eines Negativurteils, vielmehr bezeichne ich damit einen Zustand der Unwissenheit und des Unvermögens, sein höheres Selbst anzuzapfen. Diese Menschen hängen in ihrem eigenen Schatten fest. Alles, was sie unterdrückt haben, wird Teil ihrer Schattenseite; sie projizieren es auf die Außenwelt; ihr Verhalten ist sehr reaktiv und in hohem Maß bewertend. Im Bereich der emotionalen Intelligenz auf unterem Niveau, bleiben sie oftmals in der Opferrolle stecken. Sie empfinden ein starkes Gefühl der Abspaltung. Ihre Traumata wurden häufig nicht richtig aufgelöst oder unterdrückt. Herauszufinden, welche Handlungen zu Harmonie führen, bereitet ihnen Schwierigkeiten, da es dem Verharren in Disharmonie entgegensteht. Oftmals sind sie nicht bereit, die Verantwortung für ihr Leben zu übernehmen.

2. Der Pfad der Anfänger

Das ist der nächste Entwicklungsschritt und das Ergebnis von Lernprozessen in früheren Leben. Diese Personen sind verantwortungsvoller, haben ihren Fokus aber nicht auf den Entwicklungsprozess der Seele gerichtet. Sie sind oft »Nehmer« und sehr ichbezogen, wenn es um die Erfüllung ihrer Wünsche geht. Sie arbeiten mit Willensstärke und Intensität, erzwingen sich ihren Weg zum Ziel. Sie sind auf die materielle Welt fixiert und erwarten für alles eine umgehende Belohnung. *Work hard, play hard; no pain, no gain* ist ihr Motto [frei übersetzt: Erst die Arbeit, dann das Spiel; ohne Fleiß kein Preis]. Sie sind keine guten Teamspieler, es sei denn, es geht um ein gemeinsames Ziel und es winken viel Macht, Geld und Ruhm. Ihre Definition einer Win-win-Situation lautet: Ich gewinne viel, du gewinnst ein bisschen.

3. Der Pfad der fortgeschrittenen Anfänger

Dies ist der nächste Schritt: Es zeigt sich ein erstes Interesse an einer anderen Realität, an der Möglichkeit eines Lebens nach dem Tod sowie an Spiritualität. Diese Menschen brauchen eine Glaubenslehre und Strukturen, an die sie sich halten können, und sind in ihrem

Denken nicht unabhängig. Sie sind noch auf kurzfristige materialistische Ziele und Vergnügungen ausgerichtet.
Sie sind imstande, sich auf die nächste Stufe zu entwickeln, wenn sie einen charismatischen Lehrer finden, zu dem sie aufblicken können und von dem sie sich inspirieren lassen. Sie benötigen Führung und können damit auf die nächsthöhere Ebene begleitet werden.

4. Der Pfad des Ausgleichs

Hier betreten wir das Reich der schon bewussten Lebewesen. Diese Menschen sind der Gesetze des Karma stärker gewahr, treffen ihre Entscheidungen auf Basis der zu erwartenden Konsequenzen und erkennen zunehmend deutlicher, dass es kein Getrenntsein gibt, sondern nur Einssein. Sie wissen, dass sie die Wahl haben und sich entscheiden können: Wollen sie den Weg der bedingungslosen Liebe einschlagen oder den der Abspaltung und damit den Trugbildern der dreidimensionalen dualistischen Welt folgen? Ihre emotionale Intelligenz ist meist stärker ausgeprägt und sie haben den Entschluss gefasst, möglichst gut mit ihren Schatten und ihren ungelösten Konflikten umzugehen.

5. Der Pfad des Einklangs

Hier kommen wir allmählich zu den New-Age-Gruppen und spirituell bewussteren Menschen, die ihre spirituellen Überzeugungen und Vorstellungen mit ihrer Lebensweise in Einklang bringen wollen. Sie sind sich auch der karmischen Folgen unserer kollektiven Handlungen als Menschheit deutlicher gewahr und sozial stärker engagiert. Sie sind bestrebt, ihre Liebesfähigkeit auszudehnen, und beginnen zu begreifen, dass kein Ich existiert, sondern vielmehr jeder Mensch ein Spiegel des anderen ist. Folglich arbeiten sie daran, Schuldzuweisungen, Projektionen und Verurteilungen zu überwinden. Die meisten praktizieren Meditation oder Selbstbetrachtung und sind Freigeister. Sie können zunehmend besser akzeptieren, dass die Welt vollkommen ist, so wie sie ist, und dass es jedem von uns freisteht, mehr Licht auf diesem Planeten zu entzünden und daran mitzuwirken, ihn auf eine höhere Schwingungsebene zu bringen.

6. Der Pfad der Willenskraft

Askese, Disziplin, Entschlossenheit – Geist, der über den Körper herrscht: Diesem Pfad können nur wenige folgen. Man findet ihn in verschiedenen Yoga-Schulen, in den Kampfkünsten, im Zen, bei Mönchen, Yoga-Anhängern und einigen Priestern. Extreme Ernährungsweisen wie ausgedehntes Fasten, Prana-Ernährung (Lichtnahrung), aber auch der Verzicht auf Fleisch und andere tierische Produkte sowie das Zölibat gehören zur gängigen Praxis in solchen Gruppen. Dahinter steht die Auffassung, dies sei ein Weg, rascher zur Erleuchtung und zu höher entwickelten Formen der Selbstwerdung zu gelangen. Das kann jedoch zu einer extremen Unterdrückung der menschlichen Natur führen, was möglicherweise eine karmische Schuld erschafft, die in einem späteren Leben getilgt werden muss. Einige der Drogenabhängigen, die ich behandelt habe, lebten in einer früheren Inkarnation extrem asketisch und fühlen sich in diesem Leben wie verloren.

7. Der Pfad des Bodhisattva

Diese hoch entwickelten Wesen haben die meisten weltlichen Ablenkungen überwunden und sich von der materialistischen Welt losgelöst. Dennoch leben sie in dieser Welt, allerdings ohne den herkömmlichen Illusionen der Dualität anzuhängen. Ihre Mission besteht hauptsächlich darin, anderen zu helfen, aus dem dunklen Labyrinth der Illusion herauszufinden und weiter in das liebevolle Licht des *Spirit* vorzudringen.

Zu welcher Kategorie gehören Sie? Was fühlt sich für Sie stimmig an?

Die nächste Stufe des Wissens: Die sieben dharmischen Ausrichtungen

Dharma ist der Pfad, den Sie gewählt haben, bevor Sie auf diese Erde kamen. Dieser Pfad wird Ihnen am meisten Wachstum und Freude bescheren.
Dharma ist der richtige Weg für Sie: etwas, bei dem Sie sich von Natur aus richtig verhalten. Auf der Suche nach Ihrem dharmischen Pfad werden Sie das meiste Wachstum erfahren und Ihr Bewusstseinsniveau erhöhen. Durch Ihr altes Karma aus vergangenen Inkarnationen sehen Sie sich mit bestimmten ungelösten Problemen konfrontiert, mit Themen, die Sie aufarbeiten müssen, unabhängig davon, welchen Pfad Sie wählen. Sie besitzen das innere Rüstzeug und die Ressourcen, um sämtliche Herausforderungen bewältigen zu können, die sich Ihnen in den Weg stellen. Sie sind für Ihren karmischen Weg bestens gerüstet.

Ein Beispiel: Mein Vater war Polizeibeamter mit einem starken Empfinden für Richtig und Falsch; im Übrigen war er wertneutral. Stets hielt er sich an die Tatsachen und erfreute sich großer Beliebtheit in der Gemeinschaft wie auch bei seinen Kollegen. Außerdem war er eine charismatische Führungspersönlichkeit – eine Qualität, die er über diverse Leben hinweg entwickelt hatte. In diesem Leben regierte verwirrendes Chaos in der Familie und in dem Umfeld, wo er aufwuchs. Doch gerade dieses Umfeld war ideal für ihn; dort lernte er, die richtigen Entscheidungen zu treffen und einen Pfad zu wählen, auf dem er sich auszeichnen konnte. Sein ausgeprägtes Gespür für Richtig und Falsch brachte ihn zuerst zum Militär, später zur Polizei. Sein Dharma lautete »militärische Führung« mit der Aufgabe, andere zu Ehrlichkeit, Disziplin und Unbestechlichkeit zu erziehen.

Um altes Karma aufzulösen, folgen Sie am besten Ihrem dharmischen Pfad. Denn den haben Sie sich selbst ausgesucht, er ist Ihr Schicksal. Es gibt weder gute noch schlechte Pfade – allerdings kann es geschehen, dass Sie auf einem Pfad landen, für den Sie nicht bestimmt sind. Das wird sich seltsam anfühlen, wie zu große oder zu enge Kleidung, und ein Teil Ihrer selbst wird nach etwas anderem verlangen.

Es gibt sieben grundlegende Ausrichtungen des Dharma. Ihre Lebensaufgabe sieht vor, einen dieser Pfade zu erforschen – mit jenem besonderen Seelenziel, für das Sie sich vor Ihrer Geburt entschieden haben.

1. Service/Dienstleistung
Das ist die größte Gruppe: Menschen, die hier sind, um Dienste für andere zu leisten. Dazu gehören Hauspersonal, Flugbegleiter, Prostituierte, Kellner, Hand- und Fabrikarbeiter, Regierungs- und Büroangestellte, Sklaven, Mütter, Krankenschwestern und -pfleger u.v.m. Das sind die *Arbeiter.*

2. Militär

Dazu zählen Soldaten, Polizisten, Beamte der Einwanderungsbehörden, Sicherheitspersonal, Terroristen, Küstenwache, Leibwächter, Attentäter, Kampfkünstler (Kämpfer und Lehrer) und die Milizen sowie diejenigen, die den Gesetzen eines Landes, Staates oder einer Stadt Geltung verschaffen. Das sind die *Krieger.*

3. Heilen

Diese Gruppe umfasst jene, die auf den Gebieten der Medizin, Sozialarbeit oder Sozialfürsorge tätig sind, etwa als alternative Heiler, Massagetherapeuten, Reiki-Anwender, sowie alle, die sich der ganzheitlichen Medizin verschrieben haben. Das sind die *Heiler.*

4. Kreativität

Hierzu zählen Drehbuchautoren, Produzenten, Künstler, Comedians, Songschreiber, Liedtexter, Erfinder, Innenarchitekten, Autoren, Architekten, Fernsehprogramm-Gestalter, Dichter, Musiker, Schauspieler, Tänzer und Entertainer. Das sind die *Visionäre.*

5. Wissenschaft

Schließt Forscher, Software-Entwickler, Wissenschaftler, Raumfahrttechnologen und Physiker ein. Das sind die *Techniker.*

6. Philosophie

Hier sind alle versammelt, die Konzepte und Theorien über die Funktion und Psychologie menschlichen Handelns vorlegen, und darüber, wie das Leiden beendet werden kann. Einige Kirchenoberhäupter könnten in diese Kategorie gehören, zusammen mit Philosophen und dem einen oder anderen Motivationstrainer. Das sind die *Lehrer.*

7. Politik

Schließt politische Führer, Senatoren, Präsidenten, Minister, Bürgermeister und überhaupt alle gewählten Amtsträger ein, gilt aber auch für solche, die ihre Position durch eine Revolution oder einen Putsch errungen haben. Das sind die *politischen Führer.*

Prüfen Sie auch hier, zu welcher Kategorie Sie gehören und ob es sich für Sie stimmig anfühlt.

Die Wünsche der Seele: Die sieben Seelenziele

Letztlich haben Sie nicht nur Ihren karmischen Pfad und Ihre dharmische Ausrichtung gewählt, sondern auch eines der sieben grundlegenden Seelenziele. Die meisten Menschen entscheiden sich für mehrere, wobei sich eines davon als das Wichtigste herausstellen wird. Diese Ziele sind von wesentlicher Bedeutung für Sie, weil sie Ihnen helfen, Ihr spirituelles Wachstum in einer Geschwindigkeit zu vollziehen, das zur karmischen Situation Ihrer vergangenen Inkarnationen passt.

1. Wissen sammeln

Das Ziel liegt darin, Ihren Wissensstand zu erhöhen und die nächste Stufe zu erklimmen. Hier ist nicht Wissenschaft oder das Anhäufen von Daten und Fakten gemeint. Vielmehr sind es Erkenntnisse, die Ihre Seele schulen und heilen werden; Wissen darüber, wie Sie aufrichtiger und hingebungsvoller werden, wie Sie Ihr Herz heilen können, um Ihre Liebesfähigkeit zu stärken, wie Sie mit toxischen und negativ eingestellten Menschen besser zurechtkommen, wie Sie selbstloser werden und mehr Selbstdisziplin erlangen.

2. Sich spirituell öffnen

Mit diesem Ziel sollen Sie eine höhere spirituelle Bewusstheit in Ihre spezifische dharmische Ausrichtung einbringen, sich der Zeichen und Rückmeldungen des Universums deutlicher gewahr werden stärker auf Seele und Intuition bauen usw.

3. Innere Harmonie und Ausgeglichenheit erlangen

Charakteristisch für dieses Ziel ist die Fähigkeit, sich mit der eigenen spirituellen Essenz, dem Wesen, das man in Wahrheit ist, wieder zu verbinden. Wenn wir Frieden, Harmonie, Ausgeglichenheit und innere Ruhe empfinden, haben wir diese Rückverbindung. Mit diesem Ziel richten Sie sich darauf aus, geistigen Frieden und Ausgeglichenheit zu erlangen, während Sie den Verpflichtungen Ihres speziellen Dharma nachkommen.

4. Ruhm oder Macht erringen

Dieses Seelenziel soll uns dabei unterstützen, all die mit Ruhm, Macht und Geld einhergehenden Anfechtungen zu meistern und zu überwinden. Es ist eine einzigartige Chance, sich selbst zu prüfen, und ein sehr intensiver Weg zu mehr Bewusstheit und zum Einsatz von Führungsqualitäten.

5. Akzeptanz lernen

Einer der Standpunkte, die wir uns früher oder später erarbeiten müssen, ist die Weisheit, zu akzeptieren, was wir nicht ändern können; außerdem gilt es, das Bedürfnis und den Wunsch aufzugeben, andere zu verändern; und wir sollen uns ausschließlich auf das konzentrieren, das zu verändern in unserer Macht liegt. Zusammenfassend kann man dieses Ziel als »Gewahrsein dessen, was ist« bezeichnen, denn es ist unser Widerstand gegen das Gegebene, was unser Leiden verursacht.

6. Unterstützung gewähren

Andere zu fördern und sie bei ihrem Streben nach Glück zu unterstützen, ist ein vornehmes Ziel. Es kommt einer Teamarbeit gleich, um eine von beiden gewählte dharmische Aufgabe gemeinsam zu bewältigen und ein Ideal, eine philosophische oder religiöse Überzeugung zu bestätigen.

7. Begabungen entwickeln

Da sich Begabungen über viele Leben hinweg entwickeln, kann dieses Ziel am Anfang, in der Mitte oder in einem weit fortgeschrittenen Stadium einer kreativen Laufbahn stehen. Manche Menschen kommen schon mit einer besonderen Neigung und dem Talent für bestimmte Künste oder körperliche Leistungen zur Welt. Diese Fähigkeiten wurden in verschiedenen vergangenen Inkarnationen geübt und ausgebaut; in diesem Leben lassen sie sich noch weiter perfektionieren.

Alles vereinen

Wir haben also sieben karmische Pfade, sieben dharmische Ausrichtungen und die sieben Seelenziele, die zusammenwirken, um das ideale Umfeld für unsere evolutionäre Bestimmung zu erschaffen:

Die sieben karmischen Pfade

1. Kein Pfad
2. Der Pfad der Anfänger

3. Der Pfad der fortgeschrittenen Anfänger
4. Der Pfad des Ausgleichs
5. Der Pfad des Einklangs
6. Der Pfad der Willenskraft
7. Der Pfad des Bodhisattva

Die sieben dharmischen Ausrichtungen

1. Service/Dienstleistung
2. Militär
3. Heilen
4. Kreativität
5. Wissenschaft
6. Philosophie
7. Politik

Die sieben Seelenziele

1. Wissen sammeln
2. Sich spirituell öffnen
3. Innere Harmonie und Ausgeglichenheit erlangen
4. Ruhm oder Macht erringen
5. Akzeptanz lernen
6. Unterstützung gewähren
7. Begabungen entwickeln

Ein Blick auf mein Karma, mein Dharma und meine Seele

Es steht uns frei, verschiedenen Pfaden zu folgen sowie unser Seelenschicksal anzunehmen und zu erfüllen oder davor wegzulaufen. Lassen Sie uns einmal meinen eigenen Weg genauer betrachten:

Ich habe 30 Jahre lang als Krieger trainiert, war 7 Jahre in Folge Europameister und bereit für die Weltmeisterschaft. Die Erziehung durch meinen Vater hatte ebenfalls etwas Militärisches an sich; wir wurden auf Disziplin gedrillt und für unsere Handlungen zur Verantwortung gezogen. Außerdem wurden wir dazu angehalten, immer das Optimale zu geben und der Beste zu werden, der wir sein konnten. Auf dem Gipfelpunkt meiner Kampfsportlaufbahn erwartete mich die Entscheidung, entweder ins Profilager zu wechseln oder Arzt zu werden. Ich stellte mich um – vom Krieger auf den Heiler. Ich arbeitete viele Jahre in diesem Beruf, bis ich meinen zweiten Burn-out erlitt.
Jetzt stand ich wieder vor der Wahl. Diesmal wechselte ich in die Forschung und begann, innovative Naturheilmittel zu entwickeln. Nach meiner jahrelangen Tätigkeit auf diesem Sektor trat man mit der Aufforderung an mich heran, Ärzte auszubilden, später auch interessierte Laien. Ich verfasste über 50 Bücher und machte mich unterdessen auf meinen spirituellen Weg. Ich lernte, von Prana (Lichtnahrung) zu leben, machte Feuerläufe, meditierte ganze Wochen am Stück, saß in indianischen Schwitzhütten, war Teilnehmer bei exorzistischen Sitzungen sowie schamanischen Ritualen und kam immer stärker in Kontakt mit meinem höheren Selbst.
Während der Phase meiner Prana-Ernährung erlebte ich meine Selbstwerdung und empfand nicht länger das Gefühl des Getrenntseins von anderen Menschen. Allerdings sah ich mich auf diesem Pfad emotional überfordert, weshalb ich beschloss, von der Lichtnahrung Abstand zu nehmen. Stattdessen wählte ich eine Ernährungsweise, die meinem seelischen Gleichgewicht weit zuträglicher war denn das Dasein als Mensch, der sich von Licht ernährt, ohne feste Nahrung auskommt und nur von Gebeten und ein paar Schlückchen Wasser pro Tag lebt.

So nahm ich meinen Weg über den Pfad des fortgeschrittenen Anfängers zum Pfad der Willenskraft und zum Pfad des Bodhisattva. Und dann zurück zum Pfad des Einklangs, wo ich mich wohler fühlte. Meine dharmische Richtung begann beim Militär, verlief hinüber zur Heilung und zur Kreativität, zur Wissenschaft und dann zur Philosophie (Lehrer).

Mit meinen Seelenzielen entwickelte es sich so: Zuerst entfaltete ich meine Begabung als Kampfsportler/Lehrer, um dann mein Wissen zu mehren und mich der Spiritualität zu öffnen, anschließend größere innere Ausgeglichenheit und Harmonie zu erlangen und schließlich Ruhm oder Macht zu erringen und zu lernen, die Negativität neidischer Zeitgenossen zu akzeptieren. Schließlich kam ich dahin, jenen Menschen Unterstützung zu gewähren, die sie am nötigsten brauchen.

Jetzt gehe ich den für mich stimmigen Weg des Lehrers und helfe anderen Menschen, die aufgrund von Krankheit oder Unwissenheit leiden. Und ich bin sicher, dass mich dieser Pfad weiterführen wird, denn ein Leben in Askese ist nicht meine Sache. Den Pfad der Willenskraft habe ich als Kampfsportler beschritten und während der Phase, als ich mich von göttlicher Energie ernährte. Darüber hinaus bin ich von etwas überzeugt: Wenn ich älter werde und bei mir selbst ankomme, wird sich mir der Pfad des Bodhisattva auftun – so um meinen 80. Geburtstag herum und jenseits davon.

Von Dick Sutphen stammt das folgende Beispiel eines berühmten Sängers, der jahrelang drogenabhängig war. In vergangenen Leben hatte er sich das Recht erworben, mit dem Seelenziel von Ruhm oder Macht und der dharmischen Ausrichtung auf Kreativität zu reinkarnieren. In jungen Jahren folgte er dem dharmischen Pfad für fortgeschrittene Anfänger, doch wegen seiner Drogensucht fand er sich auf dem Pfad des Anfängers wieder. Diesem Sänger war es gegeben, andere Menschen zu inspirieren und ihnen auf vielfältige Weise unter die Arme zu greifen, doch er verlor sich in seiner Genusssucht.

Mit seiner Frau war es jedoch eine andere Geschichte: Sie war ebenfalls Sängerin, allerdings weniger berühmt als ihr Mann. Sie trat in sein Leben mit dem primären Seelenziel, Unterstützung zu gewähren; Ruhm oder Macht kamen bei ihr erst an zweiter Stelle. Ihre dharmische Ausrichtung war ebenfalls die Kreativität und sie folgte dem karmischen Pfad des Ausgleichs. Diese Frau stand während all der Jahre seiner Suchtkarriere zu ihrem Mann und half ihm schließlich, seine Abhängigkeit zu überwinden.

Ein anderer Fall, diesmal aus meiner Praxis: Elisabetta ist alleinerziehende Mutter eines siebenjährigen Sohnes und arbeitet als Bilanzbuchhalterin. Sie wurde mit der dharmischen Ausrichtung auf Service/Dienstleistung und dem Seelenziel des Wissen-Sammelns im Bereich der Selbstlosigkeit geboren. Die Hauptinteressen ihres Lebens sind Heilen und Lehren, deshalb besucht sie zahlreiche Workshops, um ihre Fähigkeiten auf diesen Gebieten zu entwickeln. Ihr Leben kreist um ihre spirituellen Interessen; sie muss mit Anfällen von Depression sowie dem Loslassen von Missbrauch fertig werden. Allmählich bewegt sich Elisabetta in Richtung auf den karmischen Pfad des Einklangs und kommt so schrittweise ihrer Bestimmung nach.

Eine weitere Geschichte: Der 36-jährige John ist ein in den Niederlanden lebender Autor und Heiler. Obwohl er etliche Ausbildungen vorweisen kann und ein fähiger Therapeut ist, bleiben seine Einnahmen gering, und es frustriert ihn außerordentlich, dass es ihm so schwer fällt, nach außen zu gehen und sich selbst besser zu vermarkten. Tief in seinem Inneren schlummert die Überzeugung, ein Heiler sollte nicht haufenweise Geld verdienen, doch in seinem bewussten Sein leidet er, weil er ohne finanziellen Rückhalt dasteht. John erforscht den karmischen Pfad des fortgeschrittenen Anfängers und kam mit der dharmischen Ausrichtung auf Kreativität in dieses Leben. Sein Seelenziel ist das Lernen von Akzeptanz. Es ist ihm zwar nicht klar, aber er lehrt sich selbst, zu akzeptieren, *was ist.* Dieses *Was ist* bedeutet, mit dem Kämpfen aufzuhören und seinen Geist dem größeren Zusammenhang zu öffnen.

Lisa ist Lehrerin, Anfang 50, geschieden; ihre Kinder sind erwachsen, und sie bezieht Unterhalt von ihrem Ex-Mann. Doch jetzt muss sie dazuverdienen, um ihren Lebensstil halten zu können. Ihre Scheidung, die ungleiche Behandlung von Mann und Frau und Ungerechtigkeiten, die sie auf ihrer Suche nach einem passenden Job erlebt, haben Lisa dazu veranlasst, nach einem tieferen Sinn im Leben zu suchen. Vor ihrer Scheidung hatte sie einen metaphysischen Weg eingeschlagen, aber ihr Groll über die Trennung ließ sie in eine der christlichen Kirchen zurückkehren. Seitdem ist sie mit Leib und Seele Christin. Das führte sie auf den karmischen Pfad des Ausgleichs und ließ ihr bewusst werden, dass sie mit der dharmischen Ausrichtung auf Service/Dienstleistung inkarniert ist. Ihr oberstes Seelenziel besteht im Erlangen innerer Harmonie. Auf einer höheren Warte sehnt sie sich danach, all die Freude und Liebe annehmen zu lernen, die das Leben zu bieten hat, und zugleich lernt sie, alles Negative durch sich hindurchfließen, sich aber nicht davon beeinträchtigen zu lassen. Sich von der Vergangenheit zu verabschieden, fällt ihr nach wie vor schwer, doch seitdem ein neuer Mann in ihr Leben getreten ist, fühlt sie sich wesentlich wohler und konnte beginnen, zu verzeihen und loszulassen.

Sie haben bestimmt längst eine Vorstellung, auf welche Weise die sieben karmischen Pfade und die sieben dharmischen Ausrichtungen mit den sieben Seelenzielen zusammenhängen und so die Blaupause Ihres Lebensschicksals abbilden. Folglich erhebt sich die Frage: *Warum sind Sie hier?* Auf dieser Basis können Sie bestimmen, wo Sie stehen, wie Sie Ihr Leben in diesem Augenblick betrachten und wo Sie sein wollen.
So weit, so gut – jetzt können wir unsere gemeinsame Reise antreten. Wie Ihnen inzwischen bestimmt klar geworden ist, sind wir allesamt verwirrte Menschenwesen (eigentlich als Menschenwesen verkleidete Unsterbliche) und verstehen oftmals die Botschaften nicht, die uns unser Körper oder unsere Seele zukommen lassen. Ebenso klar ist: Die traditionelle Schulmedizin scheint eine gute Sache zu sein, und die Ärzte glauben wirklich, sie wüssten, was sie tun; doch in Wahrheit kann das ganze System Ihre Gesundheit bedrohen und mehr Schaden anrichten, als in irgendeiner Hinsicht akzeptabel ist. Ich bin überzeugt, dass ich Ihnen etliche neue Informationen liefern kann; sie beruhen auf meiner über 30-jährigen Forschungs- und Behandlungspraxis mit Tausenden Patienten, denen auf keine andere Art zu helfen war – viele alternative Therapien eingeschlossen. Ich habe unzählige Heilweisen studiert und gelernt, die wirkungsvollsten Behandlungen in meine eigene Methode einfließen lassen, und diesem neuen, umfassenden Ganzen den Namen *Omega Healing* gegeben.

Das menschliche Potenzial und die Ursache des Leidens

Am schnellsten lernen wir durch Schmerz. Und genau das ist der Sinn des Karma.

Wenn Sie jedes Mal beim Durchqueren einer gelben Tür einen Schlag auf die Nase bekommen, werden Sie (jedenfalls, wenn Sie einigermaßen bei Verstand sind) schließlich die gelben Türen meiden. Falls Sie sich die Finger an einer heißen Herdplatte verbrennen, werden Sie künftig darauf achten, nicht auf heiße Herdplatten zu greifen. Sollten Sie jahrelang oder Ihr ganzes Leben darüber frustriert sein, dass andere Menschen Ihren Erwartungen nicht genügen, werden Sie irgendwann begreifen, dass es Ihre Erwartungen sind – und nicht Ihre Mitmenschen –, die Sie unglücklich machen. Wenn Ihre Erwartungen im Widerspruch zu dem stehen, *was ist,* gehen Sie in Widerstand gegen die Gegebenheiten und ärgern sich.

Die folgenden Dialoge stammen aus Dick Sutphens Bushido®-Training (Quelle: *Dick Sutphens Metaphysical World;* siehe auch www.tstonramp.com/~soaringspirit/html/dick_sutphen_articles.html); sie beleuchten das Thema aus verschiedenen Blickrichtungen. Möchte ein Teilnehmer mit Dick in Interaktion treten, dann bekommt er ein Mikrofon, sodass die anderen Zuhörer ihn verstehen.

Eine attraktive junge Frau Ende zwanzig, die das lebendige Flair des amerikanischen Südwestens spiegelte, behauptete, Widerstand gegen angstauslösende Dinge – wie Autobahnen, Gruselfilme, Rendezvous mit Männern – mache ihr Leben angenehmer. Behaglichkeit und Sicherheit hätten einen großen Stellenwert für sie.

Sutphen: »Ich denke, das geht vielen Menschen so. Sie überleben, indem sie sich in ihrer geschützten kleinen Ecke der Welt verkriechen und nicht rauskommen. Alles ist vertraut. Kein Schweiß, keine Anstrengung. […] Ich frage mich nur, kann sich dein ganzes Potenzial für Freude in einem solchen Lebensstil manifestieren? Was ist mit der Langeweile und den fehlenden Herausforderungen? Dein Geist kann so etwas nicht ertragen. Wenn du dein Leben nicht interessant genug gestaltest, wird dein Geist das übernehmen. Er wird Probleme schaffen, um dich spüren zu lassen, dass du noch am Leben bist. Das kann ein Unfall sein, eine Krankheit, eine Scheidung oder irgendeine andere Herausforderung in deinem Leben. Das Leben ist nicht sicher und sorgenfrei. […] Was ist mit deiner Depression? […] Sie ist normalerweise der erste Versuch des Geistes, das Leben interessanter zu gestalten.«
Ein Mittdreißiger meinte: »Wie du es immer rätst, ermahne ich mich selbst und sage mir, dass die einzigen Gründe, sich über jemanden aufzuregen, Erwartungen sind: Einvernehmen oder Kontrolle. Mit anderen Worten, ich kapiere schon, dass meine Erwartungen im Widerspruch zu den Gegebenheiten stehen. Aber wenn sich meine Schwiegermutter in mein Leben drängt und Feindseligkeit versprüht, gehe ich in Widerstand zu ihr.«
Sutphen: »Das Einüben von Selbstbehauptungstechniken ist ganz hilfreich; auch eine Art innere Grenzlinie ist sehr wertvoll. Meine Grenzlinie ist meine Selbstachtung. Unternimm nichts, was dich deine Selbstachtung verlieren lässt. […] Betrachten wir das Problem des Widerstands aus karmischer Sicht, als universales Gesetz: Was du abstößt, ziehst du an, und dadurch wirst du den Einfluss dieses Unliebsamen auf dein Leben endlos fortsetzen. Widerstand ist Angst, also ist das etwas, was du karmisch lösen musst. Das Ge-

setz des Widerstands stellt sicher, dass du sie schließlich loslässt: Du wirst so lange der Angst begegnen, bis du gezwungen bist, sie zu überwinden, indem du bewusstes Loslassen lernst. […] Ein Mensch mit unabhängigem, freiem Geist erlaubt der Negativität, durch ihn hindurchzufließen, ohne dass er sich davon beeinträchtigen lässt.«

KAPITEL 3

Die vier Zonen von Gesundheit und Krankheit: Wo wollen Sie sein?

Die psychische Umkehrung: Umkehrung der Polarität

Wir alle haben eines gemeinsam: Wir wollen Glück, Gesundheit und Erfolg. Kein Mensch möchte bewusst unglücklich, krank und auf der Verliererseite sein – es sei denn, er ist »psychisch verkehrt herum gepolt«. Der Begriff »psychische Umkehrung« wurde von Dr. Roger Callahan geprägt, einem Psychologen, der seine eigene Alternativ-Heilweise entwickelt hat; sie gründet auf den Prinzipien der Akupunktur. Er wurde überaus erfolgreich darin, kranke Menschen bei ihrer Selbstheilung zu unterstützen. Er ist einer meiner drei wichtigsten Lehrer und Vater der Thought Field Therapie® (TFT) [d. h.: Gedankenfeldtherapie].

Psychische Umkehrung, auch Umgekehrte Polarität oder Switching genannt, basiert auf dem körpereigenen bioelektrischen Nervensystem. Befinden wir uns in einem normalen Heilzustand, ist unser Körper positiv gepolt; das lässt sich mithilfe eines Millivoltmeters anzeigen. Trägt der Körper eine positive elektrische Ladung, ist er imstande, sich selbst besser zu heilen. Doch infolge von Stress, Krankheit, inneren Konflikten sowie unterdrückten Gefühlen kann sich die elektrische Ladung des Körpers ins Negative verkehren. Kurz und bündig: All das ist mit den Meridianen (Energieleitbahnen) verbunden, die schon vor 6000 Jahren in China entdeckt und zur Grundlage der Akupunktur wurden.

Das faszinierende Konzept der vorbeugenden Medizin

Führen Sie sich einmal folgende wahre, über 6000 Jahre alte Geschichte vor Augen: Die damals in China praktizierenden Ärzte arbeiteten mit den Methoden der Traditionellen Chinesischen Medizin (TCM), dazu zählten Akupunktur, Kräuterheilkunde, Körperübungen wie Tai Chi Chuan, Heilung (Qigong), Ernährung und Heilmassagen. Die TCM fußt weitestgehend auf der philosophischen Vorstellung des menschlichen Körpers als ein Mini-Universum mit einer Reihe vollständiger und außerordentlich fein miteinander verknüpfter Systeme. Diese Systeme müssen in gegenseitiger Übereinstimmung stehen und zusammenwirken, um die gesundheitlichen Funktionen des Körpers zu gewährleisten. Die chinesischen Ärzte der damaligen Zeit wurden dafür bezahlt, die Mitglieder ihrer Gemeinschaft bei Gesundheit zu halten. Mit anderen Worten: Wurde jemand krank, sah der Arzt kein Geld mehr. Folglich wurden die Mediziner zu aufmerksamen Beobachtern schon der leisesten Anzeichen von Veränderungen und arbeiteten mit einem breiten Spektrum frühzeitiger Diagnosetechniken. Berühmt ist die Gesichtsdiagnose, die auf subtilen Veränderungen an Gesicht, Mund, Zunge und Ohren basierte und den Heilkundigen darüber Aufschluss gab, ob der Energiehaushalt eines Menschen aus dem Gleichgewicht geraten war. Sie entdeckten 14 Hauptmeridiane, 5 Elemente und das Konzept von Yin und Yang.

Um Ihnen einen besseren Einblick in dieses faszinierende Gedankengebäude zu vermitteln, werde ich es etwas genauer darlegen: Durch sorgfältiges Fühlen des Pulses und die exakte Beobachtung des ganzen Körpers eines Patienten im Hinblick auf schleichende Veränderungen konnte der Arzt die kleinen Symptome und Anzeichen feststellen, die erwiesenermaßen ausschlaggebend sind, um die Schwachstellen im Fluss der Körperenergie aufzudecken. Schwellungen unter den Augen deuten beispielsweise auf eine geschwächte Nierenfunktion hin, Stirnfalten wurden mit der Leber verbunden, Menstruationskrämpfe mit der Milz, Migräne mit der Gallenblase usw. Sogar stimmliche Veränderungen, Gliedersteife oder Schmerzen in bestimmten Regionen brachte man mit Organfunktionen in Zusammenhang.
Wurde der Energiefluss durch Massagen, Akupunktur, spezielle Visualisierungen, Atemtechniken und Ernährungsweisen wieder harmonisiert, konnte sich der Gesundheitszustand eines Menschen rasch zum Besseren verändern.

Sie können nicht krank sein, wenn der Energiefluss in Ihren Meridianen ausgeglichen ist und Sie Ihrem Körper Energie in der richtigen Menge und Qualität zuführen.

Die vier Zonen und ihre Charakteristiken

Unser Körper besitzt drei grundlegende Regulierungssysteme, die seine Funktionen steuern:
1. Die energetische Regulierung
2. Die biochemische Regulierung (einschließlich der Hormone)
3. Die Zellstabilität

Um die Entwicklung einer Krankheit zu verstehen, muss man die vier Zonen kennen, worin sich der Wandel von Gesundheit zur Funktionsstörung, dann zu Zellschäden und Degeneration vollzieht: die grüne, die gelbe, die orangefarbene und die rote Zone.

Die grüne Zone

In dieser Zone funktioniert der Körper in sämtlichen Bereichen perfekt und entfaltet seine Selbstheilungskräfte optimal. Jemandem beizubringen, wie er in diese Zone gelangt und dann auch dort bleibt – das ist wahre Präventivmedizin. Menschen, die auf sich achtgeben, sich sinnvoll ernähren, sich körperlich genug bewegen und in angemessener Weise mit den Aufgaben ihres Lebens umgehen, agieren in der grünen Zone. Schleicht sich hier irgendwo ein Ungleichgewicht ein, rutschen wir hinüber in die gelbe Zone und entwickeln unklare Symptome wie Müdigkeit, Reizbarkeit, Anzeichen von Stress, mangelnde Lebensfreude. Jede Belastung betrachtet man als Feedback der Seele und verfährt damit in heilungsfördernder Weise. Um in der grünen Zone zu leben, müssen wir lernen, unsere Energien auszugleichen und auf unserem ureigenen Weg zu bleiben. Um dies zu erreichen, stehen uns unzählige Möglichkeiten offen: von Tai-Chi, Reiki und Qigong über Meditation bis hin zur Aromatherapie und zur Arbeit mit Heilsteinen. Wollen Sie auf Ihrem Pfad bleiben, müssen Sie lernen, sich wieder mit Ihrem höheren Selbst und Ihrer Intuition zu verbinden.

Die gelbe Zone

Sobald das bioelektrische System Ihres Körpers aus dem Gleichgewicht gerät, sind Sie in der gelben Zone. Alle Organe produzieren Energie, die gleichmäßig über den ganzen Körper verteilt wird. Mit schulmedizinischen Mitteln, dem EKG und EEG, lässt sich die elektrische Aktivität von Herz und Gehirn messen. In der Akupunktur liegt das Hauptaugenmerk auf der Beeinflussung des bioelektrischen Körpersystems. Sämtliche Probleme, die zu chronischen Erkrankungen führen, beginnen in unserem dreidimensionalen Körper in Form von Störungen des bioelektrisch Systems. Die häufigsten Schwierigkeiten entstehen hier aus inneren Konflikten, unterdrückten Gefühlen und Traumata. Auch unsere Glaubensvorstellungen, unsere Überzeugungen und unser Verstand können auf unser bioelektrisches System einwirken. Und ist das System infolge von zu viel angestauter Energie (das heißt Emotionen oder Stress) schließlich überlastet, kehrt es die Polarität um – anders ausgedrückt: Es stellt den Betrieb ein – etwa so, wie wenn eine Sicherung herausfliegt: Der Strom bleibt weg, bis man die Sicherung wieder einschaltet oder sie ersetzt.

Diese Umkehrung der Polarität hat Auswirkungen auf unsere Stimmung, unser Denken und Verhalten. Wir werden selbstzerstörerisch und/oder sabotieren uns selbst und unser Leben. Das kann zur grundsätzlichen Lebenshaltung werden: Wir wollen nicht länger glücklich, gesund oder erfolgreich sein, kümmern uns nicht mehr um uns selbst oder um unsere Zukunft, werden depressiv. Das ist dann die Psychische Umkehrung, die man auch als Switching bezeichnet. Das Ganze kann auch sehr spezifisch sein: wir sabotieren einen einzelnen Aspekt unseres Lebens, beispielsweise den unterbewussten Wunsch, den erkrankten Teil zu heilen. Bei den meisten Menschen ist dies der vorrangige Grund, weshalb es ihnen einfach nicht besser geht: Ihre Psyche ist umgekehrt. Darin bestand Roger Callahans entscheidende Entdeckung; dadurch gelang der Durchbruch bei der Behandlung von Krankheiten: Auf der Basis dieser

Erkenntnis lassen sich wesentlich schneller Ergebnisse und insgesamt ein größerer Heilungserfolg erzielen.
Ist die Umkehrung erst einmal behoben, nimmt der Körper seine Selbstheilung wieder auf. Schlägt eine alternative Therapie nicht an, hat sie oftmals nicht richtig auf diesen Mechanismus der Selbstsabotage (das Phänomen der Umkehrung) abgezielt.
Ist das energetische System im Gleichgewicht und arbeitet gut, sind wir wieder in die grüne Zone gelangt. Jenseits davon haben wir es mit der Ebene der feinstofflichen Energie zu tun, die mit dem Unterbewusstsein und der Seele verbunden ist. (Darauf werde ich noch ausführlich eingehen.)

Die orangefarbene Zone

Wird das Energiesystem jedoch nicht wieder ausgeglichen, kann sich dies auf die biochemische Ebene auswirken und organische Störungen hervorrufen, die mittels Labordiagnostik feststellbar sind. Die Organe werden allmählich krank oder geraten aus dem Gleichgewicht, das bedeutet, sie funktionieren nicht mehr optimal. Ein gestiegener Cholesterinspiegel oder andere messbare Indikatoren können uns zum Beispiel darauf aufmerksam machen, dass etwas in unserem Körper aus der Balance geraten ist. In diesem Bereich ist die Schulmedizin gut: in Blut oder Urin Unausgewogenheiten nachzuweisen. Allerdings lässt sie die Kenntnis des energetischen Systems vermissen. Deshalb werden mit dem konventionellen Ansatz hauptsächlich nur die Symptome behandelt, und zwar indem man sie unterdrückt, mit dem Ergebnis, dass sich die Probleme auf der energetischen Ebene verschlimmern. Diese Herangehensweise macht die Schulmedizin gefährlich und kontraproduktiv: kurzfristige Abhilfe oder Linderung – jedoch um den Preis Ihrer Gesundheit und Ihres Wohlbefindens.

Die rote Zone

Das Resultat wird möglicherweise in einer Zellschädigung bestehen; die Zellen entarten dann zu Morbus Parkinson, Diabetes, Herzerkrankungen, Krebs, Verschleißerscheinungen an den Gelenken, Leberzirrhose, Nierenversagen u.v.m. Die rote Zone ist jener Bereich, in dem sich mit schulmedizinischen Mitteln am schwersten etwas gutmachen lässt. Hier begeht die Schulmedizin die größten Fehler und wirkt schmerzlindernd – destruktiv. Ist der Körper erst einmal in die rote Zone geraten, wird es auch für die Alternativmedizin und die alternativen Heilsysteme zunehmend schwieriger, schnelle Ergebnisse zu erzielen.

Mit diesem kurzen Abriss habe ich die verschiedenen Ebenen beim Voranschreiten von Krankheiten vereinfacht dargestellt. Vereinfacht deshalb, weil dabei mehr im Spiel ist als die energetischen Störungen, die Krankheiten auslösen. Die unterschiedlichen Ebenen des Bewusstseins, die unsere Gesundheit und unser Körpersystem überlagern, lassen das Ganze weit komplizierter werden. In Kapitel 4 werde ich das näher erläutern.

KAPITEL 4

Die drei Bewusstseinsebenen, die über Ihre Gesundheit bestimmen

Geist-Körper-Medizin

Das Wortpaar »Geist-Körper« ist heute sehr populär, es gibt sogar Zeitschriften mit diesem oder einem ähnlichen Titel. Die Anzahl der wissenschaftlichen Beweise für das Zusammenwirken von Geist und Körper ist inzwischen beinahe explosionsartig hochgeschnellt. Die Geist-Körper-Medizin bildet die Quintessenz von Verfahren, die auf der Basis von Mechanismen arbeiten, bei denen unsere emotionalen Zustände (Psyche) auf unsere Physiologie (Prozesse in unserer physischen Realität) wirken. Wie die Forschung laufend beweist, bergen unsere Intentionen und Vorsätze eine große Kraft: Wenn wir diese effektiv nutzen, können wir unser Wohlbefinden und sogar Prozesse auf der Zellebene wie auch unsere DNA positiv beeinflussen. Ziel meines Buches ist es, Ihnen zu zeigen, wie Sie diese Absicht einsetzen können, um Ihre Seele und Ihren Körper zu heilen, und zwar auf fast unvorstellbar tief reichenden Ebenen.

Wundertätiger Cocktail aus Absicht und magischer Seelenkraft

Kombiniert man Absicht mit den magischen Zutaten Entspannung und Loslassen sowie Glaube und Erwartung, gekoppelt mit Dankbarkeit, so kann das Wunder wirken. Diese Zutaten stehen uns in vielen unterschiedlichen Formen zur Verfügung: etwa Qigong, Visualisierung, geführte Fantasiereise, Hypnose, Bio-Feedback, Yoga, schamanisches Ritual, Gebet und Chanten, um nur ein paar zu nennen. Die folgende Geschichte gibt ein anschauliches Beispiel, wie diese Magie funktioniert:

John war 42 Jahre alt, als er mit der Diagnose Bauchspeicheldrüsenkrebs konfrontiert wurde – eine der Krebsarten mit dem schlimmsten Verlauf. Seine Lebenserwartung sollte laut Ärzten nur noch vier bis sechs Monate betragen. Er hatte eine Reihe von Chemie-Cocktails bekommen, um den Krankheitsprozess zu verlangsamen, darunter Medikamente in der Erprobungsphase. Er hatte zwölf Metastasen und war vollkommen erschöpft und abgezehrt, als ich ihn bei einem meiner Vorträge kennen lernte. Seine Frage habe ich bereits von vielen chronisch oder unheilbar Kranken gehört: »Wissen Sie etwas, das mir helfen könnte?« Er war mir schon vor seiner Wortmeldung aufgefallen: bis auf die Knochen abgemagert, sehr elend aussehend, das Gesicht grau und eingefallen. Er sprach sehr schnell, so als liefe ihm die Zeit davon.
Ich schaute ihn an und fragte: »Was sind Sie von Beruf?«
Wie aus der Pistole geschossen antwortete er: »Ich war als Verkaufsleiter tätig.«
»Und waren Sie gut in Ihrem Job?«, hakte ich nach.

»Ich war einer der Besten in meiner Firma«, kam es zurück.
»Gut, dann haben Sie eine Chance«, sagte ich und fuhr fort: »Ich möchte, dass Sie sich selbst neuen Aufschwung, neuen Lebensmut verkaufen. Um diese Schlacht zu gewinnen, müssen Sie ein paar Bedingungen einhalten. Ich werde eine Liste mit Aufgaben für Sie zusammenstellen. Sie müssen sich buchstabengetreu daran halten, denn unsere Zeit ist knapp. Eine Garantie kann ich Ihnen nicht geben, wohl aber eine sehr gute Chance.
Als Erstes sollten Sie mit den zwölf geführten Meditationen arbeiten, mit Omega Healing, das ich entwickelt habe. Dadurch werden Sie lernen, wie Sie sich entspannen, wie Sie die Kontrolle über Ihr autonomes Nervensystem übernehmen und Ihr vollständiges Gedankengebäude sowie Ihr Immunsystem so programmieren, dass Sie die gewünschten Ergebnisse erzielen. Widmen Sie sich dieser Aufgabe mindestens sechs Stunden pro Tag – wenn möglich acht. Beginnen Sie am ersten Tag mit der ersten Meditation, gehen Sie am zweiten Tag zur zweiten über, am dritten Tag zur dritten und so weiter. Sobald Sie das erste Mal mit allen durch sind, wiederholen Sie diesen Ablauf immer und immer wieder.
Zweitens sollten Sie mein Programm *How to Make This Year Your Best Year Yet* [d. h.: Wie Sie dieses Jahr zum besten Jahr Ihres Lebens machen] genau befolgen und es so lange durchführen, bis es Ihnen zur automatischen Routine wird.«
Hier ist die Liste, die ich John gab und die er acht Mal am Tag lesen sollte:

Wie Sie dieses Jahr zum besten Jahr Ihres Lebens machen

- *Sie sollen wissen und es sich selbst immer wieder in Erinnerung rufen: Am Ende wird ALLES vollkommen sein!*

- *Streichen Sie wirklich alles aus Ihrem Bewusstsein, das nicht zu Ihrer Vorstellung von einem großartigen Jahr passt.*

- *Löschen Sie ausnahmslos alle negativen Gedanken und wiederholen Sie drei Mal mit einem tiefen Atemzug: »Ich stehe im besten Jahr meines Lebens.« Ballen Sie dabei Ihre linke Hand zur Faust und klopfen Sie damit während jedes Atemzugs drei Mal auf Ihr Herz (also insgesamt neun Mal). Das ist ein sogenannter* Power Anchor [d.h.: Kraft-Anker].

- *Verfassen Sie eine Liste all jener Personen, die Ihnen Schmerz oder Leid zugefügt haben. Vergeben Sie jedem dieser Menschen, widmen Sie sich in Gedanken jedem Einzelnen 10 Minuten lang. Finden Sie in jedem dieser Vorfälle das Geschenk oder ziehen Sie eine Lehre daraus – und verzeihen Sie sich selbst Ihren bewussten und unbewussten Anteil an dem jeweiligen Geschehen, worin auch immer er bestanden haben mag.*

- *Erledigen Sie wirklich alles, was Sie tun, ohne inneren Widerstand und machen Sie alles mit freudvollem Herzen.*

- *Stellen Sie sich selbst jeden Morgen diese Fragen:*
  Was begeistert mich jetzt in diesem Augenblick?
  Worauf freue ich mich heute?
  Wen liebe ich? Wer liebt mich?
  Wie kann ich heute andere Menschen zum Lächeln bringen?
  Wie kann ich selbst heute mehr lächeln?
  Wofür empfinde ich Dankbarkeit?
  Wie kann ich Spaß haben und über mich lachen?

Wer bin ich?
Was soll ich heute tun?

- *Lassen Sie alle Negativität los, lassen Sie alles los und erinnern Sie sich daran, dass Sie ein göttliches Wesen sind und das erfahren, was wir »Leben« nennen.*

- *Ihre Aufgabe besteht darin, anzunehmen, was Sie nicht ändern können, und sich in diese Erfahrung hinein zu entspannen.*

- *Richten Sie Ihren Fokus auf Ihre Stärken (Ihre Talente oder Gaben), stärken Sie sich selbst durch den Glauben daran, dass jede Erfahrung Ihnen Kraft verleiht und dabei hilft, alles ins Gleichgewicht zu bringen, was ausgeglichen werden muss. Mit dieser Kraft verändern Sie alles in sich selbst, was der Veränderung bedarf – auf diese Weise wird Ihr Leben angstfrei und weit erfreulicher.*
  ALLES ist schließlich vollkommen. In Wahrheit gibt es kein Ende, nur eine Transformation zurück – dorthin, wer wir wirklich sind, in unsere Essenz: göttliche Wesen, erfüllt vom Inbegriff der Liebe.

- *Wiederholen Sie das vor dem Zubettgehen.*

- *Ernähren Sie sich ausschließlich von Bio-Lebensmitteln, trinken Sie möglichst viel Wasser, und nehmen Sie reichlich Antioxidantien zu sich.*

- *Bitten Sie Gott, die Engel und andere Lichtwesen darum, Ihnen Heilung zu schicken, und visualisieren Sie diese Heilung in Ihrem Körper.*

- 12 Omega Healing-Methode

Tag 1 = 1
Tag 2 = 2 usw
wiederholen

Nachdem ich John die Liste überreicht hatte, fragte er: »Muss ich denn keine bestimmte Medizin nehmen?«

Meine Antwort lautete: »Das ist Ihre Medizin; das ist die beste Medizin, die ich Ihnen geben kann. Berichten Sie mir in einem Jahr, wie es Ihnen ergangen ist.«

Nach unserer Begegnung verlor ich John völlig aus dem Gedächtnis. Zwei Jahre später – ich hielt gerade wieder einen Vortrag – kam ein Mann auf mich zu. Er wirkte sehr gesund; es schien sogar, als glühe er innerlich vor Energie. Er sprach mich an, ein breites Lächeln auf dem Gesicht: »Roy, erinnern Sie sich noch an mich? Ich bin es, John!«

Ich sah mir mein Gegenüber genau an, konnte ihn aber nicht einordnen; das Gesicht kam mir zwar vage bekannt vor, doch konnte ich mich absolut nicht erinnern, wo ich dem Mann begegnet war. Da ich jedes Jahr mit Tausenden Menschen zusammentreffe, konnte ich ihn also nur ratlos anblicken.

»Vor zwei Jahren kam ich Hilfe suchend zu Ihnen; ich war damals buchstäblich am Ende: Die Ärzte hatten mir gerade noch vier Monate zu leben gegeben. Roy, Sie gaben mir eine Art Regelkatalog, wie ich mir mein bisher bestes Jahr erschaffen könnte, und dazu den Rat, die 12 Omega-Healing-Meditationen zu machen. Am Anfang hatte ich schon meine Zweifel, doch ich hatte ja nichts zu verlieren. Und bereits nach einer Woche verspürte ich einen unglaublichen Wandel. Nach drei Wochen begann ich, Hoffnung zu schöpfen, weil es mir immer besser ging. Nach drei Monaten, bei der nächsten Kontrolluntersuchung, waren 50 Prozent der Metastasen verschwunden. Nach sechs Monaten war überhaupt nur noch ein Geschwulst übrig, der Primärtumor in meiner Bauchspeicheldrüse. Zu dieser Zeit fühlte ich mich voller Kraft und war sicher, das Ding zu besiegen. Und wissen Sie was? Diese ganze Erfahrung war das Beste, was mir je passiert ist! Ich bin jetzt ein anderer Mensch, ich bin glücklich und genieße mein Leben. Ich arbeite zwar wieder in meinem alten Beruf, aber es ist ganz anders: Ich bin jetzt mit Freude dabei und dankbar für meine zweite Chance. Ich hab Ihnen ein Geschenk mitgebracht ...« Er überreichte mir eine Flasche Wein: »Trinken Sie ihn auf meine Gesundheit!«

Johns Geschichte bestätigt es: Wird die Absicht mit den magischen Zutaten Entspannung, Loslassen, Glaube und Erwartung, gekoppelt mit Dankbarkeit, verbunden, dann können Wunder geschehen. John war nicht nur auf der Körper-, sondern auch auf der Seelenebene geheilt. Er hatte auf bewusstem und unterbewusstem Niveau an sich gearbeitet.
Ich bin sicher, das gleiche Ergebnis wäre auch auf etliche andere Arten zu erreichen gewesen: John hätte einen machtvollen Heiler aufsuchen können; irgendein Ritual hätte Wirkung gezeigt und im Ergebnis einen ähnlich guten oder gar rascheren Heilungsverlauf gebracht. Er hätte auch zu einem Qigong-Meister gehen können, der ihn bei seiner Heilung unterstützt und ihm wirksame Übungen für jeden Tag gezeigt hätte. Auch das tägliche Gebet in einer Kirche wäre für John eine Möglichkeit zur Genesung gewesen. Ich könnte nicht mit Sicherheit sagen, welcher Weg der beste ist, aber eines weiß ich: Wenn die Zutaten für den betreffenden Menschen stimmen, können Wunder geschehen. Alles was ich John gegeben hatte, waren ein Fokus für seine Aufmerksamkeit und ein Tor zu seinen Selbstheilungskräften, indem er lernte, auf seine tiefer gelegenen Bewusstseinsebenen zuzugreifen. Und genau daraus entsprang seine Heilung.

Lassen Sie uns deshalb einen Blick auf die Bewusstseinsebenen werfen, die unseren Körper beeinflussen. Ich fasse hier einiges aus meiner Einführung noch einmal zusammen, jedoch auf etwas andere Weise.

Die drei Bewusstseinsebenen, die uns beeinflussen

Das sind die drei Bewusstseinsebenen, die uns über unseren Körper Botschaften zukommen lassen:
1. Das Unterbewusstsein
2. Das Seelengedächtnis
3. Der *Spirit*

1. Das Unterbewusstsein

Über die bewusste Ebene brauchen wir nicht zu diskutieren, denn niemand will bewusst krank sein – es sei denn, bei ihm hätte eine psychische Umkehrung stattgefunden (wie in Kapitel 3 beschrieben), doch selbst diese hat überwiegend unterbewusste Ursachen. Bevor ich näher darauf eingehe, erzähle ich Ihnen die Geschichte eines Seminarteilnehmers:

Ronald hob die Hand. Er gehörte zu jenen Studenten, die 200 Fragen stellen und sich nicht bewusst sind, dass sie es nur tun, um Aufmerksamkeit zu erregen und jedem ihre Anwesenheit zu signalisieren. Seine Fragen waren liebenswürdig, sie zeugten von Intelligenz und einem kreativen Kopf. »Wenn ich Sie richtig verstehe, dann behaupten Sie, den meisten Menschen gehe es deshalb nicht gut, weil sie eine Art unterbewussten Sabotagemechanismus in sich haben, der sie krank sehen will. Darin kann ich keine Logik entdecken; in meinen Augen ergibt das keinen Sinn!«

Ich erwiderte: »Sie haben völlig recht, unser Unterbewusstsein besitzt keine Logik, seine Aufgabe besteht darin, uns zu dienen und uns in Polizeimanier zu schützen. Seine Intention ist immer ganz klar: Es will uns daran hindern, die gleichen Fehler ein zweites Mal zu begehen. Es kreiert einfache Assoziationen, die bei einer Gelegenheit, in einem bestimmten Zusammenhang, absolut hilfreich sein können, und zu einem anderen Zeitpunkt, in einem anderen Kontext, genau das Gegenteil bewirken.

Stellen Sie sich beispielsweise einmal Folgendes vor: Ihre Eltern mussten während Ihrer Kindheit beide arbeiten gehen, und Sie waren beim Spielen oft auf sich allein gestellt und bekamen nicht allzu viel Aufmerksamkeit ab. Eines Tages jedoch kriegen Sie die Grippe, dazu hohes Fieber, und können nicht zur Schule gehen. Ihre Mutter ist besorgt und bleibt zu Hause, um Sie zu pflegen. Für Sie ist das wundervoll – Sie fühlen sich geliebt. Also gehen in Ihrem Unterbewusstsein ein paar Dinge vor sich: Es schafft eine positive Verbindung zwischen Kranksein und Aufmerksamkeitsgewinn. Die Logik gründet also darin, dass diese Verbindung zu einem frühen Zeitpunkt Ihres Lebens angelegt wurde und möglicherweise für den gesamten Rest bestehen bleibt. Das bedeutet: In solchen Lebensphasen, in denen es Ihnen nach Ihrem Empfinden an Aufmerksamkeit fehlt, ist es unterbewusst in Ihrem persönlichen Interesse, krank zu werden.

Was Sie betrifft: Sie stellen eine Menge Fragen. Sie glauben, das liege daran, weil Sie die betreffende Materie erklärt bekommen möchten. In Wahrheit hat jedoch Ihr Unterbewusstes eine positive Assoziation zum Fragenstellen geknüpft, weil Sie auf diese Weise

Aufmerksamkeit erringen und der Welt zeigen können, dass es Sie gibt. Vielleicht hat Ihnen Ihre Mutter ja auch nicht genug Aufmerksamkeit gewidmet, und so fanden Sie eine Möglichkeit, sie durch eine Fülle von Fragen in Ihre Welt hereinzuziehen. Später, in der Schule, haben Sie das weiter betrieben – und Sie tun es bis heute. Ich gehe jede Wette ein: Wenn wir miteinander arbeiten, wird Ihr Bedürfnis, Fragen zu stellen, verschwinden.«

Ich bat Ronald zu einer Demo zu mir, um seine seelische Not aufzuspüren und zu heilen. Wie wir bei der Sitzung herausfanden, rührte sein Verhalten aus seiner Situation als Einzelkind mit einer depressiven Mutter her. Danach stellte Ronald viel weniger Fragen, es sei denn, etwas war ihm wirklich unklar.

Das Unterbewusstsein kann den Körper nutzen, um eine Botschaft zu übermitteln: Die Krankheit ist in diesem Sinne nicht das Problem, sondern die *Lösung* dafür.

Stellen Sie sich beispielsweise vor, Sie wären damit beschäftigt, Karriere zu machen, und vergäßen darüber, sich sinnvoll zu ernähren, sich genügend zu bewegen oder Pausen einzulegen. Also lässt Ihr Unterbewusstsein Ihren Körper krank werden, damit Sie zur Ruhe kommen und Ihr Leben betrachten; oder Sie rutschen auf der Straße aus, brechen sich ein Bein und sind damit für sechs Wochen aus dem Verkehr gezogen. Die Intention Ihres Unterbewussten ist immer positiv: Es will Ihnen dabei helfen, Einsichten in Ihre blinden Flecken zu gewinnen. Die Krankheit ist also ausgebrochen, weil Sie einen ungelösten Konflikt oder unterdrückte Emotionen mit sich herumtragen. Die Konflikte, um die wir uns nicht kümmern, haben Auswirkungen auf bestimmte Meridiane (Energiekanäle im Körper, die alle Organe und Systeme mit Energie versorgen); diese schwächen infolge dessen ihrerseits bestimmte Organe, woraufhin sie Funktionsstörungen ausbilden: Wir werden krank.

Sabotage

Möglicherweise versucht uns unser Unterbewusstes auch zu schützen, weil wir Schwierigkeiten haben, uns gegenüber anderen Menschen klar abzugrenzen. Wir lassen uns zu viel aufladen; deshalb übernimmt es unser Unterbewusstes, uns zu schützen und die Last der Verantwortung von unseren Schultern zu wälzen. Das Unterbewusste schafft es, unsere Bemühungen zu sabotieren, beispielsweise wenn es darum geht, Gewicht loszuwerden. Der Gedanke, eine Diät einzulegen, ruft augenblicklich Widerstand hervor, da die Vorstellung, unser Verlangen nach bestimmten Nahrungsmitteln zügeln zu müssen, negative Assoziationen weckt.

Auch über die Wahl der betroffenen Körperstelle und die Art der Symptome lässt uns das Unterbewusste eine symbolische Botschaft zukommen. Viele Forscher, darunter die Bestsellerautorin Louise Hay, entschlüsseln die spezifische Symptomatik und finden sogar in der Lokalisierung der Beschwerden eine spezielle Bedeutung. So kann das Auftreten von Symptomen in der linken Körperhälfte etwas anderes besagen, als wenn es auf der rechten Seite Probleme gibt. Beispielsweise ordnet man Krebs in der linken Brust einem anderen Typ von Konflikt zu als Krebs in der rechten Brust.

Schutz: Veränderung oder was sonst?

Helga, eine der deutschen Teilnehmerinnen an meiner Omega-Healing-Ausbildung, wollte gar kein Omega-Healing-Coach werden; vielmehr war sie gekommen, weil sie an Brustkrebs litt und man ihr nur noch sechs bis neun Monate Lebenserwartung prophezeit hatte. Sowohl eine Operation als auch eine Chemotherapie hatte sie abgelehnt und sich auf den Rat einer Freundin zu diesem einjährigen Ausbildungsprogramm angemeldet. Ihre Freundin Julia hatte ihre eigene Omega-Healing-Ausbildung gerade abgeschlossen; sie kam auf mich zu und bat mich um Unterstützung für Helga.

Zunächst testete ich Helga mithilfe der Omega-Healing-Kinesiologie. Dazu verbanden wir sie mit ihrem höheren Selbst und dem autonomen Nervensystem ihres Körpers. Zuerst mussten wir zahlreiche Blockaden auflösen, bevor Helga dafür offen war, mit ihrem höheren Selbst in Kontakt zu treten; sämtliche Blockaden entsprangen ihrer Furcht vor dem Leiden und Sterben. Wie wir bald entdeckten, trug Helga hauptsächlich die Maske einer unabhängigen Person zur Schau, die unbedingt alles alleine schaffen wollte. Um Hilfe zu bitten, bereitete ihr Schwierigkeiten. Deshalb war an Helgas Stelle auch ihre Freundin Julia auf mich zugekommen.

Helga war verheiratet, hatte aber keine Kinder und musste alleine für das monatliche Aufkommen des Ehepaars sorgen. Ihr Mann arbeitete nicht; außer Jammern und Klagen tat er wohl kaum etwas. Helgas Krebs saß in der rechten Brust – was auf einen Konflikt mit ihrer männlichen Seite hindeutete. Aus Sicht der Akupunktur hatte sie zu viel Yang; sie hatte die Verbindung zu ihrer weiblichen Seite verloren. Ihre Mutter war gestorben, als Helga neun Jahre alt war; das kleine Mädchen hatte den Haushalt und die Sorge für ihre drei Geschwister wie auch für den Vater übernommen. So hatte sie schon von klein auf Willensstärke entwickelt, nie geklagt, alle ihre Gefühle unterdrückt und ihr ganzes Leben lang hart gearbeitet.

Ich erklärte Helga, dass sie in ihrem Inneren laut nach Liebe und Trost schrie, während sie nach außen die Rolle der eisernen Lady spielte. Sie musste ihr Yin wieder befreien, weiblicher werden, auf ihre Gefühle hören, darüber sprechen, sich selbst ausdrücken und Freude am Leben finden. Also trug ich ihr auf, sich die Audio-Sitzungen von Omega Healing anzuhören, und zwar vier bis acht Mal pro Tag. Darüber hinaus sollte sie etwas unternehmen, das ihr Spaß bereitete; sie sollte ausgehen und ein soziales Netzwerk aufbauen. Außerdem bekam sie die Anweisung, ihren Mann stärker einzubeziehen und ihn um Mithilfe zu bitten.

Helga brauchte noch vier weitere Sitzungen, bevor sie stark genug war, ihren Teil der Vereinbarung zu erfüllen. Wir haben es fertig gebracht, ihre Identität in Richtung auf mehr Unbeschwertheit und weniger Ernsthaftigkeit zu verlagern.

Sechs Monate später hatte sich ihr Krebs vollständig zurückgebildet. Die Ärzte waren über die rasche Heilung erstaunt.

Helgas Beispiel ist nur eines von vielen, das zeigt, dass das Unterbewusstsein vom Verhalten des Menschen genug hat und deshalb eine Krankheit entwickelt: Das Leiden zwingt ihn, entweder sein Verhalten und seine Einstellung zu ändern – oder zu sterben. Das Unterbewusstsein besitzt keine Logik, es wird sogar selbstzerstörerisch wirken, um uns zu retten. Denn wir kommen auf diese Welt, um zu lernen und unsere Seelen zu entwickeln.

2. Das Seelengedächtnis

Das Unterbewusstsein und das Seelengedächtnis überlagern einander. Das bedeutet, unser gegenwärtiges Leben wird von Erinnerungen aus unseren vergangenen Existenzen beeinflusst. Das wichtige fehlende Glied bei vielen Geist-Körper-Heilweisen ist jedoch gerade die Heilung der Seele. An sich ist die Geist-Körper-Medizin nicht ganzheitlich genug. Völlig gleich, ob der Behandelnde seine Therapie als holistisch bezeichnet: Sie allein bietet keine ausreichende Garantie, dass die Seele geheilt wird. Die Seele ist eine komplexe unsterbliche Essenz: machtvoll, intelligent und kreativ. Unsere Seele ist ein ständig sprudelnder Quell von Möglichkeiten, uns selbst und unseren Körper zu heilen. Die Seele verschafft uns Gelegenheiten, ungelöste Konflikte und Gefühle aus der Vergangenheit ins Reine zu bringen, einschließlich solche aus früheren Leben.

Die Erinnerungs-Datenbank

Ob Sie nun an Reinkarnation glauben oder nicht: Die Auflösung von Konflikten und Traumata aus früheren Leben kann den gesamten Heilungsprozess geradezu unglaublich beschleunigen. Um mit dem Gedächtnis der Seele in Kontakt zu treten, stehen uns diverse Möglichkeiten zur Verfügung. Die Seele ist die Erinnerungsdatenbank für sämtliche Erfahrungen aus allen unseren Leben. Präzise ausgedrückt: Durch alle unsere Leben hindurch ist alles, was war – auch all unsere Lernprozesse –, aufgezeichnet. Unsere sämtlichen Emotionen und Ängste sind karmische Erinnerungen aus vergangenen Leben. Eines unserer Seelenziele liegt im Loslassen der Vergangenheit. Das Ziel besteht darin, uns selbst von unseren Vorurteilen, von Neid, Gier, Ängsten, Wut usw. zu befreien.

Sie sind in sich selbst vollständig und ganz, Sie benötigen keine Anerkennung von außen, Sie sind voller Vertrauen und Selbstachtung. Dabei sollten Sie sich eines unbedingt klarmachen: Wir kommen oftmals auf die Erde zurück mit derselben Gruppe von Menschen, die uns schon in früheren Leben umgeben hat; wir suchen uns zur Reinkarnation häufig denselben Personenkreis als Familie aus. Grund dafür sind ungelöste Probleme. Man sollte auch wissen, dass der Äther- oder Astralkörper von jemandem, der schon nach kurzer

Zeit wieder inkarniert, nicht genug Zeit zur Heilung hatte. Das bleibt nicht ohne Auswirkungen auf den neuen physischen Körper. Unsere Erinnerungen spiegeln unsere früheren Leben in sehr machtvoller Weise wider.

Kinderkrankheiten und vergangene Leben

Viele Fälle von kindlichem Asthma und Bronchitis entspringen Erinnerungen an ein früheres Leben. Das schließt Allergien, Hautkrankheiten (dazu zähle ich auch Muttermale) und physische Mängel bzw. Defekte mit ein. Ein Muttermal lässt sich ganz allgemein als Hinweis auf ein Ereignis in einer früheren Inkarnation interpretieren.

Mein Sohn Joey litt seit seinem vierten Lebensjahr unter Asthma. Um die Ursache herauszufinden, machte ich eine Rückführung mit ihm. Wir gelangten in ein noch nicht weit zurückliegendes Leben, an einen Punkt, als er eine 32-jährige Feuerwehrfrau war: Sie war während eines Rettungseinsatzes in einem brennenden Bürogebäude an Rauchgasen erstickt; sie war in einem Raum gefangen und starb, unmittelbar bevor ihre Kollegen die Tür mit einer Axt einschlugen. Nachdem sie ihren Körper verlassen hatte, sah sie ihre Freunde hereinkommen. Mit einem Ambulanzwagen wurde sie ins Krankenhaus gebracht, wo man sie für tot erklärte.

Mein Sohn konnte all diese Ereignisse lebhaft vor sich sehen, gerade so, als schaute er sich einen Film auf einer Großbildleinwand an. Ein paar Jahre später inkarnierte dieser *Spirit* als mein Sohn und brachte die traumatische Erinnerung mit in dieses Leben, um davon geheilt zu werden. Nach einer weiteren Rückführungs-Trancesitzung mit Joey zeigte mein Sohn nicht mehr die geringsten Anzeichen von Asthma.

Karma
Die Seele steht in direkter Beziehung zu den karmischen Gesetzen. Karma ist alles, was Sie zu tun haben, um das zu lernen, was Sie lernen müssen. Unsere astrologische Geburtskonstellation ist ebenfalls mit der Seele verbunden; sie lässt uns leichter auf die Energien bestimmter Planeten reagieren als auf die der anderen. Sie können das als Hinweis darauf betrachten, wie hart Sie arbeiten müssen, um Karma der Vergangenheit auszugleichen. Mit den vier Kategorien von Karma haben wir uns bereits beschäftigt. Jetzt möchte ich auf die vier Arten zu sprechen kommen.

Diese vier Arten von Karma haben Einfluss auf unser Leben:

- Ausgleich von Ursache und Wirkung
- Physisches Karma
- Fehlgeleitete Emotionen
- Stark entwickelte Bewusstheit und Begabungen

Ausgleich von Ursache und Wirkung
Damit ist gemeint, dass eine Ihrer Handlungen in einem früheren Leben ein Ungleichgewicht im Raum-Zeit-Kontinuum hervorgerufen hat. Mit anderen Worten: Sie haben vorsätzlich etwas getan, das bei einem anderen Menschen Schmerz und Leid verursacht hat und jetzt ausgeglichen werden muss, manchmal mit derselben Person. Wobei der Vorfall nicht unbedingt aus einem vergangenen Leben sein muss; manches ist auch aus diesem aktuellen Leben. Handeln wir jedoch aus Unwissenheit, ist das etwas anderes, denn dann sind wir Akteure in einem größeren universalen Theaterstück und spielen nur die uns zugewiesene Rolle.
Das Wort »Karma« kommt aus dem Sanskrit und heißt so viel wie

»Handeln« oder »Tat«. Auf die Praxis bezogen ist Karma das Ergebnis Ihrer eigenen Handlungen und der daraus resultierenden Konsequenzen.

Karma ist kein System von Bestrafungen für Dinge, die Sie in Ihrer Vergangenheit (oder in einem früheren Leben) nicht gut oder nicht richtig gemacht haben. Karma zielt auf Begreifen, Bewusstheit und Persönlichkeitsentwicklung ab. Wenn Sie Ihre Seele liebevoll heilen und die karmischen Gesetze entsprechend anwenden, verleiht Ihnen das die Macht, jetzt zu säen, was Sie später ernten möchten.

Physisches Karma

Das bedeutet, Ihr Körper ist in einem früheren Leben verletzt oder bis zur Erschöpfung beansprucht worden, sodass Sie mit Symptomen wiedergekehrt sind, die mit dem betreffenden Ereignis in jenem vergangenen Leben in Verbindung stehen. Bei einer Frau, die an Schlaflosigkeit litt, stellte sich heraus, dass sie in einem früheren Leben nachts von ihrem Vater sexuell missbraucht worden war. Jemand mit einer starken Empfindlichkeit im Hals- und Nackenbereich war in einem früheren Leben erhängt worden. Eine Frau mit Übergewicht hatte in einem vergangenen Leben eine Hungersnot erlitten.

Fehlgeleitete Emotionen

Eine ganze Anzahl Menschen empfindet falsche Furcht oder Schuld, die aus einem anderen Leben übernommen wurde und im Zusammenhang mit ihrem gegenwärtigen Leben absolut keine Berechtigung besitzt.

Mein Sohn beispielsweise litt immer unter der Angst, mich zu enttäuschen. Das ging schließlich so weit, dass er völlig blockiert war

und so ziemlich alles auf die berühmte lange Bank schob: Hausaufgaben, sich rechtzeitig auf den Schulweg machen etc. In unserer Rückführung sah er sich selbst als 32-jährigen Bootsführer beim Wildwasser-Rafting. Ich selbst war 22 Jahre alt und einer seiner besten Freunde; wir beide unternahmen regelmäßig Wildwassertouren. Auf einem solchen Ausflug vollführte er eine falsche Wende, sodass wir beide ertranken. Er fühlte sich dafür verantwortlich und gab sich die Schuld daran. Das hatte die Furcht hervorgerufen, die ihm in diesem Leben zu schaffen machte und ihn im Hinblick auf mich völlig lähmte. Wir lösten dieses Karma auf, indem wir uns eine Unterredung ausmalten, wie sie nach unserem Ertrinken unter uns beiden stattgefunden haben könnte; wir sprachen darüber, was geschehen war und weshalb er keine Schuld daran trug.
Im Anschluss veränderte sich alles: Mein Sohn fühlte sich bedeutend besser und konnte sämtliche Versagensängste loslassen. In Wahrheit werden wir nie wirklich wissen, ob es dieses vergangene Leben tatsächlich gab oder nicht. Doch ebenso wahr ist, dass das überhaupt keine Rolle spielt. Das Problem meines Sohnes ist gelöst – allein das zählt.
Fehlgeleitete Emotionen können sehr schnell losgelassen werden. Es wird Sie überraschen, dass es sich bei mehr als 75 Prozent unserer Schuldgefühle und Ängste um solche fehlgeleiteten Emotionen aus früheren Leben handelt, die oftmals in einer einzigen Sitzung beseitigt werden können.

Stark entwickelte Bewusstheit und Begabungen

Einige Menschen sind offensichtlich mit einem großen Talent geboren worden und sehr erfolgreich auf ihrem jeweiligen Gebiet, etwa als Musiker, Schauspieler, Architekten, Künstler, Sportler etc.

Die meisten davon haben ihre Fähigkeiten über viele Leben hinweg ausgeübt und weiterentwickelt, folglich fällt ihnen der Erfolg in ihrem gegenwärtigen Leben leicht. Sind Ruhm und Geld beteiligt, haben diese Menschen die Verpflichtung, beides positiv einzusetzen und ihr Vermögen weder für Drogen noch zum Zweck der Selbstverherrlichung auszugeben, noch es einfach zu vergeuden. Sie sind aufgefordert, ihre Position zur Unterstützung anderer Menschen einzusetzen; sie unterliegen der Verantwortung, ihre Gaben in einer Weise zu nutzen, die mehr positives Karma erzeugt.

Denken Sie einfach daran, dass die Seelen alles registrieren und jeder von uns die Aufgabe hat, eine bessere Version seiner selbst zu entwickeln und den Lösungsprozess von Gier, Missbrauch, Vergeudung, Manipulation und anderen Ego-Sünden weiter voranzutreiben. Die Seele nutzt unseren Körper, der stark auf Schmerz und Leid reagiert, um uns eine Botschaft zu vermitteln, und wir erhalten dadurch die Chance, einen anderen Weg einzuschlagen.

3. Der Spirit

Unser *Spirit* steht für unser authentisches Selbst und kann in unser Leben eingreifen, um uns auf unseren Lebensweg zurückzubringen. Unser Verstand reicht nicht aus, um die Komplexität des *Spirit* und die vielen geheimnisvollen Wege zu erfassen, über die er Einfluss auf unser Leben nehmen kann. Der *Spirit* verfügt über zahlreiche Möglichkeiten zur Kommunikation mit uns; eine davon besteht darin, Krankheiten hervorzurufen, damit wir Zeit zum Nachdenken bekommen und uns mit unserem höheren Selbst verbinden. Bei meiner Heilarbeit habe ich Wege gefunden, mit dem höheren Selbst der Patienten in Kontakt zu treten, um jeweils Antworten und geistige

Führung für sie zu erhalten. (Weitere Einzelheiten werde ich Ihnen später mitteilen.)

Verzögertes Karma

Bei einem Kranken müssen wir uns mit allen drei Bewusstseinsebenen befassen, um zunächst die ursächlichen Mechanismen hinter der Krankheit verstehen zu lernen. Liegt ein ungelöster Konflikt im Seelengedächtnis vor und wurde der Körper mit einer Symptom-unterdrückenden Methode behandelt, ist das seelische Problem nicht behoben: Stattdessen wurde seine karmische Wirkung nur auf einen späteren Zeitpunkt verlagert – mit der Möglichkeit, dass es im gegenwärtigen oder einem anderen Leben wieder auftaucht. Für mich steht bei jedem Klienten die Untersuchung der Seelenebene nach unerledigten Themen an erster Stelle, weil ich weiß, dass dem betreffenden Menschen letztlich mit einer geheilten Seele besser gedient ist als mit einem geheilten Körper. Natürlich ist es mein erklärtes Ziel, möglichst beide zu heilen: Körper und Seele. Wie sich das durch das Umprogrammieren des Geistes erreichen lässt, werden wir noch sehen.

KAPITEL 5

Emotionen müssen im Fluss sein, andernfalls werden Sie krank

Emotionen scheinen der natürliche Weg zu sein, unsere Innenwelt zum Ausdruck zu bringen. Und wir müssen besser begreifen lernen, in welcher Weise sich ungelöste Emotionen auf unsere Gesundheit auswirken. Also brechen wir auf in die Welt unserer Gefühle und graben dort noch etwas tiefer, in die Schicht unterhalb des Fühlens und Reagierens.

Emotionen sind Gefühle, die wir auf eine Art und Weise mit Etiketten versehen haben, dass sie zu unterschiedlichen Reaktionen führen: Erleben Sie beispielsweise ein Gefühl, das Sie »Wut« nennen, wird es eine Reihe anderer Reaktionen auslösen, als es etwa bei Angst der Fall wäre.

Emotionen werden, bewusst oder unbewusst, durch unseren zugrundeliegenden geistigen Zustand (unsere emotionale Software) hervorgerufen.

Ein Beispiel: Sollte Ihre Selbstachtung gering sein, werden Sie oft unter dem Eindruck stehen, dass andere Menschen Sie nicht respektieren und Sie zu übervorteilen versuchen. Sie fühlen sich als Opfer und haben das Empfinden, Ihre Lage nicht zu beherrschen.

In der Kultur meiner karibischen Heimat wurden wir dazu angehalten, anderen Menschen nicht geradewegs in die Augen zu blicken, weil das als Zeichen von Respektlosigkeit gilt. Als ich zum Studium in die Niederlande ging, fiel es mir schwer, mich umzugewöhnen. Ich hielt die Holländer für grob, respektlos und unfreundlich.

Die Spielregeln, die man uns in unserer Jugend beigebracht hat, können der Grund sein, weshalb wir – im Gegensatz zu anderen Menschen – auf bestimmte Dinge emotional reagieren.

Unsere Schattenseite

Sollten Sie bei sich selbst sämtliche Regungen von Arroganz unterdrückt haben, weil man Sie glauben machte, das gehöre sich so für einen anständigen Menschen, dann werden Sie sich von jemandem, dessen Arroganz zum Himmel schreit, provoziert fühlen, ihn ablehnen und ihn entsprechend verurteilen. Alles, was Sie unterdrücken, wird Teil Ihrer Schattenseite. Ist eine Emotion erst einmal unterdrückt, wird sie wie ein Gespenst, das durch bestimmte Umstände herausgefordert wird und Sie ohne die geringste Ahnung zurücklässt, weshalb Sie so oder so reagiert haben. All das bleibt im Verborgenen.

Der Missbrauch durch einen herrschsüchtigen Vater wird Sie in Furcht vor allen starken Autoritätspersonen und dominanten Männern versetzen – was automatische Reaktionen bei Ihnen auslöst, die auf den alten, tief in Ihnen verwurzelten Mustern beruhen.

Haben Sie in der Vergangenheit ein Trauma erlitten, tragen Sie vielleicht noch 30 Jahre später eine unterdrückte Wut mit sich herum, die dann zum Ausbruch kommen kann, wenn bestimmte Situationen solche tief vergrabenen Emotionen zutage fördern.

All diesen Dingen können wir geistig immer noch folgen. Man kann sich Emotionen auch einreden. Einige Menschen sind gut darin, das zu empfinden, was Sie ihrer Meinung nach empfinden sollten. Das Gefühl ist mental erzeugt und kann auf mentalem Weg auch leicht verändert werden.

Die drei Arten von Emotionen

Emotionen lassen sich auf viele Arten kategorisieren. Für unsere Zwecke wollen wir folgende Unterteilung vornehmen:

- Reaktive Emotionen
- Übernommene Emotionen
- Emotionen, die durch Erinnerungen aus früheren Leben entfacht werden

Reaktive Emotionen

Reaktive Emotionen werden von unserem Unterbewusstsein erzeugt. Wir besitzen zahlreiche Erinnerungen an kleine Vorkommnisse, die hauptsächlich während der ersten sieben Lebensjahre stattfanden und noch nicht bewältigt wurden. Wir gelangen beständig in Situationen, wo unser Unterbewusstsein immer und immer wieder auf dieselben Dinge reagiert. Der tiefere Grund dafür: Wir sollen eine Chance erhalten, unsere Reaktion zu verändern, und auf diese Weise unsere Vergangenheit heilen. Emotionen öffnen das Tor zum Heilungsprozess – das ist ihr Hauptzweck.

Eine andere Gruppe von Emotionen wird von unseren inneren Überzeugungen und Richtlinien angetrieben. Haben wir strikte Vorstellungen, wie die Welt sein sollte, werden wir häufig enttäuscht sein, da die Welt nicht immer unseren Überzeugungen entspricht. Schlimmer wird es, wenn wir unsere Regeln auf die Welt projizieren. Wenn Sie also jemanden lieben und erwarten, auf die gleiche Weise wiedergeliebt zu werden, sind Sie natürlich enttäuscht, falls dem nicht so ist. Erwartungen führen zu Leid, weil unsere Illusionen zerstört werden. Haben Sie etwa bestimmte Vorstellungen von Freundschaft, erwarten Sie die gleichen auch bei all Ihren Freunden – was oftmals nicht der Fall ist. Wir filtern unsere Erfahrungen gemäß unseren Überzeugungen und inneren Regeln: Stimmen sie nicht mit dem überein, was wir denken, reagieren wir emotional.

Eine weitere Gruppe von Emotionen entspringt unserer Schattenseite, also unserer unterdrückten Seite. Ihren Schatten können Sie selbst nicht sehen, eben weil Sie ihn unterdrücken. Insofern wird Sie das Verhalten eines anderen unweigerlich ärgern oder reizen, wenn es dem von Ihnen verdrängten Schatten ähnelt und Sie damit konfrontiert werden. Haben Sie beispielsweise als Resultat Ihrer Überzeugungen oder Ihrer Erziehung verdrängt, dass Sie auf sich stolz sind, werden Sie weniger bescheidene Menschen nicht ausstehen können; Sie werden sie überheblich finden und sich von ihnen herausgefordert fühlen. Alles, was wir in uns selbst unterdrücken, wird Macht über uns erlangen, während wir es nicht einmal bemerken oder steuern können.

Wieder andere Emotionen treten auf, wenn unsere Bedürfnisse nicht befriedigt werden. Sollten Sie also das Bedürfnis nach Anerkennung und Bewunderung hegen und richtig hart dafür gearbeitet haben, schmerzt es heftig, wenn diese Rückmeldung ausbleibt.

Folgende 12 Grundbedürfnisse möchten wir am liebsten dauerhaft erfüllt sehen (einige Menschen mehr, einige weniger):

Ermutigung	Anerkennung
Verständnis	Zustimmung
Bewunderung	Dank
Trost	Bestätigung
Respekt	Vertrauen
Wertschätzung	Fürsorge

Sollten Sie sich in Ihrer Beziehung nicht umsorgt fühlen und die Fürsorge ein dringendes Bedürfnis sein, dem in Ihrer Jugend nicht entsprochen wurde, werden Sie sie herbeisehnen und sich elend fühlen. Bleibt die Erfüllung des Bedürfnisses aus, dann wird unser Verlangen übergroß und wir setzen alles daran, die Bedürfnisse zu stillen – so lange, bis es uns gelingt, die unbewussten Sehnsüchte zu überwinden. Das gravierendste Problem dabei: Wir sind darauf programmiert, an Menschen zu geraten, die uns in aller Regel *nicht* geben werden, was wir wollen und brauchen. Folglich werden wir immer verzweifelter, sind deprimiert und klammern uns an diesen Menschen, oder wir schlagen die andere Richtung ein und werden bitter, aggressiv, negativ. Dabei haben wir die Neigung, entweder uns selbst oder der Welt die Schuld daran zu geben, dass unsere Bedürfnisse nicht gestillt werden.

Wir reagieren sehr emotional, wenn es unfair zugeht; vielleicht fühlen wir uns hilflos oder gar schuldig, falls wir nicht fähig sind, anderen zu helfen. Die Vorstellung, andere könnten schlecht von uns denken, erfüllt uns womöglich mit Scham oder versetzt uns sogar in Panik. Diese Emotionen treten auf, weil wir Verantwortung für bestimmte Situationen übernehmen, die sich oftmals unserer Kontrolle entziehen.

Die Angst vor dem Versagen und die Angst vor dem Erfolg haben denselben Ursprung: Sie entstehen aus unserer Überzeugung, (möglichst) vollkommen zu sein und jedermanns Erwartungen genügen zu müssen.

Übernommene Emotionen

Hier handelt es sich um Emotionen, die gar nicht unsere eigenen sind; wir haben sie von anderen übernommen. Am häufigsten geschieht das mit Emotionen unserer Mutter, die wir schon als Fötus verinnerlicht haben. Jeder von uns ist emotional dermaßen eng mit seiner Mutter verflochten, dass er nicht zwischen ihren und den eigenen Gefühlen unterscheiden kann.

Das kann auch immer dann passieren, wenn wir mit jemandem stark verbunden sind. Wird beispielsweise eine Beziehung sehr eng und wir kommen dem Partner nahe, übernehmen wir unter Umständen ebenfalls seine Gefühle. In schwierigen Zeiten unserer Kinder schwingen wir vielleicht mit ihren Emotionen mit. Manche Menschen sind derart empfindsam, dass sie sogar die Gefühle völlig Fremder in sich aufnehmen können. Und diese von anderen Menschen übernommenen Emotionen fühlen sich immer ganz echt an, gerade so, als wären sie unsere eigenen.

Haben wir erst einmal verstanden, dass es definitiv keinen Sinn ergibt, den Müll anderer Menschen mit sich herumzuschleppen, können wir mit dem Prozess des Loslassens beginnen. Übernommene Emotionen sind sehr verbreitet und rufen nicht selten eine Menge Leid hervor.

Karen war 32 und hatte zwei Töchter im Alter von sechs und acht Jahren. Ihr Ehemann war Schulmediziner, mit Facharztausbildung als Internist. Ihr Leiden währte mittlerweile neun Jahre: seit sie sich in ihren Mann verliebt hatte, quälten sie unerträgliche Schmerzen im Bereich ihrer Gallenblase. Sie war deswegen öfter im Krankenhaus gewesen; manchmal musste sie mitten in der Nacht im Eiltempo eingeliefert werden. Etliche Male waren ihr zur Schmerzlinderung auch schon Morphingaben verabreicht worden. In einem verzweifelten Schritt wurde sogar entschieden, ihr die Gallenblase und den Blinddarm zu entfernen, doch auch das hatte keine Veränderung gebracht. Inzwischen setzten ihr die Schmerzen nun mindestens an zwei Tagen pro Woche zu. Es bestand auch keine irgendwie geartete Verbindung, weder zu Stress oder Nahrungsmitteln noch zum Monatszyklus oder einer sonstigen Ursache.

Ich hatte gerade meine Second-Opinion-Praxis [*second opinion,* d.h.: zweite Meinung] in den Niederlanden eröffnet, als Karen meine Patientin wurde. Sie war verzweifelt. Wie sie mir berichtete, hielt ihr Ehemann nicht das Geringste von alternativer Medizin. Sie selbst hatte jedoch auf den Besuch bei mir bestanden, weil die krampfartigen Schmerzen sie schier in den Wahnsinn trieben. Das Diagnoseverfahren begann ich mit Fragen an Karens autonomes Nervensystem, um den Ursprung ihrer Symptome herauszufinden. Man stellt hierbei ausschließlich Fragen, die mit Ja oder Nein zu beantworten sind; die Antwort leitet sich aus der jeweiligen starken (= Ja) oder schwachen (= Nein) Muskelreaktion des Patienten ab.

Hier sind einige der Fragen in ihrer tatsächlichen Reihenfolge, damit Sie eine Vorstellung vom Ablauf bekommen:

»Stehen diese Symptome in Zusammenhang mit einem bedeutenden Ereignis in diesem gegenwärtigen Leben?«

Ja (starke Muskelreaktion)).

»Wann fand das statt: vor deinem siebten Geburtstag?«

Ja (starker Muskel).

»Welches Alter genau? Ein? Zwei? Drei? Vier? Fünf? Sechs? Sieben?«
Nein (schwacher Muskel bei jeder Zahl).
»Während der Schwangerschaft deiner Mutter, das heißt vor deiner Geburt?«
Ja (starker Muskel).
»Welcher Schwangerschaftsmonat?«
Ergebnis: starker Muskel beim vierten Monat.
»War irgendetwas mit deiner Mutter?«
Ja (starker Muskel).
»Hatte es damals etwas mit deinem Vater zu tun?«
Nein (schwacher Muskel).
»Mit jemand anderem?«
Ja (starker Muskel).

Es kostete mich eine ganze Weile, doch schließlich fand ich Folgendes heraus:
Karens Mutter hatte geschlafen, als das Telefon klingelte und eine Nachbarin ihr mitteilte, sie habe einen Mann in ihrem Garten herumschleichen sehen; das komme ihr verdächtig vor. Karens Mutter geriet in Panik und versteckte sich unter dem Bett. Bis zum Eintreffen der Polizei verstrich einige Zeit. Währenddessen durchlebte die Schwangere Angst und Schrecken. Sie hörte Schritte, jemanden, der versuchte, ins Haus einzubrechen usw. Anschließend setzten bei ihr sehr schmerzhafte Krämpfe ein, sie erlitt Blutungen und hätte beinahe ihr Baby verloren. Sie musste sechs Wochen im Krankenhaus bleiben und Bettruhe einhalten, bis ihr Zustand sich wieder stabilisiert hatte.
Diese Erinnerung hatte Karen in sich aufgenommen; zutage gefördert wurde sie durch den Heiratsantrag ihres Mannes, der auch sei-

nen Kinderwunsch äußerte. Kurz darauf begannen Karens Schmerzen, die noch an Intensität zunahmen, als sie schwanger wurde. Der große Auslöser war die Tatsache, dass ihr Mann im Krankenhaus häufig Schichtdienste zu leisten hatte und sie deshalb alleine lassen musste. Dadurch wurden in Karen die Ängste ihrer Mutter geweckt. Nach einiger Zeit befand sich die junge Frau in beständiger Angst. Ich behandelte Karen mithilfe einer geführten Visualisierung, in der sie alle Emotionen ihrer Mutter losließ. Davor hatte Karen einen schwachen Muskel bei dem Satz »Ich kenne den Unterschied zwischen meinen eigenen Gefühlen und denen meiner Mutter« gezeigt. Das bedeutete, auf der unterbewussten Ebene konnte sie eben nicht zwischen beiden unterscheiden. Nach der Visualisierung war die Muskelreaktion bei diesem Satz stark, das heißt, Karen stimmte auch auf der Ebene des Unterbewussten damit überein. Nach dieser Sitzung blieben die Schmerzattacken aus.

Ihr Ehemann rief mich an, um mir zu danken und einen Termin mit mir zu vereinbaren, weil er mehr über alternative Medizin erfahren wollte. In den nächsten Jahren schickte er viele Patienten zu mir, unter anderem seine älteste Tochter, die an ständig wiederkehrender Mittelohrentzündung litt und häufig Antibiotika verabreicht bekam. Sie war das deutliche Beispiel eines Kindes, das nach der Aufmerksamkeit von beiden gestressten Elternteilen hungerte: Ein Elternteil (Vater) ging überdies sehr streng mit ihr um, weshalb sie akustisch abschaltete. Nach zwei Behandlungen und einem Gespräch mit ihrem Vater hatte sie nie wieder eine Mittelohrentzündung.

Emotionen, die durch Erinnerungen aus früheren Leben entfacht werden

Erinnerungen aus früheren Leben sind in unserem jetzigen Leben allgegenwärtig, als kämen mehrere Dimensionen auf ein und demselben Schauplatz zusammen. Oftmals sind die Teilnehmer die gleichen und haben vorher bereits ähnliche Szenarien durchgespielt. Beinahe alle Phobien, mit denen ich konfrontiert wurde, besaßen eine Verbindung zu Erlebnissen aus vergangenen Leben. Menschen mit heftigen Emotionen, mit großem Zorn oder chronischem Frust haben das gemeinsam. Dick Sutphen, mein Lehrer in der Rückführungstherapie, hat etliche Bücher zu diesem Thema verfasst und ist einer der bedeutendsten Forscher auf dem Gebiet. In einem Workshop sagte er einmal: »Alle karmischen Wurzeln der Probleme, denen wir uns in diesem Leben ausgesetzt sehen, reichen in frühere Inkarnationen zurück. Der wirkliche Grund unserer meisten Leiden sind unbewältigte Lektionen der Vergangenheit.«
Tatsächlich müssen wir jedoch nicht in frühere Leben zurückreisen, um unsere gegenwärtigen Probleme zu beseitigen. Ganz im Gegenteil, die meisten lassen sich in diesem Leben ausräumen. Das Ziel des Karma besteht darin, uns wieder zu dem zu machen, was wir in Wahrheit sind: Wesen der Liebe. Wenn wir es schaffen, uns mit unserer Quelle zu verbinden, lösen wir alle unsere inneren Konflikte mit einem Mal! Heilen bedeutet nichts anderes, als wieder ganz zu werden, wieder mit seiner authentischen Essenz verbunden zu werden und sein Leben auf dieser Grundlage aufzubauen. Es bedeutet, sich nicht von den Umständen dazu bringen zu lassen, den Illusionen anzuhängen, deren Bestandteil man ist.
Sie sollen wissen, dass unsere früheren Inkarnationen Einfluss auf viele unserer heutigen Entscheidungen haben, zusammen mit den

Verhältnissen, die wir uns für unsere Lektionen ausgesucht haben. Manchmal kommen uns diese Verhältnisse wie die wahren Ursachen unserer Schwierigkeiten vor – doch durch ihr Erscheinen können wir Kontakt zu den unbewältigten Konflikten der Vergangenheit aufnehmen, nicht mehr und nicht weniger. Es ist nicht besonders wichtig, wie wir unsere Probleme lösen, solange wir dadurch einen neuen Energiefluss in Gang setzen, der nicht länger von immer denselben Ereignissen gehemmt wird. Für jeden von uns ist es eines der großen Lebensthemen, an den eigenen Grundbedürfnissen zu arbeiten. (Auch diesem Gedanken werde ich mich an späterer Stelle eingehender widmen.)

Emotionen müssen im Fluss sein

Getreu den Prinzipien der Akupunktur sind unerlöste Emotionen imstande, verheerenden Schaden im Meridiansystem anzurichten und schließlich sogar Krankheiten zu verursachen. Die Verbindung zwischen unserer Hardware (physischer Körper) und unserer emotionalen Software wurde vor rund 6000 Jahren von den ersten Vertretern der Traditionellen Chinesischen Medizin aufgedeckt; die Akupunktur ist ein Bestandteil der TCM. Meiner Ansicht nach müssen die Begründer dieser Wissenschaft eine enorm feine Sinneswahrnehmung besessen haben, mit deren Hilfe es ihnen gelang, die außerordentlich subtilen Stressreaktionen des Körpers und deren ursächliche Faktoren auszumachen. Da sie dafür bezahlt wurden, die Gesundheit der Gemeinschaft zu erhalten, waren sie eifrige Beobachter aller Vorgänge innerhalb der Gesellschaft. So entging es ihnen nicht, wenn Mang Ping mit seiner Frau Wan Lin Streit hatte und einige Zeit lang grollte, die Färbung seiner Haut sich veränderte und seine Leberregion empfindlicher wurde; einige Zeit später fing er an, nach dem Genuss von Alkohol gereizt zu reagieren. Schritt für Schritt deckten die ersten TCM-Ärzte die Auswirkungen von Wut auf den Körper auf und stellten die Verbindung zwischen der Emotion Wut und der Leber her. Unaufgelöster Ärger führt zu einer Dysfunktion der Leber. Wie man damals herausfand, bestehen zwischen allen Emotionen und den Körperorganen derartige Verknüpfungen.

Auch in vielen anderen Kulturen kam man mit der Zeit ähnlichen Verbindungen auf die Spur. Wissenschaftliche Untersuchungen haben diese organisch-emotiven Beziehungen bestätigt. Wie sich herausstellte, funktionieren sie in beiden Richtungen: Physiologische Probleme eines Organs fördern das Auftreten bestimmter Emotionen beim betroffenen Menschen. Sind also beispielsweise Ihre Nieren und Nebennieren geschwächt, macht es Sie anfälliger für Gefühle wie Unsicherheit, Furcht und sogar Paranoia. Sollten Sie unfähig sein, Kummer und Traurigkeit loszulassen, hat das Auswirkungen auf Ihre Lungen etc.

Sofern wir in unseren Emotionen stecken bleiben, zieht das unseren Körper und unseren gesamten Gesundheitszustand in Mitleidenschaft. Die Chinesen besitzen jahrtausendelange Erfahrung in der Beobachtung energetischer Phänomene im Körper und folgen einem vollständig anderen Konzept bezüglich der Funktion der Organe. Während die westliche Medizin sich bei ihrer Forschung lediglich auf Biochemie und Anatomie stützt, bezieht die chinesische Medizin die energetischen Komponenten der Organe mit ein. Die Verknüpfung der Organe mit den Emotionen gehört wesentlich zum gesamten Ansatz der TCM, zu ihrer Herangehensweise an Gesundheit und Krankheit. Wenn wir unsere emotionalen Themen nicht aufarbeiten, werden wir früher oder später krank. Es ist nur eine Frage der Zeit.

Werfen wir nun einen Blick auf die Beziehungen zwischen den wichtigsten Organen und Emotionen:

Organe und dazugehörige Elemente	**Emotionales Ungleichgewicht**
Herz und Dünndarm (Feuer)	Verletzung, Zurückweisung, Gefühlsschwankungen, Angst, Übererregbarkeit, Burn-out
Magen, Bauchspeicheldrüse, Milz (Erde)	Sorge, geringes Selbstwertgefühl, Zwangsvorstellungen
Lungen, Dickdarm (Metall)	Traurigkeit, Kummer, Starre/ Unbeugsamkeit
Nieren, Blase (Wasser)	Furcht, Unsicherheit
Leber, Gallenblase (Holz)	Wut/Ärger, Frustration, Reizbarkeit

Krankmacher: unbewältigte Emotionen und ungelöste Konflikte

Die mit den Organen korrelierenden fünf Elemente der Akupunktur sind Feuer, Erde, Metall, Wasser und Holz. Jedes Element ist Träger einer spezifischen Energiequalität. Sind sie alle ausgeglichen, dann sind wir glücklich, beherzt, liebevoll, verzeihend, offen, flexibel, leidenschaftlich, lebensbejahend, voller Forscherdrang und mitfühlend; das Leben fließt – mit Anmut, Leichtigkeit und Freude. Geraten sie jedoch ins Ungleichgewicht, ist das Gegenteil der Fall: Dann sind wir angsterfüllt, unglücklich, ich-bezogen, kontrollierend, starrsinnig, nachtragend, deprimiert und bedürftig; unser Leben steckt fest in Mustern voller Probleme und Qual. Das sind die beiden entgegengesetzten Enden der Skala, Weiß und Schwarz, aber natürlich erstreckt sich zwischen diesen beiden Polen eine breite Grauzone, in der nicht alle Elemente gleichermaßen betroffen sind. Neuere Forschungen haben Verbindungen zwischen unaufgelösten Emotionen und chronischen Krankheiten aufgedeckt. Tatsächlich konnte eine ganze Reihe von Vertretern der Geist-Körper-Medizin Zusammenhänge zwischen Wut/Ärger und Krebs darlegen. Bei Krebserkrankungen fungiert die Hoffnungslosigkeit als der größte Killer, weil sie das Immunsystem daran hindert, mit voller Kraft zu arbeiten. Eine sogenannte emotionale Sekundärreaktion artet also zu einer Heilblockade aus. Eine Emotion kann die primäre Ursache einer Krankheit darstellen; eine emotionale Sekundärreaktion kann unsere Heilungsfähigkeit blockieren. Ein Beispiel: Wenn Sie Schmerzen in der Schulter haben und frustriert sind, weil dadurch Ihre Aktivitäten einschränkt werden, kann die Frustration in ihrer Eigenschaft als Sekundärreaktion Ihren Heilungsprozess hemmen.

Die Macht der Seele

Die Welt braucht dringend eine verstärkte und bessere Nutzung der Sonnenkraft, jener großen Quelle allen Lebens auf diesem Planeten. Und genau diese Quelle, die bei der Schöpfung von Leben im Zentrum steht, ist unsere beste Chance, jene Schäden rückgängig zu machen, die der Erde durch Vergeudung und Missbrauch im Lauf der Jahrtausende zugefügt wurden.

Für das Leben eines Menschen gibt es eine ähnliche Analogie. Die Seele erfüllt ihren Zweck in unserem Leben – allerdings zerstören wir aus Ignoranz und Mangel an gesundheitsfördernden Fähigkeiten allmählich unseren Körper. Eines müssen wir unbedingt begreifen: Unsere physischen, emotionalen, mentalen und spirituellen Körper greifen so ineinander, dass sie sich ständig gegenseitig beeinflussen. Ist nun eines dieser Systeme nicht im Gleichgewicht, macht sich das bei den anderen bemerkbar. Daher kann eine falsche Ernährungsweise (Junkfood, zuckerhaltige Getränke) zur Schwächung bestimmter Organe und zu Funktionsstörungen führen. Im Gegenzug werden unsere Denkleistung, unser Verhalten und unser emotionaler Zustand beeinträchtigt; das Ergebnis sind zum Beispiel fehlende Klarheit bzw. Konzentrationsprobleme, Hyperaktivität sowie Reizbarkeit bzw. Wut. Allein dies blockiert schon unsere Fähigkeit, uns mit der spirituellen Welt zu verbinden, und so sind wir in einer abwärts führenden Spirale gefangen, die zu ernsthaften gesundheitlichen Problemen führt. Ist eine ganze Generation abhängig von Zucker, McDonalds und industriell hergestellten Nahrungsmitteln, wird das Auswirkungen auf das kollektive Bewusstsein dieser Generation haben und Muster erzeugen, die in der ganzen Gruppe wiederzufinden sind. Aus eben diesem Grund beobachten wir einen

Anstieg der Fälle von ADS, Autismus und anderen jugendspezifischen Problemen. Infolge der genannten Ernährungsmuster steigt die Veranlagung der neuen Generationen dazu immer weiter, und die Schulmedizin verschlimmert das Ganze nur noch.
Zwar sind unsere physischen, emotionalen, mentalen und spirituellen Körper untrennbar miteinander verbunden, doch müssen wir dabei eines begreifen: Der wahre Herrscher über unsere Realität ist der *Spirit*. Er verwendet alle anderen Körper dazu, uns mit unserer Lebensabsicht auf Kurs zu halten.
Nichts im Leben geschieht rein zufällig; es gibt keine Zufälle. Wenn Sie auf einer Bananenschale ausrutschen, sich dabei den Knöchel verrenken und deshalb Ihr Tempo reduzieren müssen und nun mehr Zeit haben, über Ihr hektisches Leben nachzudenken – dann folgt das einem Plan. Unsere Seelen sind drahtlos miteinander verbunden und tun sich zusammen, um unsere Lebensumstände und die Begebenheiten zu erschaffen, die in unserem individuellen Leben stattfinden. Diese Seelenmacht lenkt unser Leben auf verborgene, unsichtbare Weise; die meisten von uns werden diese Verästelungen und Verzweigungen niemals in ihrem ganzen Ausmaß erfassen. Wenn wir nicht lernen, wie wir uns damit in Einklang bringen, werden wir verloren sein und niemals das bewältigen, wozu wir auf die Erde gekommen sind.

Lassen Sie mich kurz rekapitulieren: Nichts in Ihrem Leben kann ohne das Einverständnis Ihrer Seele geschehen, und oftmals hat Ihre Seele den Entwurf für Ihre Lebensumstände geschaffen. Die Oberherrschaft der Seele ist in allem präsent: in unseren Beziehungen, Kindern, Eltern, Freunden, Arbeitsstellen, Karrieren, religiösen Überzeugungen, Zufällen, Traumata, in unserer finanziellen

Lage, unserem Tod, in unserer Liebe, in den Verhältnissen, in denen wir aufgewachsen sind etc.

Ich habe eines gelernt: Es kann keine Heilung geben, wenn nicht zugleich die Seele geheilt wird! Im praktischen Teil dieses Buches lernen Sie einige Übungen kennen, mit deren Hilfe Sie sich auf die Heilung Ihrer Seele ausrichten.

Am Ende dieses Teils erinnern Sie sich bitte an folgende Tatsache: Unsere Emotionen müssen im Fluss sein, sonst werden wir krank.

Teil II

Meine spirituelle Reise: Die Begegnung mit den neun Meistern

Das Leben ist eine Aneinanderreihung von Ereignissen, die allmählich zu Quellen der Erkenntnis und der Heilung Ihrer Seele werden. Das Leben eines jeden Einzelnen gleicht einer Schatztruhe: Angefüllt mit Perlen der Weisheit und der Erfahrung, birgt sie so manche Geheimnisse und Codes, die uns unser Lebensschicksal enthüllen – vorausgesetzt, wir nehmen uns die Zeit, sie zu betrachten.
In dieser Hinsicht unterscheide ich mich nicht von anderen Menschen. Einzigartig sind nur meine Erfahrungen und meine Erlebnisse – und zwar einzigartig *für mich.* Sie sind für mich genauso etwas Besonderes wie die Ihren für Sie selbst. Jeder von uns ist geprägt von seinen Lebenserfahrungen. Glauben Sie, dass wir auch von Erfahrungen aus früheren Leben bewegt werden, die unsere Seele wie Geheimnisse bewahrt? Und dass wir geboren werden mit einem Rucksack voller Erinnerungen, mit einem Plan, einer Lebensabsicht, einem Grund, weshalb wir wiedergekommen sind? Dann müssen wir die notwendigen Heilungscodes herausfinden, um zu überwinden, was uns hindert, glücklich, gesund und frei zu sein.

Dieser Teil des Buches handelt von meiner eigenen Lebensreise und den Meistern, die mich verstehen lehrten, weshalb wir derart häufig krank und unglücklich sind und an unseren Bedürfnissen festhalten. Da ich bisher auch noch nicht alle Codes entschlüsseln konnte, kann ich nur mein bisher angesammeltes Wissen mit Ihnen teilen. Die Reise ist nicht zu Ende, sie fängt gerade erst an. Dabei habe ich das Glück, einige überaus brillante Menschen zu ehren, die mir dabei halfen, der zu werden, der ich heute bin.

KAPITEL 6

Der Pfad des Kriegers und der 1. Heilungscode

Versetzen Sie sich einmal gedanklich in meine ersten sechs Lebensjahre: Sie sind vier Jahre alt, wütend und wissen nicht, weshalb. Ihre Gedanken jagen von einem Gegenstand zum nächsten, wie ein hyperaktiver Affe, der im Dschungel von Ast zu Ast springt, irgendwo für eine Millisekunde innehält und dann wieder weiterhüpft. Und so geht das Tag und Nacht. Die ganze Zeit strotzt Ihr Körper nur so vor Energie. Es fällt Ihnen unendlich schwer, einfach reglos stillzusitzen – und all das geschieht in einer Welt, in der kein Mensch versteht, was mit Ihnen los ist. Sie selbst können es auch nicht erklären. Das Ganze frustriert Sie gewaltig. Die Langsamkeit der anderen langweilt Sie häufig.

In der Hoffnung, dort werde es besser sein, beknien Sie als Vierjähriger Ihre Mama immer öfter, Sie in die Schule gehen zu lassen. Endlich gelingt es ihr, einen Kindergartenplatz für Sie zu ergattern – und dort fliegen Sie raus, weil Sie ständig mit anderen Kindern raufen, ihnen die Spielsachen wegnehmen oder zu viel Krach machen. Sie müssen Ihrem Bewegungsdrang nachgeben und können nur unter Schwierigkeiten eine Weile stillhalten. Sie werden zunehmend aggressiver.

Eines Tages – Sie sind jetzt fünf Jahre alt – schleudern Sie einen großen Steinbrocken gegen einen Nachbarsjungen, der Sie gehänselt hat. Der Stein trifft das Kind am Kopf; es wird mit einer schweren Gehirnerschütterung ins Krankenhaus eingeliefert, die Wunde muss mit sechs Stichen genäht werden. Ihr Vater, von Beruf Polizeibeamter, hat so die Nase voll von Ihnen, dass er Sie fast bewusstlos prügelt. Das lässt Sie nur noch zorniger werden auf die Welt, die Ihnen von Tag zu Tag fremder wird. Sie haben pausenlos zu hören bekommen, dass Sie als Nichts oder als Krimineller enden werden. Doch was andere von Ihnen halten, kümmert Sie schon seit Jahren nicht mehr, denn Sie fühlen sich unverstanden und ziehen sich immer tiefer in Ihr eigenes Universum zurück.
Sie verfallen in eine Art Depression und empfinden sich selbst als immer weniger wert und als schlecht, weil Sie sind, wer Sie eben sind. Zu allem Überdruss haben Sie einen empfindlichen Körper, der krank wird, sobald jemand in einem Kilometer Entfernung auch nur ein einziges Mal niest. Sie leiden unter asthmatischer Bronchitis und allen möglichen Allergien und Hautausschlägen, unter Nebenhöhlenentzündung und unerträglichen Kopfschmerzen. Sie werden mindestens einmal im Monat zum Arzt gebracht, wo man Sie mit Hustensirup und Antibiotika vollstopft und Ihre Wunden näht.
Als Sechsjähriger gleichen Sie einem Kriegsveteranen. Ihr Vater ist verzweifelt und sieht, wie sich seine Hoffnungen und Träume für Sie in Luft auflösen. Er ist es müde, Sie zu schlagen, denn er hat begriffen, dass diese Art von Züchtigung alles nur noch schlimmer macht und Sie gegenüber den Schmerzen abgestumpft sind. Ihr Geist ist so stark, dass es Ihnen gelingt, Schmerzen binnen Sekunden abzuschalten und zu lächeln, während Sie körperlich bestraft werden – was den Anschein erweckt, als genössen Sie das Ganze.

In Wahrheit flüchten Sie in einen veränderten Bewusstseinszustand. Ohne sich dessen bewusst zu sein, spielen sie dort frühere Leben durch, in denen Sie gefoltert wurden und diese Fähigkeit entwickeln mussten, um die Gefangenschaft beim Feind zu überleben. In Ihrem Vater sehen Sie den bösen Folterknecht, der Ihnen Ihre Geheimnisse entreißen will, um Ihren Stamm zu vernichten, und Sie sind bereit, für Ihre Leute in den Tod zu gehen.

Dann fangen Sie an, mit unsichtbaren Freunden zu sprechen, mit solchen, die nur für Sie sichtbar sind und die zu allen Zeiten und an allen Orten bei Ihnen sind. Da ist auch ein Engel, der immer über Sie wacht; außerdem haben Sie diesen ulkigen grünen Freund, einen Außerirdischen von einem anderen Planeten, der Ihnen von seiner Welt erzählt. Diese Freunde ziehen Sie den realen Menschen vor.

Eines Tages werden Sie von Ihrem Vater zu einem Psychologen gebracht, der nach eingehender Untersuchung und in Ihrer Anwesenheit Ihrem Vater die Mitteilung macht: »Herr Martina, ich bedaure, Ihnen das sagen zu müssen: Ihr Sohn leidet an einem Syndrom, das wir als minimale Hirnleistungsstörung bezeichnen. Er wird immer Lernschwierigkeiten haben. Infolge dieses Syndroms flüchtet er in seine Gedankenwelt. Seine Rastlosigkeit rührt ebenfalls von dieser Funktionsstörung seines Gehirns her; dasselbe gilt für seine ausgeprägte Aggressivität. Derzeit gibt es weder Medikamente noch Behandlungsmethoden dafür, und hier auf Aruba haben wir auch keine Schule, die auf diese Art von Problemen spezialisiert ist. [Aruba ist die kleine Karibikinsel, wo ich aufgewachsen bin.] Ich habe wirklich nur diesen einen Rat für Sie: Schicken Sie den Jungen in eine Judo-Schule. Dort kann er lernen, besser mit seinen Aggressionen klarzukommen. Ich hoffe, er wird dort Möglichkeiten finden, seine Wut in den Griff zu bekommen. Schrauben Sie ansonsten Ihre Erwartungen nicht zu hoch – womöglich wird er die Schule freiwillig oder gezwungenermaßen verlassen.«

Ich war sechs Jahre alt, als dieses Urteil über mich sogar in meiner Gegenwart ausgesprochen wurde und ich sah, wie sich immense Enttäuschung und Frustration auf dem Gesicht meines Vaters abzeichneten. In diesem Augenblick fasste ich den Entschluss, dem Psychologen zu beweisen, dass er im Unrecht war: Ich würde einen Weg für mich finden, um besser zu lernen und sogar Klassenbester zu werden.

Mein Start ins Leben: Auf dem Pfad des Kriegers

So nahm meine Reise auf dem Pfad des Kriegers ihren Anfang. Ich war wild darauf, in die Judo-Schule zu gehen und zu lernen, wie man ein besserer Kämpfer wird. Mir eröffnete sich eine neue Welt: Ich lernte, mit meinen Aggressionen umzugehen und meine Kraft so einzusetzen, dass ich tänzerisch-anmutig und außerordentlich schnell wurde. In Nicolas hatte ich einen unglaublichen *Sensei*; er war ebenfalls bei der Polizei und wusste von meinen Problemen. Er wurde zu einer Art Mentor für mich, der mich beständig ermutigte. Als ich sechs war, erzählte er mir, er sehe in mir einen großen Champion und wolle mir helfen, diese Vision zu verwirklichen. Er sagte mir immer, wie gut ich sei; nie übte er Kritik, stattdessen bot er mir die besten Möglichkeiten und hielt mich dazu an, immer und immer wieder zu üben. »Wenn man den Champion in sich finden und herausholen will, muss man härter trainieren als alle anderen«, waren seine Worte. Ich durfte als Einziger zwei Kurse nacheinander belegen. So konnte ich zuerst zusammen mit den anderen

Anfängern für den weißen Gürtel trainieren und anschließend mit den fortgeschrittenen Jungen, die schon farbige Gürtel hatten. Die ganze Zeit über füllte mein *Sensei* mir den Kopf mit positiven Affirmationen. Und er verstärkte sie üblicherweise noch mit Aussagen wie: »Ich hab dir gesagt, du kannst das, und jetzt weißt du es auch selbst!«

Nach zwei Jahren erhielt ich die Erlaubnis, bei Wettkämpfen anzutreten, und mein *Sensei* brachte mir bei, meine Ziele zu visualisieren. Er sagte immer: »Alles, was du in deinem Geist siehst, ist genauso real, als wäre es in der wirklichen Welt. Also male dir weiter aus, wie du diesen Kampf gewinnst. Je größer dein Gegner ist, desto schwerer fällt er, so wie ein hoher Baum.« Dann gab er das Geräusch eines umstürzenden Baums von sich und wir lachten alle beide, machten das Geräusch gemeinsam und stellten uns vor, wie mein Gegner durch die Luft flog und flach auf dem Rücken landete.

Schon bald begannen unsere Visualisierungen Realität zu werden: Ich wurde nationaler Jugendmeister im Judo auf Aruba. Mit 10 Jahren besiegte ich Jungen, die anderthalbmal so groß waren wie ich.

Über Angst lehrte mich mein *Sensei* Folgendes: »Angst gehört zum Leben; doch darfst du dich nicht vor deiner Angst fürchten. Betrachte sie stattdessen als deine Verbündete. Sie will dich schützen. Du musst deiner Angst sagen, was du willst, und sie bitten, dich zu unterstützen, damit du das Gewünschte auch bekommst. Also, wenn du gegen jemanden kämpfst, der größer oder schneller ist als du, jemand, der jahrelang immer der siegreiche Champion war, was sagst du dir selbst?«

Ich erwiderte: »Ich würde mit meiner Angst reden und ihr erklären, dass ich verstehe, dass sie sich fürchtet, aber dass wir einen Job zu erledigen haben. Wir müssen einen Weg finden, den anderen zu schlagen. Er muss irgendwo eine Schwäche haben, die wir entdecken. Er ist nur ein weiterer hoher Baum, und jetzt ist der Zeitpunkt da, ihn zu fällen.«

Und genau das sagte ich mir, als ich dem Champion der Antillen gegenüberstand, einem Jungen, der seinen Titel seit vier Jahren erfolgreich verteidigte. Er war schnell, aggressiv und extrem selbstbewusst. Abgesehen davon war er größer als ich und blickte mit einem breiten Grinsen auf mich herab. Einen Moment lang vergaß ich alles, was ich gelernt hatte, doch mein *Sensei* war an meiner Seite. Er sah mich an und sagte: »Sieg oder Niederlage, du bist ein Champion! Und behalte eines im Sinn: Er ist ein hoher Baum und du weißt, wie hohe Bäume fallen, stimmt's?« Und dann imitierten wir beide das Geräusch eines umstürzenden Baums. Das gab mir einen kräftigen Schub Selbstvertrauen. Zusätzlich wandte ich eine andere Technik an, die mir mein *Sensei* beigebracht hatte: eins zu werden mit dem Tier, das ich am liebsten wäre. Deshalb konzentrierte ich mich auf mein Krafttier, den Puma. Und ich fühlte Puma-Kraft wie eine Welle durch mich hindurchlaufen.

Als der Schiedsrichter das Signal für den Kampfbeginn gab, begann ich zu knurren und kämpfte wie noch nie zuvor in meinem Leben. An einem Punkt war mein Gegner über mir und ich kam aus der Stellung nicht heraus, doch dann machte ich mich locker und verband mich erneut mit meiner Puma-Kraft – und wieder durchrollte mich eine Woge seiner Stärke; mit einem lauten Fauchen entwand ich mich der Umklammerung, drehte meinen Gegner auf den Rücken und hielt ihn in einem Judo-Würgegriff, aus dem er sich nicht befreien konnte. Er musste aufgeben.

Erst viel später in meinem Leben erkannte ich den Wert dessen, was mein *Sensei* mich gelehrt hatte, und wandte es weitergehend an: bei meinen Heilungen, bei den geführten Meditationen für Patienten mit Krebs und chronischen Krankheiten und beim Coaching zugunsten des Erfolgs in allen Lebensbereichen.

Ich wurde Judo-Champion und blieb es über fünf Jahre lang, bis ich Karate für mich entdeckte und dazu überwechselte. Damals kam ich als Schüler zu *Sensei* Frits Jaspers, der mir noch mehr Kniffe beibrachte, um außergewöhnlich gut zu werden. Meine wichtigste neu erworbene Fähigkeit bestand darin, die Geschwindigkeit des Heilungsprozesses mithilfe meines Geistes zu beschleunigen. Nach einem Kampf hatte mich einer meiner anderen *Sensei* hinken sehen und war herübergekommen, um sich zu erkundigen, was passiert sei. Ich erzählte ihm, mein Knöchel sei geschwollen, außerdem blau-schwarz und schmerze heftig. Er sah mich an und meinte: »Ich habe von diesen Yoga-Meistern gelesen, die imstande sind, ihren Körper sehr schnell zu heilen, indem sie ihrem Nervensystem befehlen, das zu tun, was sie wollen. Erst hielt ich das für Humbug, aber dann habe ich es an mir selbst ausprobiert – und siehe da, es funktionierte tatsächlich. Du könntest es ja mal damit versuchen, schließlich hast du nichts zu verlieren.«

Zu der Zeit absolvierte ich mein achtes Semester Medizin und hatte mich bereits ausgiebig mit dem autonomen Nervensystem (ANS) befasst. Dabei handelt es sich um jenen Teil des Nervensystems, der von unserem Willen vollständig unabhängig ist. Das ANS kontrolliert Phänomene wie unseren Herzschlag, den Alterungsprozess, Organfunktionen, die Menge der Verdauungsenzyme und an sich sämtliche Stoffwechselprozesse in unserem Körper. Ich hatte die Fachliteratur studiert, doch vor allem ein paar Aussagen von einem meiner Professoren waren mir im Gedächtnis haften geblieben. Nach seinen Worten existierten da ein

paar Ausnahmen von den das ANS betreffenden Grundsätzen; eine davon bildete die neue, noch in der Entwicklung befindliche Methode des Biofeedback. Konnte jemand zum Beispiel die Höhe seines Blutdrucks auf einem Bildschirm beobachten, dann konnte er auch lernen, ihn zu senken, indem er bestimmte Entspannungsübungen in Kombination mit Visualisierungen durchführte. Es war sogar möglich, Kopfschmerzen abklingen zu lassen, den Herzschlag zu beeinflussen oder gar so etwas wie den elektrischen Hautwiderstand zu verändern (er lässt sich via zweier Elektroden mit einem Biofeedbackgerät messen). Das Biofeedbackverfahren steckte seinerzeit noch in den Anfängen, doch es veränderte bereits damals das gültige Paradigma des angeblich durch Willenskraft nicht beeinflussbaren ANS. Der Professor sprach auch über Hypnose und erklärte, 10 bis 15 Prozent der Bevölkerung seien imstande, in eine tiefe, selbst herbeigeführte Trance zu gleiten und in diesem veränderten Bewusstseinszustand auf die Funktionen des ANS einzuwirken – beispielsweise Blutungen zu stoppen oder das Schmerzempfinden während einer Operation ohne Anästhesie auszuschalten. Der Gedanke an die damit verbundenen Heilungsmöglichkeiten begeisterte ihn. Daher war es eine echte Inspiration für mich, als mir mein *Sensei* erzählte, er könne seine blauen Flecken über Nacht zum Verschwinden bringen, indem er seinem Körper klarmachte, er wünsche, am nächsten Morgen fleckenlos aufzuwachen. Ohne mein Wissen war mir der 1. Heilungscode übergeben worden: die Beeinflussung des ANS.
In jener Nacht malte ich mir direkt vor dem Einschlafen aus, in meinem Inneren existiere dieser kleine Teil meiner selbst, dem ich den Namen »Regulator« gab. Ich stellte ihn mir als einen Computerfreak vor und trug ihm auf, mein ANS so zu programmieren,

wie ein Software-Spezialist einen Computer programmieren würde, damit ich am nächsten Morgen ohne Schmerzen und Schwellungen aufwachen könnte. Auch die gezerrten Sehnen sollten über Nacht vollständig wiederhergestellt sein. Ich stellte mir weiter vor, ich wäre in einer Beschleunigungskammer, wo der Heilungsprozess so vorangetrieben werden konnte wie beim Schnellvorlauf einer Videokassette oder einer DVD. Ich brachte etwa 8 bis 10 Minuten damit zu und stellte mir dann vor, mein ANS sei nun zu 100 Prozent programmiert und das neue Programm schon am Laufen.
Ich schlief ein und hatte meinen Knöchel am nächsten Morgen total vergessen, bis ich mich am Abend zum Karateunterricht bereit machte – und da fiel mir mit einem Mal mein lädierter Knöchel ein. Der ganze Tag war verstrichen, ohne dass mir meine Verletzung in den Sinn gekommen wäre – weil es sie nämlich gar nicht mehr gab! Mein Körper hatte sich während des achtstündigen Schlafs selbst geheilt und dabei die Heilungsgeschwindigkeit auf das Siebenfache des Normalen beschleunigt (programmiert hatte ich das Zwölffache, und sämtliche Beschwerden etc. sollten am nächsten Morgen verschwunden sein, als wären sie niemals vorhanden gewesen). Und deshalb hatte ich wahrscheinlich auch nicht mehr daran gedacht: Ich hatte die Erinnerung aus meinem Gedächtnis gelöscht, als hätte sie niemals existiert.
Dieses Ereignis veränderte mein Leben nachhaltig. Ich fand heraus, dass ich meine gebrochenen Knochen und Prellungen selbst kurieren konnte – und meines Wissens schneller als irgendjemand anderer. Ich brach mir zweimal die Rippen und war imstande, sie in beiden Fällen innerhalb von zwei bis drei Tagen ausheilen zu lassen. Ich wurde souverän im Umgang mit dieser Technik und gab sie auch an meine Schüler weiter. Inzwischen habe ich sie in die

geführten Meditationen meines Omega Healing aufgenommen, die ich jedem Menschen gebe, der seinen Heilungsprozess beschleunigen möchte.
Wie ich als fortgeschrittener Krieger/Kämpfer lernte, gehören diese Techniken auch zur Ausbildung der Ninja, der japanischen Schattenkrieger. Ein Ninja-Meister musste sich in neun Künsten üben: Heilen, Hypnose, Umgang mit Heilkräutern, Akupunktur, Tarnung, Meditation, Kämpfen, übersinnliche Fähigkeiten und höhere Künste. Was ich durch Zufall herausgefunden hatte, wurde in Japan schon seit Jahrhunderten gelehrt.
Durch die Anwendung dieser Techniken – also Visualisierung, Imagination meines Krafttiers, Schmerzkontrolle und geistige Konditionierung – wurde ich zum Ausnahmekämpfer. Ich gewann mehr als 150 Kämpfe und verlor nicht einen einzigen. Volle sieben Jahre blieb ich Europameister und unbesiegt. Während meiner Laufbahn als Heiler hat mir die aus dem Kampftraining stammende Fähigkeit am meisten genutzt: mich selbst schneller zu heilen, als wenn ich meinem Körper diese Aufgabe alleine überlassen hätte.

Und das ist der 1. Heilungscode: Setzen Sie Ihren Geist ein, um Ihr autonomes /vegetatives Nervensystem zu beeinflussen, und finden Sie den Zugang zu Ihrer spirituellen Kraft durch Visualisierungen, den Glauben an sich selbst und das Imaginieren Ihres Krafttieres. Das wird Ihre Genesung von jeder Krankheit beschleunigen.
Vielleicht war Ihnen ja schon bekannt, dass alle Schamanen auf der ganzen Welt seit Ewigkeiten diese Techniken anwenden. Neu daran ist jedoch die Einbindung des ANS, und das unterscheidet sie von allen geführten Meditationen, die ich kenne. Genau das ist ihr eigentliches Geheimnis – und genau dies wird den gewaltigen

Unterschied ausmachen. Sie können diese Technik mithilfe eines kostenlosen Downloads lernen, den Sie auf www.dielebensformel.de finden.

Parallel zu meinem Training als Kämpfer hatte ich mein Medizinstudium aufgenommen; und so begann mein Pfad als Heiler.

KAPITEL 7

Der Pfad des Heilers und der 2. Heilungscode

In Kapitel 6 habe ich geschildert, wie ich die Möglichkeiten des autonomen Nervensystems (ANS) zur Beschleunigung der Heilung entdeckt habe und damit den 1. Heilungscode. Das hatte ich mir im Rahmen meines ehrgeizigen Wettkampftrainings angeeignet. Damals lernte ich eine Menge über Einsatz von Fokus, Entschlusskraft und Disziplin. Mein Pfad als Heiler eröffnete sich mir mit Beginn meines Medizinstudiums. Es war weniger meine Ausbildung an sich, denn eigentlich fand ich sie sehr öde, und meiner Meinung nach wurden 80 Prozent der Zeit für vollkommen nutzlose Informationen verschwendet. Zwei Vorzüge hatte das Medizinstudium dann doch: Zum einen erwarb ich meine Zulassung als Arzt, was mir die Möglichkeit gab, das aus meiner Sicht Bestmögliche für meine Patienten zu tun. Zum anderen erlebte ich, dass das Medizin-Establishment gerade das gering schätzt, was sich für mich als wertvollstes Heilverfahren erwiesen hat: der sogenannte Placebo-Effekt. Der Placebo-Effekt ist die dem Körper innewohnende Selbstheilungskraft.

Ein defektes Röntgengerät als höchst effektives Heilwerkzeug

Alles begann mit meinem Dermatologie-Professor, der in unserem Kurs über die Macht des Placebo (Suggestion) sprach. Wörtlich aus dem Lateinischen übersetzt, bedeutet *placebo* »ich werde gefallen« und ist definiert als Verabreichung eines wirkstofflosen Präparats in Verbindung mit einer verbalen oder nonverbalen Suggestion, die den Patienten glauben lässt, ein wirkstoffhaltiges Arzneimittel bekommen zu haben.

In vielen Fällen wird dieser Glaube des Patienten eine heilende Wirkung hervorrufen. Die Schulmedizin setzt alles daran, zu beweisen, dass Heilung nicht placebo-basiert ist. Deshalb haben Medizinwissenschaftler sogenannte klinische Doppelblindstudien entwickelt, bei denen weder Ärzte noch Patienten darüber informiert werden, wer denn nun die Medikamente und wer die Placebos erhält. Beide Seiten tappen also im Dunkeln.

Mein Dermatologie-Professor galt als Koryphäe auf dem Gebiet der Warzenbehandlung. Eltern aus den gesamten Niederlanden brachten ihre warzengeplagten Kinder zu ihm, weil er eine hundertprozentige Erfolgsquote erzielte – in nur drei bis fünf Tagen! Er weihte uns in seine Technik ein; laut seiner Schilderung war er zufällig darauf gestoßen. Zu jener Zeit hatte er damit experimentiert, die Warzen auf den Händen seiner kleinen Patienten für ein paar Millisekunden sehr hoch dosierten Röntgenstrahlen auszusetzen. Seine Erfolge waren verblüffend: Die meisten Warzen fielen innerhalb von ein paar Tagen einfach ab. Das Experiment war bereits sechs Wochen gelaufen, als ihm einer der Labortechniker mitteilte, das benutzte Röntgengerät sei defekt – und das sei es von Anfang an gewesen.

Weil ihm das unfassbar erschien, ließ der Professor das Gerät von zwei weiteren Röntgentechnikern prüfen. Beide bestätigten ihm, die Maschine konnte gar nicht funktioniert haben. Sie gab beim Einschalten zwar ein lautstarkes Klicken von sich, aber das war auch schon alles; Röntgenstrahlen sandte es jedenfalls nicht aus.

Zunächst reagierte der Professor sehr niedergeschlagen, hatte er doch gerade einen Artikel über die Effizienz hoch dosierter Röntgenstrahlen in kleinsten Zeiteinheiten bei der Heilung von Warzen fertig gestellt und ihn zwecks Veröffentlichung bereits an diverse medizinische Zeitschriften geschickt. Diesen Artikel musste er jetzt zurückrufen. Dann verfasste er ein neue Abhandlung über die hundertprozentige Wirksamkeit von Placebos bei der Warzenbehandlung.

Das war meine Einführung ins Thema Placebo. Ich war angeregt und fasziniert. Da ich bei mir derart unglaubliche Ergebnisse auf dem Gebiet der Selbstheilung erzielt hatte, fesselte natürlich alles meine Aufmerksamkeit, was bestätigen konnte, wie sie funktionierte. Ich beschloss, meine Doktorarbeit über den Placebo-Effekt zu schreiben und ihn so genau wie möglich unter die Lupe zu nehmen. Wie mir sehr bald klar wurde, ließ sich der Placebo-Effekt nicht von der Schulmedizin trennen. Placebo und Medizin sind miteinander verwachsen wie siamesische Zwillinge, und das ist ganz tief im System verwurzelt – weshalb die Ärzte auch in der heutigen Zeit noch nicht realisieren, dass ein Großteil ihrer Arbeit auf Suggestion (auch Placebo genannt) gründet. So begann ich allmählich zu sehen, dass das gesamte medizinische System sich letztlich nicht allzu sehr vom Schamanismus unterscheidet.

Geist beherrscht Materie

Untersuchungen haben folgende Fakten ergeben: Verabreicht man Patienten zur Beruhigung ein Sedativ und teilt ihnen mit, es handle sich um ein starkes Stimulans, dann werden über 70 Prozent auf das Medikament reagieren, als wäre es ein anregendes Mittel. Gibt man ihnen umgekehrt ein starkes Anregungsmittel und behauptet, es wäre ein Sedativ, dann reagieren über 70 Prozent wie auf ein Beruhigungsmittel.

Wenn man Patienten mit stark verengten Gefäßen (Angina pectoris) operiert, aber der Chirurg dabei nichts anderes tut, als den Brustkorb zu öffnen und hinterher wieder zuzunähen, werden 90 Prozent der Patienten dieselbe Linderung ihrer Symptome verspüren, als hätten sie tatsächlich einen Bypass bekommen. Schon die Suggestion einer Bypass-Operation reicht aus, um den Nutzen dieser Operation herzustellen.

Falls Sie mehr darüber erfahren möchten, können Sie im Web recherchieren. Aber ist es nicht beängstigend, dass Zuckerkügelchen (Placebos) genauso gut wirken wie teure Antidepressiva und dass Codein nicht besser ist als ein Placebo?

Folglich ist die Macht Ihres Geistes genauso gut oder besser als die von Ärzten verschriebenen chemischen Giftstoffe. Lassen Sie uns hier nachhaken und prüfen, wie wir dieses Wissen zugunsten der Heilung einsetzen können.

Was der schlichte Glaube bewirken kann

Aus einem Artikel in *The Journal of Neuroscience* (Bd. 25, Nr. 34, 24. August 2005, S. 7754–7762):

»Wie neue Untersuchungen bezeugen, veranlasst der schlichte Glaube, eine Tablette würde den Schmerz stillen, unser Gehirn zur Ausschüttung von Endorphinen, seinen selbst produzierten, natürlichen Schmerzhemmern. Das ist der erste direkte Anhaltspunkt dafür, dass Endorphine beim Placebo-Effekt eine Rolle spielen. Indem 14 Probanden eine Kochsalzlösung in die Kieferknochen injiziert wurde, erzeugten die Forscher bei ihnen Schmerzen; anschließend scannten sie die Testpersonen mit einem Positronen-Emissions-Tomografen (PET). An einem bestimmten Punkt bekamen die Männer Tabletten, angeblich ein Schmerzmittel, in Wahrheit jedoch Placebos. Die Schmerzempfindlichkeit der Testpersonen nahm ab, was bedeutet, dass der Glaube, ein Schmerzmittel zu bekommen, die Schmerztoleranz der Teilnehmer erhöhte. Außerdem zeigten die Scans, wie ihre Gehirne Endorphine freisetzten. In einigen Hirnregionen stand die Menge der Endorphine in Relation zu der von den Teilnehmern vermuteten Stärke der Tabletten.«

Knieoperation als Placebo pur

Über einen besonders grandiosen Placebo-Effekt im Rahmen einer Studie über Knieoperationen berichtet ein Artikel im renommierten *New England Journal of Medicine*. Es war eine klassische Studie: doppelblind, randomisiert, placebo-kontrolliert, multizentrisch, in universitärem Rahmen und in einer medizinischen Publikation von Weltrang veröffentlicht.
Und was zeigten die Ergebnisse? Die Besserung nach einer Knieoperation (in den USA ein Drei-Milliarden-Dollar-Geschäft) ist großenteils nichts anderes als ein sündteurer Placebo-Effekt. Ob der jeweilige Chirurg nur eine Wundnarbe am Knie des Patienten

anbringt oder die komplette OP ausführt: Die Wirkung ist dieselbe. Deutlicher gesagt: Es ist eine Fähigkeit Ihres Geistes, die Heilung erzeugt. Denken Sie immer daran: Sie haben ein nahezu unglaublich gewaltiges, unerschlossenes Potenzial, Heilung zu manifestieren – falls Sie ernsthaft davon überzeugt sind, es zu haben. Wenn Sie Ihr Bewusstsein auf etwas Bestimmtes fokussieren und Sie sich dabei durch keinerlei emotionale Selbstsabotage blockieren, können Sie nahezu jedes erwünschte Ergebnis manifestieren.

Dazu ein Zitat von Dr. Mercola: »Untersuchungen dieser Art sollten die Gemeinde der Schulmediziner dazu veranlassen, eine Umbenennung des Placebo-Effekts noch einmal zu überdenken. Tatsächlich wäre es wohl korrekter, ihn als *psychologischen Manifestations-Effekt* zu bezeichnen, denn er verkörpert die Macht Ihres Geistes, all Ihre anhaltenden, gleichbleibenden Gedanken in Realität umzusetzen. Genau deshalb übrigens weise ich Sie immer wieder darauf hin, dass eine positive Geisteshaltung dem Wohl Ihrer Gesundheit dient.«

Ein Patient und die schlaflosen Elefanten

Mit der Einarbeitung in das Thema Placebo eröffnete sich mir ein ganz neues Betätigungsfeld. Es dauerte nicht lange, bis ich meine eben erworbenen Fähigkeiten zum Einsatz bringen konnte. Meine Zeit als Assistenzarzt in der Neurologie leistete ich in einer Klinik auf meiner Geburtsinsel Curaçao ab. In der Sprechstunde wurde mir ein 68-jähriger Mann vorgestellt, der seit über 15 Jahren an Schlaflosigkeit litt. Bei wie vielen Ärzten er bereits gewesen war, konnte er nicht mehr sagen, dazu waren es zu viele. Interessanterweise hatte er dabei jedoch seinen Glauben an die Schulmedizin

nicht verloren und hoffte immer noch, eines Tages würde etwas gefunden, das ihn kurieren könnte von seinem Unvermögen, einzuschlafen und am nächsten Morgen erholt aufzuwachen. Er war bereits von Psychiatern, Psychologen und sämtlichen Spezialisten der Klinik untersucht worden – ohne Erfolg.
Jetzt war die Reihe an mir, zur Zielscheibe des Kollegenspotts zu werden. Der zuständige Oberarzt übergab mir die dicke Patientenakte und meinte mit einem breiten Lächeln: »Wenn Sie den alten Knaben in den Schlaf wiegen, lade ich Sie zu einem Barbecue bei mir zu Hause ein.«
Das war die richtige Inspiration für mich, da ich wusste, dass er eine attraktive Tochter hatte – ein Umstand, der meine Kreativität wohl noch mehr anspornte.
Nachdem ich also dem Mann höflich zugehört und von den Qualen seiner jahrelangen Schlaflosigkeit erfahren hatte, sagte ich zu ihm: »Mister Pietersz, ich verstehe Ihr Problem und bin bereit, etwas für Sie zu unternehmen, wozu noch kein anderer Arzt den Mut aufbrachte. Einer meiner guten Freunde in den Niederlanden hat gerade seine Untersuchungen im Artis [berühmter Amsterdamer Tierpark] abgeschlossen: Im Mittelpunkt standen Elefanten, die an Schlaflosigkeit leiden. Wenn Sie nichts dagegen haben, rufe ich ihn an und frage ihn, womit er die Tiere für gewöhnlich behandelt hat. Sind Sie bereit für ein Experiment?«
Auf dem Gesicht des Patienten glomm ein Fünkchen Hoffnung auf: »Herr Doktor, ich mache alles, wenn Sie mir sagen, dass es eine Chance bietet, mir Schlaf zu verschaffen.«
»In Ordnung, geben Sie mir eine Minute, ich rufe ihn gleich mal an und finde heraus, was er empfiehlt.«
Ich verließ den Raum, ging in die ein Stockwerk tiefer gelegene

Krankenhausapotheke und fragte unseren Pharmazeuten: »Welches ist die größte Vitamintablette, die Sie auf Lager haben?«
Er zeigte mir Gravitamon, ein großes orangefarbenes Dragee, ein Vitaminpräparat für Schwangere. Ich erklärte ihm, was er zu tun hatte und was ich verschreiben würde. Dann kehrte ich zu meinem Patienten zurück und eröffnete ihm: »Mister Pietersz, ich habe meinen Freund telefonisch erreicht. Er ist einverstanden, uns für einen Versuch eine gewisse Menge Tabletten per Schiff aus Holland zukommen zu lassen. Es wird ein paar Tage dauern, bis sie hier in der Apotheke eintreffen – allerdings müssen Sie mir vorher unbedingt etwas versprechen!«
Der Mann sah mich an und sagte: »Was immer Sie wollen, Herr Doktor!«
Ich betonte: »Sie dürfen unter keinen Umständen mehr als eine Tablette pro Nacht einnehmen. Das Zeug ist unheimlich stark und wurde bisher noch nie an Menschen ausprobiert – ich riskiere meine Karriere als Arzt, wenn hier etwas schiefläuft. Können Sie mir Ihr Wort darauf geben?«
Mr. Pietersz schwor feierlich, sich buchstabengetreu an meine Anweisungen zu halten, und ich trug ihm auf, in vier Tagen mit dem von mir ausgestellten Rezept wiederzukommen und sich seinen Monatsvorrat in der Apotheke abzuholen.
Einen Monat später sah ich ihn wieder – einen völlig veränderten Mann: lächelnd, kraftvoll und lebhaft wirkend, energiegeladen. Mr. Pietersz sagte zu mir: »Herr Doktor, Sie können sich gar nicht vorstellen, was das für ein Monat war – die besten vier Wochen meines Lebens! Gleich in der allerersten Nacht, nachdem ich die erste Tablette genommen hatte, habe ich besser geschlafen als seit Ewigkeiten, und daran hat sich seither nichts geändert. Einmal bin

ich nachts um vier Uhr aufgewacht, lag hellwach da und war einen Moment lang versucht, eine zweite Tablette zu nehmen, aber ich habe mich an Ihre Worte erinnert und bin zu meiner eigenen Überraschung nach etwa einer Viertelstunde wieder eingeschlafen. Diese Tabletten besitzen Zauberkräfte!«

Natürlich war auch ich überrascht von diesem Placebo-Effekt. Wie ich Ihnen später noch erzählen werde, veränderte dieser Heilungscode mein Leben und meine berufliche Laufbahn. Und übrigens: Die Einladung zum Barbecue bei meinem Kollegen habe ich tatsächlich erhalten; der Preis war die Mühe wert.

Mir begegnete der Placebo-Effekt in derart vielen Fällen, sogar bei Krebspatienten, dass ich beschloss, mich ihm auch weiterhin zu widmen.

Vom blinden Placebo zum bewussten Placebo: Der »Placebo-Plus-Effekt«

Der größte Durchbruch, den ich erlebte, ist in der Medizin bisher unerforscht geblieben; es ist ein Geheimnis, das Ihr Leben verändern wird. Ein Placebo funktioniert nämlich auch dann, wenn Sie davon wissen. Vielleicht glauben Sie ja immer noch, ein Placebo könne nur wirken, solange der Betreffende nicht weiß, dass er ein wirkstoffloses Präparat einnimmt. Tatsächlich stimmt das nicht, wie der folgende Fall zeigt; er handelt von meinem ältesten Bruder Arnold.

In meiner Familie gibt es eine Veranlagung zu Bluthochdruck, in erster Linie auf der männlichen Seite. Ich selbst habe darunter gelitten, ebenso meine drei Brüder. Arnold hat seinen Bluthochdruck lange Zeit ignoriert. Das Ergebnis war eine Niereninsuffizienz;

die Nieren waren so stark betroffen, dass sie über 70 Prozent ihrer Funktion aufgaben. Mein Bruder musste jahrelang zur Dialyse und entschloss sich zu einer Nierentransplantation. An dem Tag, als er zur Operation in die Klinik gerufen wurde, nahm er an einem Seminar bei mir teil. Diese Trainerausbildung richtete sich an Menschen, die lernen wollten, vor Publikum zu sprechen oder Seminarleiter zu werden. Arnold musste die Veranstaltung in aller Eile verlassen und fragte mich, ob ich ihm nicht noch ein paar Tipps mit auf den Weg geben könne.

»Wenn du morgen nach der OP in deinem Krankenhausbett aufwachst, dann hängst du am Tropf«, sagte ich. »Als Erstes wirst du dir vorstellen, dass diese Lösung Vitamine und kraftvolle Nährstoffe enthält, und jedes Mal, wenn du die Infusionsflasche anschaust, wirst du dankbar sein, diese Vitamine zu erhalten. Wenn die Schwester kommt, um dir eine ganze Handvoll bunter Pillen zu verabreichen, dann sag ihr: ›Danke, dass Sie mir meine Vitamine bringen.‹ In den ersten Tagen wird sie dir klarzumachen versuchen, dass es sich bei diesen Tabletten nicht um Vitaminpräparate, sondern um richtige Medikamente handelt. Weigere dich, das zu akzeptieren, und wiederhole ausdrücklich und regelmäßig, es seien Vitamine. Nach ungefähr drei Tagen werden sie aufgeben und selbst dazu übergehen, deine Tabletten als Vitamine zu bezeichnen. Wenn du die Tabletten einnimmst, visualisiere sie als leistungsstarke Nährstoffe, die deinem Körper helfen, die neue Niere anzunehmen. Empfinde Dankbarkeit für deine neue Niere, erzähle ihr, dass sie hochwillkommen ist und bei dir gut aufgehoben sein wird. Weiter brauchst du nichts zu tun. Du wirst so viel Energie und Heilungskräfte in deinem Körper spüren, dass du nicht mehr aufzuhalten bist!«

Mein Bruder dankte mir und hielt sich an alles, was ich ihm ans

Herz gelegt hatte. Und alles trat aufs i-Tüpfelchen genau so ein, wie ich es vorhergesagt hatte: Während der ersten Tage versuchte die Krankenschwester, ihn davon zu überzeugen, dass in seinen Tabletten keine Vitamine seien, doch nach drei Tagen gab das Krankenhauspersonal auf und spielte mit, indem es ihm augenzwinkernd mitteilte: »Hier sind Ihre Vitamine!«

Mehrere Dinge sind hier bemerkenswert. Erstens: Mein Bruder war der Patient mit der kürzesten Erholungsphase nach einer Nierenoperation. Schon nach 24 Stunden fühlte er sich völlig fit und musste daran erinnert werden, dass er noch keinen Sport treiben durfte. Das Zweite war noch bemerkenswerter: Ohne es zu wissen, war mein Bruder Teilnehmer einer klinischen Studie über ein Präparat, das die Abstoßungsreaktion des Immunsystems unterdrücken sollte. Diese Tabletten wurden nach dem Zufallsprinzip an ungefähr 80 Patienten ausgegeben. Von allen hatte er als Einziger ein positives Ergebnis zu verzeichnen, weshalb man ihn ein ganzes Jahr lang mit diesem Präparat behandelte – im Glauben, er reagiere positiv darauf (wie er ein Jahr später herausfand). Was die Ärzte jedoch nicht wussten: Wir hatten ihre Studie durcheinandergebracht – mit unserem eigenen Placebo-Plus-Effekt, wie ich ihn nenne.

Mittlerweile habe ich diese Technik bei Tausenden Patienten eingesetzt. Sie lässt sich auf Nahrungsmittel, Getränke und vieles weitere anwenden, wie wir im praktischen Teil dieses Buches noch sehen werden. Mit dem Placebo-Plus-Effekt werden Sie in der Lage sein, viele Probleme zu lösen; er wird Ihnen helfen, Ihren Geist auf ein langes und glückliches Leben zu programmieren.

An dieser Stelle möchte ich näher erläutern, was ich weiter oben behauptet habe: Die Schulmedizin macht sich den Placebo-Effekt zunutze, ohne es zu wissen. Sie tritt sehr überheblich auf und will

Sie glauben machen, ihre Experimente und Behandlungsmethoden wären wissenschaftlich bewiesen. Das ist weit von der Wahrheit entfernt; viele Behandlungsweisen sind keineswegs tiefer gehend erforscht worden. Nach Aussagen der angesehenen Medizin-Zeitschrift *Lancet* lässt sich von weniger als 25 Prozent der Routinebehandlungen sagen, sie seien wissenschaftlich korrekt untersucht. Viele kostenintensive Therapien sind keineswegs erschöpfend in Placebo-Doppelblindstudien getestet worden.
Denken Sie doch bloß einmal daran: Ärzte tragen weiße Mäntel und benehmen sich wie Halbgötter, verströmen die Aura absoluter Autorität und befleißigen sich einer Sprache, die sich dem Verständnis jedes Normalsterblichen entzieht.
Wird bei Ihnen ein Krankenhausaufenthalt nötig, dann bezahlt Ihre Versicherung horrende Summen für ein Zimmer, das kein Hotel jemals so abschreckend einrichten könnte, und das Essen ist so verheerend, dass Sie auf dieser Ernährungsgrundlage langfristig Krankheiten und Mangelerscheinungen bekämen. Ihr Körper wird mit allen Arten von Chemie vollgepumpt, darüber hinaus wimmelt es in Ihrer direkten Umgebung von Bakterien, die nahezu sämtlichen Antibiotika trotzen. Es ist ein Wunder, dass Sie dort lebend wieder herauskommen. Das tun Sie deshalb, weil Sie an das System glauben! Sie glauben, Chirurgie und Medizin funktionierten tatsächlich und stellten Ihre Rettung dar. Je unerschütterlicher Sie an die Ärzte und ihre Behandlungsmethoden glauben, desto besser stehen Ihre Chancen. Glauben nun die Ärzte ihrerseits daran, dass Sie eine Chance haben, lässt das wiederum Ihre Chancen auf Besserung weiter steigen (Placebo-Verstärkung). Doch es gibt einen Nachteil: Glauben die Ärzte, dass Sie es nicht schaffen werden, dann verkehrt sich der Placebo-Effekt in sein Gegenteil und wird zum sogenannten *Nocebo.*

Lassen Sie uns einen Blick auf diesen bösen Zwilling des Placebo werfen. Der folgende Artikel von Brian Reid, den ich hier auszugsweise wiedergebe, erschien am 30. April 2002 in der *Washington Post:*

»Nocebo, der böse Vetter des Placebo
Vor mehr als 10 Jahren machten Wissenschaftler eine ebenso unglaubliche wie bestürzende Entdeckung: Gemäß ihren Beobachtungen lag die Todesrate bei Frauen, die glaubten, anfälliger für Herzerkrankungen zu sein oder mit ihrem Herzen sei etwas nicht in Ordnung, um 400 Prozent höher als bei einer vergleichbaren Kontrollgruppe. Folglich bildete ihre Überzeugung die Krankheit aus, nicht die aus ärztlicher Sicht normalen Risikofaktoren wie ein ständig überhöhter Cholesterinspiegel, Alter, Fettleibigkeit, Rauchen und vieles mehr.

Krankheitsbildende Gedanken
Diese Studie erregte großes Aufsehen und wurde zum Klassiker innerhalb der Nocebo-Forschung. Schicksalsgläubige erschaffen sich demnach ihr Geschick wirklich selbst. Es ist ein sehr machtvoller Mechanismus, der Einfluss auf unser Nervensystem nimmt und dadurch gerade das hervorruft, was wir nicht *wollen. Also: Denken Sie in Krankheitsbildern, dann werden Sie langfristig Krankheiten erzeugen – der klare Fall einer sich selbst erfüllenden Prophezeiung. ›Die Menschen haben die Überzeugung, dass etwas schiefgehen wird, und diese Prophezeiung erfüllt sich‹, sagt Arthur Barsky, Psychiater an der Universität Harvard. In einem Artikel des* Journal of the American Medical Association (JAMA), *dem offiziellen Organ der amerikanischen Ärztekammer, bat er seine Kollegen händerin-*

gend, dem Nocebo-Effekt weit mehr Aufmerksamkeit zu widmen. Barsky untersuchte die schädliche Wirkung von Arzneimitteln, die allein im Bereich der korrekt verschriebenen Medikamente in den USA über 110 000 Todesopfer fordern. Laut einer Studie der Universität von Arizona aus dem Jahr 1995 kommen außerdem Kosten von 76 Milliarden Dollar aufgrund unerwünschter Nebenwirkungen und Nocebos hinzu. Demnach könnte ein entsprechender Umgang mit dem Nocebo-Effekt nicht nur Leben retten, sondern auch helfen, eine Menge Geld zu sparen.

Der Nocebo-Effekt lässt sich nur schwer untersuchen, und in der medizinischen Universitätsausbildung macht man die angehenden Ärzte – in bester Manier einer Gehirnwäsche – glauben, sämtliche Krankheiten ließen sich überwiegend auf körperliche Ursachen zurückführen. Das kommt der Wahrheit ungefähr so nahe wie die Behauptung, man könne mit Meerwasser seinen Durst stillen.

Die Ursache ist im Gehirn zu suchen und nirgendwo sonst. Was wir glauben, uns vorstellen oder fürchten, hat dieselbe Wirkung auf unseren Körper wie reale Dinge, etwa wie das Anschauen eines Horrorfilms, der eine Heidenangst und Pein bei Ihnen auslöst.

Worin liegt die Ursache? In vielen Fällen wird diese Frage unbeantwortet bleiben.

Es ist keine leichte Aufgabe, Ärzte davon zu überzeugen, dass die Probleme ihrer Patienten aus mehr bestehen als aus biochemischen Abläufen.

Nocebo: Die Macht des Geistes gegen das eigene Selbst gerichtet

Der Begriff ›Nocebo‹, lateinisch für ›ich werde schaden‹, ist den Forschern seit Jahrzehnten bekannt. Doch niemand bringt den Ärzten bei, wie sie mit ihren Aussagen einen Placebo-Effekt hervorrufen können. Ihrer Meinung nach helfen sie dem Patienten, mit der Realität klarzukommen, indem sie ihm einfach Fakten und Statistiken vorlegen, übersehen dabei allerdings völlig, dass sie mit ihren Worten und Vorschlägen Mitgestalter der Realität des Patienten sind. Unter diesem Aspekt bekommen Floskeln wie ›sich zu Tode fürchten‹ oder ›krank sein vor Sorge‹ eine ganz andere Bedeutung, denn sie könnten Wahrheit werden.

Passen Sie also gut auf, was Sie sagen – von jetzt an sind Sie gewarnt! Achten Sie darauf, in welcher Weise Sie von sich selbst und von Ihrem Körper sprechen. Werden Sie sich Ihres inneren Dialogs bewusst und verlagern Sie ihn ins Positive. Das Gleiche gilt für Ihre äußeren Dialoge mit anderen Menschen. Programmieren Sie sich auf Wachsamkeit gegenüber allem, was *Sie sagen,* wie *Sie es sagen, und drücken Sie die Dinge immer möglichst positiv aus. Das kann lebensrettend wirken.*

Wie schon gesagt, die Ärzte tun im Grunde nichts anderes als Schamanen und Voodoo-Priester auch, in deren Macht es steht, einen Fluch über jemanden zu verhängen und sogar Krankheit oder Tod heraufzubeschwören. Der Ärztestand kommt der Gattung der Voodoo-Priester schon sehr nahe.

Obwohl viele Mitglieder der Schulmedizinerzunft dem Voodoo mit Skepsis und Sarkasmus begegnen, lässt sich die Vorstellung, gefühlsmäßige Reaktionen könnten körperliche Folgen haben, nicht so einfach vom Tisch wischen.

›Chirurgen hüten sich vor Patienten, die überzeugt sind, zu sterben‹, so Dr. Herbert Benson, Harvard-Professor und [emeritierter] Direktor des Benson-Henry Institute for Mind Body Medicine in Boston. ›Es gibt Beispiele von Studien an Patienten, die sich einer OP unterziehen müssen und fast schon sterben wollen, um mit

einem geliebten Toten wieder vereint zu werden. Von Menschen in solchen Umständen sterben tatsächlich fast hundert Prozent.‹

Warnungen kreieren mehr Nebenwirkungen

Werden Patienten vor möglichen Nebenwirkungen eines Medikaments gewarnt, dann erhöht sich bei ihnen die Wahrscheinlichkeit für das Auftreten dieser Nebenwirkungen um das Dreifache. Mehrere Studien haben diese Verbindung aufgezeigt.

Viele Menschen mit einer Rosenallergie werden auch beim Anblick einer künstlichen Rose entsprechend reagieren und zu keuchen und zu niesen anfangen. Sogar Abbildungen können eine solche Reaktion hervorrufen.

In den frühen 1980er-Jahren nahm eine 34-köpfige Gruppe von Studenten an einer Placebo-Studie teil, bei der man sie darüber informierte, dass ein schwacher elektrischer Strom durch ihren Schädel geleitet werde, der bei ihnen möglicherweise Kopfschmerzen auslöse. Obwohl nicht ein einziges Ampere floss, klagten mehr als 60 Prozent der Studenten tatsächlich über Kopfweh.

Die Gefahren von Misstrauen – und emotionale Anker für die Medizin

Patienten, die sich über Nebenwirkungen Sorgen machen, bekommen mehr Probleme als solche, die ihren Ärzten vertrauen. Deshalb müssen Sie verhindern, dass Ihr Wissen die Dinge noch verschlimmert.

Geringe Erwartungen verstärken den Nocebo-Effekt

Zynische, depressive Patienten, die sich häufig als Opfer sehen und glauben, nichts werde ihnen helfen, sind anfälliger für Nocebo-Ef-

fekte. Behandlungen schlagen hier üblicherweise fehl. Die Frage, ob Sie Ihrem Arzt vertrauen oder nicht, wird wahrscheinlich einen beträchtlichen Unterschied ausmachen, ob Sie ihm von Nebeneffekten berichten oder nicht.

Andere Faktoren nehmen möglicherweise zusätzlich Einfluss auf beide Reaktionen, den Placebo- wie den Nocebo-Effekt. In den Niederlanden hat beispielsweise eine Studie einen kulturellen Unterschied zu Italien aufgedeckt: Bei den Niederländern gelten rote und orangefarbene Tabletten als anregend und belebend, während blaue und grüne mit einer eher beruhigenden Wirkung assoziiert werden. Die Italiener nennen ihre Fußball-Nationalelf Squadra Azzurra *[kurz: Gli Azzurri, d.h.: die Azurblauen]. Dort wirkt Blau auf Frauen sehr beruhigend, auf Männer dagegen sehr stimulierend. Der Geist spielt tatsächlich Spielchen mit uns.*

Und was fangen wir nun damit an?

Hier einige meiner Überlegungen zum Thema Nocebo: Teilt ein Arzt einem Patienten mit, seine Krankheit sei unheilbar, dann bewahrheitet sich dies für den Patienten – gerade so, als verfluchten Sie jemanden, der an die Wirkung von Flüchen glaubt.

Als die Aids-Epidemie Mitte der 1980er-Jahre einsetzte, ging man davon aus, HIV-positive Patienten würden ihre Diagnose nicht länger als zwei Jahre überleben. Und genauso geschah es dann auch. Dann trat die erste Gruppe der Überlebenden auf den Plan – darunter der weltbekannte Basketballspieler Magic Johnson – und allmählich veränderte sich der Trend. Immer mehr HIV-Infizierte blieben am Leben. In den Augen der Ärzte natürlich aufgrund der verbesserten Medikamente.

Erfährt ein Krebspatient, er habe nur mehr wenige Monate zu

leben, dann wird diese Prognose zu einer sich selbst erfüllenden Prophezeiung. Obendrein bekommen die Patienten auch noch gesagt, was sie bei der Chemotherapie erwartet: Sie werden ihre Haare verlieren, Übelkeit ertragen müssen und sich elend fühlen – das ist exakt, was die meisten Menschen erleben.
Dr. Mercola fasst das in folgende Worte: ›Ihre anhaltenden, gleichbleibenden Gedanken werden irgendwann zur Realität. Das ist eine biologische Tatsache. Wenn ein Mensch sich auf positive Gedanken konzentriert, bezeichnen die Wissenschaftler das als Placebo-Effekt und bei negativen Gedanken als Nocebo-Effekt. Beide Effekte sind sehr real. Ihr Unterbewusstes ist vollständig neutral. Es kennt keinen Unterschied zwischen Schwarz und Weiß, einem Cent und einer Million Euro, zwischen Gut und Schlecht. Es gleicht einem Computer, der blindlings sämtliche Befehle umsetzt, die Sie ihm geben. Und genau deshalb müssen Sie unbedingt sehr vorsichtig sein mit dem, was Sie sich selbst regelmäßig sagen, und darauf aus sein, sich auf positive Gedanken zu konzentrieren. Wenn Sie vor irgendetwas Angst haben, neigen Sie dazu, ständig darüber zu grübeln. Und genau dieser Akt der ständigen Ausrichtung Ihrer Aufmerksamkeit auf Ihre Befürchtungen lässt sie Realität werden. Das gilt vor allem dann, wenn diese Gedanken auch noch von einer beträchtlichen emotionalen Ladung begleitet sind.«

Der absolute Meister des Placebo-Effekts und der Mann, der mich auch am meisten beeinflusst hat, war mein Dermatologie-Professor mit seiner hundertprozentigen Erfolgsquote bei der Warzenbehandlung. Seine Aufrichtigkeit, verbunden mit Autorität, Leidenschaft und Mitgefühl, hat mich inspiriert und mich dazu veranlasst, den Placebo-Effekt bei meinen eigenen Therapien stärker zu nutzen.

Daneben widme ich mich verstärkt dem Aufspüren von Nocebo-Effekten, die durch ärztliche Diagnosen oder Prognosen verursacht wurden. Ich gebe mein Bestes, um solche Effekte zunichte zu machen, damit sie keine Auswirkungen auf die Ergebnisse meiner Behandlungen haben können.

Die Theorie in die Praxis umsetzen: Omega Healing

Beim Omega Healing gibt es verschiedene Möglichkeiten, mit dem Placebo-Effekt die Heilungskräfte des Geistes zu aktivieren:

- Eine Reihe von 12 geführten Meditationen, welche die Patienten dazu anleiten, ihren Geist stärker zur Selbstheilung einzusetzen.

- Heilmittel, deren Etiketten mit positiven Affirmationen versehen sind: Die Patienten lesen die Affirmationen und spüren ihnen nach, während sie die Tropfen einnehmen – was den Fokus auf die erwünschte Wirkung richtet.

- Wir erklären den Patienten, dass sie über ihre Gedanken Einfluss auf ihre DNA nehmen können, um die krankheitsverursachenden Chromosomen zu blockieren und um jene Teile zu aktivieren, welche die Gesundheit sowie die Langlebigkeit unterstützen.

- Jeder Patient erhält eine Trance-Coaching-Sitzung, die ihm hilft, sich zu entspannen und sich für positive Autosuggestionen zu öffnen.

- Jeder Patient erhält eine »Identitäts-Neuausrichtung«, die ihm hilft, sich aus der Opferrolle zu befreien und stattdessen eine heilungsunterstützende Geisteshaltung einzunehmen.

- Krankheitsträchtige Glaubensüberzeugungen werden in gesundheitsfördernde Überzeugungen umgewandelt.

- Schon die Tatsache, dass ein Omega Health Coach fähig ist, die Ursachen zu finden, weshalb andere Anwendungen bzw. Anwender erfolglos blieben (Heilungsblockaden und Sabotage-Mechanismen), öffnet den Geist noch stärker für Placebo-Effekte.

- Häufig werden den Patienten Akupressurpunkte gezeigt, die sie aktivieren können, während sie bestimmte positive Affirmationen wiederholen.

- Alle Patienten bekommen Hausaufgaben, die sie erfüllen können, um ihre Heilung zu unterstützen.

Wir können die Kraft unseres Geistes effektiv nutzen, um den Körper zu heilen – oder um seinen Zustand zu verschlechtern. Es liegt in Ihrer Hand, wie Sie mit Ihren Gedanken umgehen. Der Placebo-Effekt ist eine gute Sache, die wir konsequent nutzen sollten.

KAPITEL 8

Die Identität des Heilers und der 3. Heilungscode

Die Körperintelligenz aktivieren

Einer der größten Meister, dem ich je begegnet bin, war Dr. Alfred Vogel, ein Kräuterfachmann aus der Schweiz und Gründer der Firma Bioforce. Ich traf ihn nur ein einziges Mal, anlässlich eines Vortrags, den er in Holland hielt. Damals war ich ein aufstrebender Alternativmediziner und suchte nach Antworten für meine Patienten. Obwohl Dr. Vogel bereits 80 Jahre alt war, wirkte er mit seiner Vitalität und Lebensfreude keinen Tag älter als Ende 50. Er selbst war das lebende Vorbild dessen, was er propagierte. Meine größte Inspiration erlebte ich jedoch, als er uns Fotos von sich zeigte, auf denen er als Skilangläufer zu sehen war – mit bloßem Oberkörper! Ich beschloss gleich an Ort und Stelle, ihm nachzueifern, wollte so werden wie er. Der Mann hatte ein Firmenimperium errichtet, das auf Produkte aus Heilkräutern und gesunde Nahrungsmittel spezialisiert war. Von jenem Tag an war er einer meiner Lehrer und bedeutendsten Vorbilder. Sein großes Thema war die Entgiftung und Reinigung des Körpers mit Heilkräutern – nach Dr. Vogels Ansicht die beste Art, den Körper zu heilen und die ihm innewohnende Intelligenz zu aktivieren.

Wie er außerdem erläuterte, fühlen sich die meisten von uns in einer Komfortzone unwohl: Wir müssten unsere Aufmerksamkeit stärker darauf konzentrieren, wohin uns unser Weg führen soll, und andauernd kleine Änderungen vornehmen – wie ein Flugzeug, das seinen Kurs korrigiert (kein Flugzeug legt die Strecke von A nach B in einer geraden Linie zurück).

Die eigene Identität als Blaupause

Stellt man selbst ein lebendes Beispiel dessen dar, was man lehrt, dient man den Menschen im eigenen Umfeld als die größte Inspiration. Man muss es vorleben. Es geht um Ihre Identität, wer Sie zu sein glauben und was Sie mit Ihrem Wissen anfangen. Sie müssen sich eine Identität erschaffen, die auf gute Gesundheit, Glücklichsein und Freiheit bis ins hohe Alter ausgerichtet ist. Kreieren Sie dieses Zukunftsbild, dann haben Sie eine Blaupause als Vorlage.

Komfortzone versus Zone des Unbehagens

Wie viele Menschen kennen Sie, die zwar das nötige Wissen haben, aber es nicht anwenden? Es fällt uns schwer, unsere Komfortzone zu verlassen. Dabei ist sie in Wahrheit gar nicht bequem, sondern viel eher ein Bereich, in dem wir feststecken und in dem sich unser Körper unwohl fühlt. Allerdings sind wir zu träge, diesen Bereich zu verlassen, weil es noch viel unbequemer ist, sich aus der Zone des Unbehagens herauszubewegen, als an Ort und Stelle zu verharren.

Komfortzone versus Bereich der unbegrenzten Möglichkeiten

Sie waren schon viele Male dort – Sie haben am äußersten Rand Ihrer Komfortzone gestanden und dorthin geblickt, wo Sie in Wahrheit sein möchten. Deepak Chopra nennt das Reich, in dem alles möglich ist, die *Quantensuppe der unbegrenzten Möglichkeiten.* Sie schauen hinüber ins Reich des Möglichen, das heißt ins Unbekannte. Vielleicht stehen Sie gerade im Begriff, einen Vortrag vor einer großen Zuhörerschaft zu halten oder Ihren Chef um eine Gehaltserhöhung zu bitten; vielleicht dachten Sie im Moment auch daran, auf einen Fremden zuzugehen, weil Sie eine starke Verbundenheit empfanden; oder Sie studierten gerade eine Broschüre über ein neues Seminar, möglicherweise hielten Sie auch dieses Buch in der Hand und wussten nicht, ob Sie es kaufen sollten oder nicht. Jeder von uns ist schon dort gewesen und kennt das Gefühl, an dem Punkt zu stehen, wo es aus seiner Komfortzone hinausgeht, und jeder reagiert anders: mit Angst oder innerer Unruhe, aber auch mit körperlichen Reaktionen wie Herzklopfen, schweißnassen Händen oder wackligen, weichen Knien. Auch freudige Erregung ist möglich, Hochstimmung, Leidenschaft, ein Gefühl der Hingabe an die bevorstehende Aufgabe. Tony Robbins beschreibt es so: »Wir spüren dieselben Empfindungen in unserem Körper, doch abhängig davon, welche Bedeutung wir ihnen verleihen, verwandeln wir sie in Angst oder in Stärke; es liegt ganz bei uns.«

Die Körperintelligenz blockieren

Wenn Menschen ihre Ängste mächtig werden lassen und sich damit eine Erfahrung verschaffen, die eher zur Unbequemlichkeit tendiert, werden sie so ziemlich alles daran setzen, sich der Grenze ihrer Komfortzone ja nicht zu sehr zu nähern. Dabei kommen sie mit den erfindungsreichsten Ausreden – mit dem Ergebnis, dass sie in dem Bereich stecken bleiben, den sie selbst für ihre Komfortzone halten. Dabei ist ihnen gar nicht bewusst, dass sie damit auch ihre

Körperfunktionen herunterfahren: Ihr Immunsystem arbeitet nicht optimal, und sämtliche Organe bleiben ebenfalls unterhalb ihrer Leistungsfähigkeit. Das führt zu einer Anhäufung von Toxinen im Körper; ihr System wird immer schwerfälliger und sie selbst versinken allmählich in Lethargie. Für ihren Körper und ihre Gesundheit ist das eine sehr unkomfortable Situation. Das Ganze wird noch verschlimmert, indem die Gelenke starrer werden und die Muskeln verkrampft bleiben, weil sie Bewegung und Sauerstoff zur Entspannung brauchen. Diese Menschen altern lange vor ihrer Zeit, und ihr Körper wird immer ungelenkiger. Sie sind bereits im Abbau begriffen. Sie steuern ihrer Körperintelligenz entgegen und geben sich ihrer Trägheit hin. In einem werden sie allerdings richtig gut: in ihren Ausreden. Sie sind Meister in der Rechtfertigung ihrer (Un-) Bequemlichkeitsecke: »Ich habe keine Zeit, ich bin zu alt, jetzt ist es zu spät, ich werde nach dem Winter damit anfangen«, und so weiter.

Coaching von Debra Russell

Meine Freundin Debra Russell sagt dazu Folgendes:

> *»Das ist ein gewaltiger Fehler! Sie mögen sich zwar innerhalb Ihrer Komfortzone sicher fühlen, allerdings hemmt sie Ihr Wachstum und Ihre Entwicklung – obwohl Wachstum ein natürlicher Bestandteil des Lebens ist. Ausnahmslos alles, was Sie sich wünschen, aber gegenwärtig nicht haben, liegt außerhalb Ihrer Komfortzone und im Reich der Möglichkeiten – ja, wirklich alles! Der einzige Weg, alles zu erleben, was Sie tun, sein, haben oder erschaffen wollen, besteht darin, sich regelmäßig ins Reich der Möglichkeiten vorzuwagen. Zuweilen ist diese Reise beschwerlich oder sogar beängstigend, ein*

andermal lustig und aufregend – und in jedem Fall die einzige Art, in der Zukunft anzukommen, die Sie sich erträumen. Je öfter Sie das tun, desto leichter wird es Ihnen fallen!
Indem Sie den Akt, sich aus der Komfortzone hinaus ins Reich der Möglichkeiten zu begeben, regelmäßig wiederholen, wird sich Ihre Komfortzone ausdehnen, um jenes einzuschließen, was heute noch im Bereich Ihrer Träume liegt. Wenn Sie also das nächste Mal beim Verlassen Ihrer Komfortzone und beim Eintritt ins Reich der Möglichkeiten dieses ›Oh, Mist‹-Gefühl überkommt, brüllen Sie laut, schreien Sie ›Juhu!‹ (in Gedanken, falls Sie gerade in einer Besprechung sitzen und es dort nicht angebracht wäre), und klopfen Sie sich selbst auf die Schulter, weil Sie sich auf das Leben zubewegen, in das Sie hineinwachsen werden! Und genießen Sie es einfach!«

Präsident Barack Obama

Und hier ist ein Statement von Präsident Barack Obama zu diesem Thema – ein Auszug aus seiner Rede auf der Abschlussfeier der Universität von Arizona am 13. Mai 2009:

> *»Ganz im Ernst, ich bin nicht hier, um über den Gedanken zu diskutieren, ich hätte in meinem Leben noch nicht genug erreicht … Ich komme, um mich zu der Ansicht zu bekennen, dass ich in meinem Leben noch nicht genug getan habe; ich stimme von Herzen zu; ich komme, um zu bekräftigen, dass der Titel eines Menschen, auch wenn es sich dabei um den Titel eines Präsidenten der Vereinigten Staaten handelt, sehr wenig darüber aussagt, wie gut er sein Leben geführt hat. Ganz gleich, wie viel man getan hat oder wie erfolgreich man war: Es gibt immer noch mehr zu tun, immer noch mehr zu lernen und immer noch mehr zu erreichen.«*

Er sagte den Studenten, wenn sie ihren Abschluss machten, stehe ihr Lebenswerk noch aus. Er warnte sie vor der Gefahr,

> *»… dass wir uns durch den Glanz unserer eigenen Leistungen zu Selbstzufriedenheit verleiten lassen … Denn es geht beim Aufbau des Lebenswerks um die tägliche Arbeit, die vielen einzelnen Handlungen, die großen und kleinen Entscheidungen, die sich im Lauf der Zeit, im Lauf eines Lebens, zu einem nachhaltigen Vermächtnis addieren. Es geht darum, sich nicht mit dem jüngsten Erfolg, dem letzten goldenen Stern zufrieden zu geben – denn von einem Lebenswerk weiß ich nur eines: Es ist nie vollendet. Es nimmt allmählich zu; es vertieft und erweitert sich mit jedem Tag, an dem Sie Ihr Bestes geben, mit jedem Tag, an dem Sie etwas zurückgeben und etwas zum Leben Ihrer Gemeinschaft und Ihres Landes beitragen.«*

Inspiration

Dr. Vogel hat mich dazu inspiriert, mir nach und nach ein Muster zu erschaffen, um hinsichtlich meiner Gesundheit und meines Glücks immer wieder aus meiner Komfortzone hinauszuschreiten. Wie ich lernte, war wirkliche Freiheit gleichzusetzen mit der Kraft, das Gefängnis meiner eigenen Bequemlichkeit zu verlassen und ins Reich der unbegrenzten Möglichkeiten überzuwechseln. Beim Sport fiel mir das ganz leicht, doch die Umstellung meiner Ernährung empfand ich als absolut unbequem. Denn ich aß immer noch die gleichen Dinge, mit denen ich aufgewachsen war: haufenweise Gebratenes, Weißbrot, Zucker in rauen Mengen, doch Gemüse nur in Miniportionen und so weiter. Ich begann, meinen Speiseplan zu verändern, und wählte nun gesündere Sachen. Am härtesten war das einwöchige Heilfasten zum Entgiften: nichts essen und nur literweise Gemüsesäfte trinken. Während der ersten drei Tage fühlte sich mein Körper richtig schlecht, reagierte dann aber auf eine mir ungewohnte Weise: Aus dem Nichts erfüllten mich neue Lebenskraft und Schwung, geistige Klarheit und sogar mehr innere Ruhe. Ich erfuhr dadurch, wie es ist, gesund zu sein und sich innerlich rein zu fühlen. Darüber empfand ich ganz tief drinnen großes Glück. Von Dr. Vogel lernte ich, meinen Körper zu entgiften und die ihm innewohnende Intelligenz für die Selbstheilung zu aktivieren.

Die Aktivierung der körpereigenen Intelligenz ist ein wesentlicher Bestandteil von Omega Healing. Unsere Klienten werden daraufhin gecoacht, schrittweise ihre Komfortzone zu verlassen und das Reich der unbegrenzten Möglichkeiten zu betreten – Gesundheit, Glück und Freiheit inklusive.

Veränderung der geistigen Einstellung

Um aus seiner Komfortzone herauszukommen, muss der Patient zunächst seine Geisteshaltung ändern. In den meisten Fällen stehen die Patienten auf dem Standpunkt, der Therapeut solle sie »in Ordnung bringen«. Und tatsächlich teilen die meisten Therapeuten und Ärzte diese Einstellung: »Lassen Sie mich Ihr Problem beheben.«

Das ist *deren* Komfortzone. Bei Rücken- oder Kopfschmerzen haben Sie nur den Wunsch, die Beschwerden mittels einer Tablette oder einer geeigneten Behandlung loszuwerden. Und genau das werden die meisten Ärzte, Akupunkteure, Homöopathen, Chiropraktiker, Physiotherapeuten und Psychiater auch versuchen: das Problem in Ordnung zu bringen.

Der Haken daran ist die Tatsache, dass Sie dann nichts aus dem

Unwohlsein und Unbehagen, der »Unleichtigkeit« [engl. Wortspiel: *dis-ease*; eigentlich *disease* = Krankheit] und Unmuße Ihres Körpers gelernt haben. In seiner unendlichen Weisheit will der Körper Ihnen eine Botschaft übermitteln und bittet Sie, etwas in Ihrem Leben zu ändern. Das könnte Ihre Ernährungsweise betreffen, Ihren Gemütszustand, Ihre Karriere, die Strahlung Ihres Computers, kurz: alles, was in Ihrem Körper Unwohlsein hervorgerufen und seine Funktionen beeinträchtigt hat. Durch die Medikamenteneinnahme oder Behandlung, um dieses Problem zu beseitigen, haben Sie eine Situation geschaffen, in der die Körperintelligenz unterdrückt und Ihr Körper an der Wahrnehmung seiner Aufgaben gehindert wird. Es ist ungefähr so, als hätten Sie einen sehr wachsamen Hund, der jemanden draußen herumschleichen hört und deshalb zu bellen anfängt und wie wild vor der Tür herumspringt. Da Sie vor dem Fernseher sitzen und Sie der Hund nervt, befehlen Sie ihm, still zu sein und sich hinzulegen. Läuft das ständig nach demselben Muster ab, wird der Hund irgendwann aufhören, Sie zu alarmieren. Dann kann jeder Fremde eindringen, Ihre Sachen stehlen oder Ihre Privatsphäre verletzen.

Nicht anders ist es bei Ihrem Immunsystem. Bekommt ein Baby hohes Fieber, gerät die Mutter oft in Panik und will ihm ein fiebersenkendes Mittel geben. Doch das Fieber an sich ist nichts Schlimmes, vielmehr die natürliche Reaktion des Körpers, um Viren und Bakterien zu vernichten. Wenn Sie also immer wieder störend eingreifen und die Körperintelligenz an der Entfaltung hindern, blockieren Sie die natürlichen Heilungsprozesse.

Wie Sie Ihre körpereigene Intelligenz aktivieren

Es gibt viele Möglichkeiten, die Körperintelligenz zu wecken. Eines vorab: Diese Intelligenz ist in jedem von uns bereits vorhanden; sie wurde lediglich unterdrückt, blockiert und abgeschaltet. Genauso wie man eine Alarmanlage in einem Gebäude abschalten kann, lässt sich auch das körpereigene Alarmsystem deaktivieren. Stellen Sie sich vor, Sie würden die Rauchmelder in Ihrem Haus bei jedem Alarm einfach ausmachen, ohne der Ursache nachzugehen. Irgendwann wird das Haus abbrennen. Mit dem Körper machen wir es genauso: Wir schalten den Alarm ab. Daher müssen Sie sich im allerersten Schritt bewusst werden, dass Ihre Komfortzone Ihnen nicht guttut – und wenn Sie noch so interessante wie auch erfindungsreiche Ausreden und Gründe haben, weshalb Sie keinen Sport treiben und sich nicht von gesunden biologischen Lebensmitteln ernähren, wieso Sie weiterhin Berge von Zucker vertilgen und Unmengen von Kaffee und Alkohol in sich hineinschütten, anstatt literweise Wasser zu trinken, um Ihren Körper zu reinigen. Vermutlich essen Sie auch nicht genügend frisches Obst und Gemüse und haben dafür ebenfalls eine Begründung. Vielleicht gibt es für Sie ja sogar Argumente, weiterhin zu rauchen. In der Selbsttäuschung sind wir alle Meister.

Folglich lautet die erste Frage: Sind Sie bereit, willens und in der Lage, sich zu ändern? Wenn ja, ist es an der Zeit, Ihre Komfortzone zu verlassen. Am besten geht das mithilfe eines professionellen Coach, idealerweise mit einem von mir ausgebildeten Omega Health Coach. Gibt es keinen in Ihrer direkten Umgebung, kann es auch ein professioneller Gesundheitstrainer sein.

Ein guter Coach wird zuallererst herausfinden, wo Sie stehen, wohin Sie wollen und was Sie dabei blockiert. Dann werden Sie gemeinsam einen Plan entwerfen. Und dann beginnt das Training. Ich selbst würde jemanden normalerweise über drei Monate (100 Tage) hinweg betreuen; so lange dauert es, neue Lebensgewohnheiten zu entwickeln. Diese Zeit ist erforderlich, um anschließend auf Autopilot umsteigen zu können. Die Bedeutung der 100 Tage werde ich gleich näher erläutern.

Wie neugeboren – in nur 100 Tagen

Die ersten 100 Tage mit Ihrem neuen Programm sind von entscheidender Bedeutung für Sie. Denn Sie werden jeden Tag etwas Neues tun müssen: ein neues Gymnastik- oder Sporttraining in Ihr Leben einbeziehen, neue Glaubensvorstellungen und Überzeugungen verinnerlichen, neue Affirmationen, neue Ernährungsgewohnheiten, neue Heilkräuter zur Körperreinigung, Vitamine und vieles mehr. Es muss eine völlige Umgewöhnung stattfinden. Nach 100 Tagen ist Ihnen alles in Fleisch und Blut übergegangen und Sie werden sich fühlen wie der sprichwörtliche Fisch im Wasser: wie neugeboren, energetisch aufgeladen, voller Lebenskraft und Glück. Beim Omega Healing arbeiten Sie mit den 12 Trance-Meditationen: Sie fangen mit Nummer 1 an, hören sie eine Woche lang zweimal am Tag an und wechseln anschließend zu Nummer 2. Nach 12 Wochen haben Sie die ganze Serie einmal durch und bleiben dann bei den Nummern 11 (Aufrechterhaltung/Pflege) und 12 (Anti-Krebs), die Sie beide jeweils einmal am Tag anhören. Das wird Ihren Gesundheitszustand schon von Grund auf verändern.

Louise Hay und andere Autoren haben zahlreiche Bücher über positive Affirmationen geschrieben. Ohne Gedanken und Affirmationen, die Glück hervorrufen, gibt es kein glückliches Leben. Besorgen Sie sich ein Buch über das Fasten mit Säften und beziehen Sie es in Ihr Leben ein. Befassen Sie sich mit Heilkräutern, finden Sie heraus, welche sich zur Reinigung von Leber, Nieren und Dickdarm eignen. Ideal wäre eine Darmspülung. Ändern und verbessern Sie Ihre Ernährung; trinken Sie mehr klares Wasser, am besten 3 Liter pro Tag. Hören Sie sich geführte Entspannungsmeditationen an. Trainieren, dehnen und strecken Sie Ihren Körper täglich. Yoga ist eine wundervolle Art, die Spannkraft des Körpers zu verstärken und ihn zu entgiften. Gewinnen Sie Ihrem Leben mehr Freude ab! Reagieren Sie auf alles weniger ernsthaft, weniger kontrollierend und dafür wesentlich entspannter.

Beherzigen Sie den Titel des berühmten Buches von Kristine und Richard Carlson *Don't Sweat the Small Stuff* [d.h.: Lassen Sie sich von Kleinkram nicht verrückt machen]: Alles ist Kleinkram! Das Wichtigste zum Schluss: Kombinieren Sie alle von mir genannten Elemente, dann wird Ihr Körper Ihre Abwehrsysteme hochfahren und anfangen, sich zu erneuern.

KAPITEL 9

Der Pfad des Visionärs und der 4. Heilungscode

Brennende Leidenschaft

1982 ging ich in die Karibik zurück, um dort eine Praxis zu eröffnen. Zuvor hatte ich in Holland gearbeitet und dort die größte Privatpraxis für alternative Medizin mit zehn Mitarbeitern praktisch aus dem Nichts aufgebaut. Mit einer Warteliste von zwei Jahren übergab ich diese Praxis nach zwei Jahren den beiden Ärzten, die schon vorher bei mir gearbeitet hatten. Für mich war es an der Zeit, nach Aruba und Curaçao heimzukehren, auf die Inseln, wo ich aufgewachsen bin.
Einen Monat nach der Praxiseröffnung hatten wir eine Warteliste von zwei Monaten, und das sprach sich schnell herum. Bald schon war ich als Problemlöser bekannt und jedermann wollte zu mir in Behandlung. Außerdem begannen einige Fachärzte, ihre Patienten an mich zu überweisen, und ich gab zahlreiche Fernsehinterviews. Auf Aruba hatte ich sogar meine eigene wöchentliche TV-Sendung zum Thema Naturheilkunde. Jede Woche klärte ich die Menschen darüber auf, wie sie gesund bleiben und die Kontrolle über ihre Lebenskraft und ihr Wohlbefinden gewinnen könnten.

Nach sechs Monaten Praxis war die Warteliste bereits für ein ganzes Jahr gefüllt; eine Menge Menschen ließen allmählich die Hoffnung sinken. Ich hatte eine reine Bestellpraxis und begann morgens um 9 Uhr mit den ersten Patienten. Manche Menschen erschienen in ihrer Verzweiflung bereits morgens um 6 Uhr und harrten vor meinen Räumen aus, bis ich kam, um mich dann dringlich um Hilfe zu bitten: Wenn ich sie nicht irgendwo einschieben konnte, beispielsweise in der Mittagspause, rührten sie sich nicht von der Stelle, bis ich sämtliche bestellten Patienten versorgt hatte. Einige kannten mich oder Verwandte von mir und baten diese, einen vorgezogenen Termin für sie zu besorgen. Viele dieser Patienten litten an Krebs, Diabetes, Arthritis und chronischen Herzerkrankungen. Sie taten mir leid, deshalb fing ich morgens immer früher an und hörte abends immer später auf. Nach neun Monaten arbeitete ich nonstop von 6.30 Uhr bis 22 Uhr. Irgendwann nahm ich auch noch die Wochenenden dazu.

Vier Jahre lang hielt ich durch, bevor mein Körper mir signalisierte, dass ich am Ende meiner Kräfte war. Mein buchstäblicher Weckruf kam eines Morgens, als ich im Gespräch mit einer neuen Patientin, die mir ihre Krankengeschichte erzählte, dreimal einschlief. Ich war derart müde, dass ich nicht länger imstande war, optimal zu funktionieren. Dabei hatte ich bereits drei Kollegen zur Unterstützung eingestellt, doch selbst das reichte noch nicht aus. Ich wusste, dass ich so nicht weitermachen konnte. Meine Arbeit, meine Leidenschaft, das, was ich am allermeisten liebte, war drauf und dran, mich umzubringen, weil ich gegenüber diesen leidenden Menschen nicht Nein sagen konnte. Ich musste etwas verändern oder ganz aufgeben. Da ich nicht wusste, wie ich diese Veränderung anstellen sollte, beschloss ich, die Praxis aufzugeben und das Land zu verlassen. Also verkaufte ich sie an meinen jüngeren Bruder Rene (er ist Arzt für Naturheilkunde) und nahm mir ein Jahr Auszeit. Das war 1986. Ich verließ die Karibik und ging in die USA. Damals hatte ich noch keine Ahnung von Amerika, ich wusste nur das eine: Ich wollte in Los Angeles leben, in der Stadt der Engel.

Innerhalb von drei Monaten fand ich eine neue Beschäftigung. Da ich in der Karibik wegen des Einfuhrverbots nicht auf die mir aus Holland vertrauten Naturheilmittel zurückgreifen konnte, war ich dazu übergegangen, selbst welche herzustellen – auf der Basis von Zutaten, die ich aus Holland eingeschmuggelt hatte. In Los Angeles fragte mich dann ein Geschäftsfreund, ob ich keine Heilmittel gegen die Auswirkungen des Smog kreieren könne. (L.A. ist berüchtigt für die dicke Abgasglocke, die über der Stadt hängt.) Also stellte ich Heilmittel her, die den Körper von Auspuffgasen, Schwermetallen und Chemikalien entgiften sollten. Das Ganze wurde ein Riesenerfolg. Man bat mich, in Workshops zu unterrichten, wie man die Mittel anwendet und damit noch bessere Ergebnisse erzielt. So begann meine Laufbahn als Lehrer. Ich fing an, die effektivsten Techniken, die ich selbst entwickelt oder im Lauf der Jahre gelernt hatte, an Ärzte und Therapeuten weiterzugeben. Und eine Vision bildete sich dabei heraus: Ich sah mich vor einer großen Menschenmenge stehen, sie über Gesundheit und Krankheit aufklären und auf diese Weise Präventivmedizin betreiben.

Ich habe auch die Vision, Kindern viele der mir bekannten Techniken beizubringen. Mein Traum ist die Gründung einer Schule in Afrika, einer Schule für benachteiligte, chancenlose Kinder, die ich auf eine neue Weise ausbilden möchte, damit sie ihr wirkliches Potenzial erschließen.

Doch zurück zu meiner Geschichte: Das Aufgeben meiner Praxis verschaffte mir den Freiraum, darüber nachzudenken, wie meine neue Rolle in der Welt aussehen und was ich mit meiner Leidenschaft und meinen Fähigkeiten anstellen könnte, ohne in einem Burn-out zu landen.

Meine persönliche Entwicklung

Jetzt, da mir mehr Zeit zur Verfügung stand, konnte ich auch einen Teil davon für die Weiterentwicklung meines eigenen Potenzials aufwenden. Da ich wusste, dass ich ein Problem mit dem Neinsagen hatte und nicht stark genug war, mir über meine Grenzen klar zu sein, begann ich, mich für Persönlichkeitsentwicklung, Methoden des Human Potential Movement [Ende der 1960er-Jahre entstandene Bewegung, die man der humanistischen Psychologie zuordnen kann; Anm. d. Übers.], Weiterbildung, Meditation, Spiritualität und vieles mehr zu interessieren. Ich durchlebte eine faszinierende Phase, las Bücher, besuchte Workshops, verband mich mit meiner inneren Führung, erkundete unter anderem die Selbsthypnose und Zustände der Bewusstseinsveränderung. Ich genoss jede Sekunde und saugte alle diese Lehren förmlich auf wie ein Schwamm. Damals war das Gedankengut von früheren Leben, Reinkarnation und Channeling ungemein populär. Und für jeden, der sich davon angezogen fühlte, gab es keinen besseren Platz als Kalifornien im Allgemeinen und Los Angeles im Speziellen. L.A. war der Ort, an dem all das zu finden war.
Eines Tages hörte ich von diesem Mann, der Feuerläufe veranstaltete: Er versetzte Menschen in einen kraftvollen Zustand und ließ sie anschließend barfuß über einen Teppich aus glühenden Kohlen laufen – ohne Schmerzen oder Brandblasen. Mein Interesse war

geweckt, nachdem mir einer meiner Angestellten von seinen Erlebnissen bei einem solchen Wochenendseminar berichtet hatte. Er konnte gar nicht mehr aufhören, davon zu erzählen. Mir fiel auch die Veränderung an ihm auf: Er war viel motivierter, glücklicher und engagierte sich wesentlich stärker.

Tony Robbins – Meister der Motivation

An dieser Stelle möchte ich von meinem ersten Kontakt mit Tony Robbins erzählen, der mich dazu inspirierte, Vorträge und Kurse abzuhalten. Ich besuchte eines seiner vierzehntägigen Seminare auf Hawaii, wo er es schaffte, dass wir bei jedem seiner Worte an seinen Lippen hingen. Von 7 Uhr früh bis um 2 Uhr nachts befanden wir uns durchgängig in einer Art Trancezustand. In meinem ganzen Leben hatte ich mich noch nie so energiegeladen, so lebendig gefühlt, war noch nie so motiviert gewesen und so sehr darüber im Klaren, was ich mit meinem Leben anfangen wollte.

Die wichtigste Einsicht, die ich Tony verdanke, betrifft die Ursache, weshalb wir uns selbst sabotieren, in der Komfortzone stecken bleiben und nicht dauerhaft erfolgreich sind: Es hat zu tun mit der Diskrepanz zwischen unserem Bewusstsein und unserem Unterbewusstsein; die beiden sind nicht aufeinander ausgerichtet und nicht in Übereinstimmung mit unseren Wünschen. Tony machte mich mit dem Begriff der Inkongruenz (inkongruent, d.h. nicht deckungsgleich) bekannt, der in diesem Zusammenhang bedeutet, dass man hinsichtlich eines Zieles oder Wunsches im Zwiespalt ist. Das Gegenteil, also die Kongruenz, sagt aus, dass man synchronisiert ist, das heißt auf allen Ebenen absolut sicher ist, ohne jeglichen Zweifel, und die ganze Kraft ausrichtet, um dieses Ziel zu erreichen. Das war ein spontanes Aha-Erlebnis für mich – noch während Tony mir sein Konzept der Kongruenz erläuterte. Ich verstand, weshalb es vielen meiner Patienten nicht besser gehen wollte: Sie waren innerlich nicht kongruent damit, glücklich, gesund und beschwerdefrei zu sein. Ich war ganz aufgeregt und konnte es kaum erwarten, nach Hause zu kommen, um ein neues Therapiekonzept zu entwerfen, das dieses neu erworbene Wissen in praktischen Nutzen umwandeln würde.

Synchronisation versus Intervention

Bis heute konzentrieren sich die meisten gesundheitlichen Maßnahmen auf die Reparatur der Teile, die problematisch scheinen, wobei man hofft, der Körper werde diese Teile wieder synchronisieren und so in Einklang bringen, dass sie auf die gewünschte Weise als Einheit funktionieren. Mir war eines klar: Ich musste eine Möglichkeit finden, um das Bewusstsein und das Unterbewusstsein dazu zu bewegen, wie eine Einheit zusammenzuarbeiten. Also fokussierte ich mich auf die Kommunikation innerhalb dieses Körper-Geist-Systems und brachte es wieder in Einklang. Der Fokus dieses neuen Paradigmas – übrigens ein Kernstück des Omega Healing – liegt darauf, die natürlichen Synchronisationsfähigkeiten des Körpers zu fördern, damit er die eigenen Systeme rascher repariert. Die daraus folgende Synergie versetzt diese Teile des Körpers in die Lage, schnell wieder normal zu funktionieren. Diese »innere« Synchronisation des Geist-Körper-Komplexes wird sich dann auf ganz natürliche Weise in einem besseren Gesundheitszustand und einer Normalisierung der Beziehungen mit dem gesamten Umfeld widerspiegeln.

Die Geburt der Neuro-Emotionalen Integration (N.E.I.) und der Eisberg

Kaum daheim, stürzte ich mich in die Recherche und hatte bald das fehlende Glied in Tony Robbins' System gefunden: Er hatte keine Möglichkeit, mit hundertprozentiger Sicherheit zu testen, ob ein Mensch auf beiden Ebenen, der bewussten wie auch der unterbewussten, ausgerichtet und synchronisiert war. Ich hingegen konnte dies mit meinen elektronischen Geräten zur Messung des Hautwiderstands sowie mittels Kinesiologie überprüfen. Beim kinesiologischen Test lasse ich den Patienten einen bestimmten Satz sagen und bekomme über die Muskelspannung eine entsprechende Antwort. Zum besseren Verständnis gebrauche ich am besten eine Analogie, für die mir der Eisberg am ehesten geeignet scheint: Nur 12,5 Prozent eines Eisbergs sind über Wasser sichtbar, dagegen sind die restlichen 87,5 Prozent unter Wasser. Die sichtbare Spitze des Eisbergs steht für den bewussten Geist, während der Teil unter Wasser das Unterbewusstsein repräsentiert.

Wenn Sie also mit dem bewussten Teil abnehmen wollen, heißt das noch lange nicht, dass Ihr Unterbewusstsein damit einverstanden ist und Ihren Wunsch teilt. Möglicherweise sind Sie – auf der bewussten Ebene – begeistert von der Idee, Ihr Badeanzug von vor fünf Jahren könnte Ihnen wieder passen, aber Ihr Unterbewusstsein verfällt in Panik bei dem Gedanken an eine Diät und den damit verbundenen Verzicht. Also wird Ihr Unterbewusstsein Sie sabotieren: Es wird Ihnen deshalb nicht gelingen, abzunehmen und das Gewicht zu halten.

Nach einem Jahr Forschungsarbeit hatte ich ein System geschaffen, das innerhalb von 20 bis 30 Minuten die bewusste und die unterbewusste Ebene in Einklang bringen kann. Ich nannte diese Methode *Neuro-Emotionale Integration* (N.E.I.), weil sie das neuronale und das emotionale System zusammenschließt, die linke und die rechte Gehirnhälfte, das Bewusstsein und das Unterbewusstsein. Da das Ganze ausgezeichnet funktionierte, begann ich 1995, Therapeuten und Laien darin zu unterrichten, ihre Selbstsabotage zu durchbrechen. Allein in Holland und Italien habe ich Tausende N.E.I.-Anwender ausgebildet. In Holland bezahlen die meisten Krankenversicherungen die N.E.I.-Behandlungen, weil sich die Methode in Fällen von Stress und posttraumatischen Belastungen, bei Phobien, chronischen Krankheiten und vielem mehr als ausgesprochen wirksam erwiesen hat.

Wie ich Jahre später herausfand, bildete N.E.I. jedoch nur die erste Stufe der Synchronisation. Durch meine Begegnung mit Jasmuheen verschob sich alles auf eine andere Ebene. Doch zuerst möchte ich Ihnen zur Veranschaulichung eine N.E.I.-Sitzung beschreiben:

Sarah wurde meine Klientin, weil es ihr große Schwierigkeiten bereitete, eine ganz bestimmte Erinnerung zu bewältigen, und sie sich dadurch blockiert fühlte. Ihr bisheriger N.E.I.-Coach sah sich nicht in der Lage, mit ihr daran zu arbeiten, und wollte es lieber jemandem mit größerer Erfahrung überlassen.

Sarah empfand, dass ihre Gefühle wegen dieses Ereignisses »zu intensiv« seien. Weil sie schon alleine und mit diversen Therapeuten daran gearbeitet hatte, kam sie mit einer gehörigen Portion Skepsis zu unserer Sitzung, ob ihr dies wohl helfen würde, die intensive Erinnerung und die damit verbundenen Emotionen zu verarbeiten. Andererseits suchte sie verzweifelt nach Hilfe und war, wie sie selbst sagte, absolut reif für die Arbeit an dieser Erinnerung.

Sie war sich dieses alten Traumas sehr bewusst: Sie war noch sehr klein gewesen, als ihre Mutter sie zu töten versucht hatte! Sogar Sarah konnte erkennen, dass die Mutter ernstlich emotional gestört war und möglicherweise an einer nicht diagnostizierten Schizophrenie litt. Zumindest war das Sarahs emotionale Realität. Sie berichtete mir von Erinnerungen an Zeiten, da ein seltsamer, böser Ausdruck auf dem Gesicht ihrer Mutter erschien, ganz so, als hätte etwas Böses von ihr Besitz ergriffen.

Als Erstes fragte ich Sarah, was es für sie bedeutete, sich von dieser Erinnerung zu lösen.

Sie erwiderte, sie könnte dann frei atmen.

Darauf ich: »Frei atmen zu können, was würde das bedeuten?«

Sie brach in Tränen aus und sagte: »Ich kann leben.«

Weil sie an dieser Stelle überaus emotional reagierte und offensichtlich in ihre Gefühle eintauchte, forderte ich sie auf, damit anzufangen, einen bestimmten Akupressurpunkt zu klopfen, der für ein kraftvolles Selbstbild und hohen Selbstwert zuständig ist. Nachdem sie den Punkt ein oder zwei Minuten lang geklopft und massiert hatte, wurde sie ruhig. Ich bat sie behutsam, ihre Glaubensüberzeugungen zu prüfen und einzuschätzen, in welchem Maß nach ihrem Empfinden die folgenden Sätze auf sie zutrafen, die ich sie wiederholen ließ:

»Ich will leben« ergab etwa eine Fünf, in der Mitte der Skala zwischen »wahr« und »unwahr«.

»Ich verdiene es, zu leben« – eine Null, also vollständig unwahr.

»Ich darf leben« ergab wieder eine Null, und wieder war Sarah ziemlich aufgelöst: »Wie soll ich leben dürfen, wenn meine Mutter mich tot sehen wollte?«

Jetzt sollte sie den Akupressurpunkt für Angst klopfen und folgende Worte wiederholen:

»Das ist geschehen und vorbei. Ich habe überlebt. Das war damals, jetzt ist jetzt, die Vergangenheit bleibt in der Vergangenheit und beeinträchtigt mich nicht länger, es geschieht nicht jetzt. Mein Körper erinnert sich an ein Gefühl. Gefühle können sich verändern, und ich gebe mir die Erlaubnis, dieses Gefühl jetzt zu transformieren.«

Das ermöglichte Sarah, sich wieder zu beruhigen. Dann begann sie, mir von einer Erinnerung zu erzählen, in der ihre Mutter ihr ein Kissen aufs Gesicht gelegt hatte. Sie konnte dieses Ereignis aus der Perspektive einer dritten Person heraus sehen; trotzdem wurden ihre Emotionen immer intensiver, je länger sie davon berichtete. Um sie schrittweise von dieser sehr qualvollen Erinnerung zu lösen, entschied ich mich für eine meiner liebsten metaphorischen Techniken: Mein Vorschlag war, dass sie sich einen Kasten oder Korb vorstellt und diese Meine-Mutter-wollte-mich-umbringen-Erinnerung dort hineinlegt.

Sie imaginierte einen Korb, der auf einem Fluss dahintreibt. Von da an folgten sämtliche Sätze, die vom Klopfen der Akupressurpunkte begleitet wurden, dem Rahmen dieser Visualisierung, da das Unterbewusstsein meiner Klientin nun die Führung übernommen hatte. Was folgt, mag wie eine zusammenhanglose und ausufernde Sitzung erscheinen, weil ich sie eben nicht steuerte, sondern wie üblich der Richtung folgte, die das Unterbewusstsein der Patientin einschlug. Ich folgte also ihren Gedanken und ihren emotionalen Mustern:

»Auch wenn dieser Korb auf dem Fluss davontreibt und ihn vielleicht nie jemand entdeckt, akzeptiere ich mich selbst und alle meine Gefühle, ich selbst zu sein.

Ich liebe mich selbst auch dann, wenn ich mich einsam und verlassen fühle und niemand für mich sorgt.

Ich lasse diese Vergangenheit los und bin bereit, in meine eigene Kraft zu gehen, und fühle mich frei, mein Leben zu leben.
Auch wenn ich Angst habe, werde ich aufhören, diese Angst mit der Vergangenheit zu verbinden; denn jeder empfindet gelegentlich Angst.
Ich akzeptiere meine Mutter so, wie sie ist, auch wenn sie gestört und verrückt ist und nicht weiß, was sie tut.
Ich akzeptiere, dass ich in diese nicht intakte Familie hineingeboren wurde und dort aufgewachsen bin und es nicht besser wusste.
Auch wenn ich meine Mutter nicht verlassen will – wie kann ich bei jemandem bleiben, der mich nicht liebt?
Auch wenn ein Teil von mir bleiben möchte und ein anderer nicht bleiben kann: Es ist zu gefährlich; ich bin in Ordnung.
Auch wenn ich weder vor noch zurück kann – das ist eine unmögliche Situation: Ein Teil von mir liebt und braucht meine Mutter wirklich und ein anderer hat solche Angst vor ihr.
Ich brauche ein Wunder, jetzt sofort, denn es gibt keine Lösung für dieses Problem.
Ich kann nicht weg, ich kann nicht gehen. Was, wenn es noch eine andere Möglichkeit gibt?
Was ist, wenn ich aufstehen kann? Ich frage mich, ob ich aufstehen kann … Wie werde ich aufstehen?«
Sarahs Antwort lautete jetzt: »*Vielleicht kann Gott mir helfen. Genau das brauche ich jetzt! Nur ein Wunder kann mir helfen.*«
Daraufhin berichtete sie von einem scharfen, beklemmenden Stechen in ihrer Herzgegend. Ich forderte sie auf, ihre Hand darauf zu legen und sich der Gestalt und Farbe ihres Herzens gewahr zu werden: eines durchsichtigen orangefarbenen Glasstücks in Form eines Kreissegments.
Was wollte ihr dieses Glasstück mitteilen? Sie erwiderte: »*Wenn*

meine Mutter mich nicht haben wollte, vielleicht will Gott mich auch nicht?«
Beim Testen stellte sich heraus, dass sie den Gedanken als wahr empfand. Sie fühlte sich von Gott verlassen.
Ich ließ diese Frage offen, damit Sarah sie selbst umdeuten [engl. *reframe*] konnte. Ich wollte nicht den Fehler machen, ihr meine eigene Interpretation aufzudrängen.
»Die Wahrheit ist, meine Mutter ist nicht wie Gott, meine Mutter war nicht Gott, meine Mutter war krank. Gott kann mir helfen!«
Während wir neue Sätze bildeten, fuhren wir mit dem Klopfen von Akupressurpunkten fort:
»Auch wenn ich als Kind hilflos war, strecke ich jetzt die Arme nach Hilfe aus.«
Und wieder schossen Sarah Tränen in die Augen und heftige Emotionen stiegen in ihr empor, die nachließen, als sie mit dem Klopfen weitermachte.
»Ich erkenne an, dass ich nie aufgebe und immer weiter nach Heilung gesucht habe.«
Da war ein Moment der Wertschätzung für dieses kleine Mädchen, das die Situation überlebt hatte und alles in sich trug, was dazu nötig war.
Sarah sagte, sie könne nun in dem Korb ein Baby liegen sehen. Das Baby lächelte, streckte ihr die Ärmchen entgegen und wollte hochgenommen werden, doch Sarah konnte es nicht herausheben.
»Auch wenn ich Angst habe, dieses Baby hochzunehmen: Was ist, wenn ich nicht für es sorgen kann? Was, wenn ich diesem Baby wehtue? Was, wenn ich genauso bin wie meine Mutter und es nicht weiß, bis ich selbst ein Baby habe? Was, wenn dasselbe Böse in mir wohnt wie in meiner Mutter und dieses Baby es zum Vorschein bringt?«

Wir klopften lange den Akupressurpunkt für Angst und bearbeiteten gleichzeitig ihre Überzeugung, dass sie dieses Böse in sich trägt, genau wie ihre Mutter. Sie spürte keine Kongruenz mit dem Satz: *»Ich bin anders als meine Mutter.«*

Nachdem ich fünf Minuten lang mit ihr gearbeitet hatte, war der Satz stimmig für sie und der Durchbruch begann. Als Sarah realisierte, dass sie weder so war wie ihre Mutter, noch deren dunkle Seite teilte, ließ sie einen tiefen Seufzer hören. Dann sagte sie: *»Ich muss meiner Mutter helfen.«*

Gemeinsam bearbeiteten wir eine Erinnerung, die es Sarah ermöglichte, Anteilnahme und Mitgefühl für ihre Mutter zu empfinden. Ich forderte sie auf, sich vorzustellen, sie stünde draußen vor der Tür. Ihr war bewusst, dass ihr Kleines-Kind-Selbst entspannt und stark war, doch sie selbst fühlte sich nicht wirklich so. Es war, als vertraute das kleine Kind ihr mehr als sie sich selbst.

»Auch wenn ich Angst habe, in das Zimmer zu gehen: Was ist, wenn ich nichts tun kann, um zu helfen?«

Sie malte sich vor Augen, wie sie ein Zimmer betrat und ihre Mutter dort im Schlaf liegen sah. Augenblicklich stieg ein starkes Mitgefühl in ihr auf. Sie sprach davon, dass ihre Mutter unter einer gewaltigen Anspannung gestanden und so viele Schwierigkeiten und keinerlei Unterstützung gehabt hatte.

Sie stellte sich vor, wie sie all diesen Schmerz und all das Leid, das ihre Mutter durchmachen musste, anerkannte und ihrer Mutter Frieden brachte. Sie empfand es als große Auszeichnung, dass sie imstande war, dies zu tun, und es fühlte sich sehr gut für sie an.

Nachdem sie einige Zeit damit verbracht hatte, diesen Frieden und das versöhnliche Gefühl in sich aufzunehmen, forderte ich sie auf, zurückzugehen und sich das Baby im Korb vorzustellen. Es lächelte noch, doch saß jetzt auch ein großer schwarzer und sehr giftiger Skorpion im Korb.

»Auch wenn jetzt ein Skorpion da ist, ein giftiger schwarzer Skorpion, bereit zuzustechen, kann ich das Baby nicht hochnehmen, der Skorpion wird mich angreifen, ich kann diesem Baby nicht helfen, es ist zu gefährlich.«

Dann berichtete sie, der Skorpion mache jetzt einen etwas ruhigeren und weniger angriffslustigen Eindruck. Ich forderte sie auf, sich der Absicht dieses Skorpions in dem Korb gewahr zu werden. Wie sie sagte, war er ein Teil von ihr, immer bereit, sich gegen Gutes wie Böses zu verteidigen, immer in Defensivhaltung, ein sehr destruktiver Teil.

Wir sprachen ein wenig über das Funktionieren des Nervensystems und wie wir auf schnelles Handeln vorbereitet sein sollten. Daher bedeutete die Anwesenheit eines Skorpions nicht unbedingt etwas Schlechtes, aber dieser Skorpion brauchte jetzt erst einmal eine Auszeit.

»Auch wenn dieser Skorpion rund um die Uhr Wache gehalten hat, um mich zu schützen – natürlich brauchte ich einen Skorpion, ich war ein verletzliches, schutzloses Baby –, bin ich dem Skorpion wirklich dankbar. Er hat immer für meine Sicherheit gesorgt, ich habe mir diesen Skorpion als Teil meiner selbst ausgesucht, um zu erkennen, dass ich jetzt erwachsen bin. Ich habe mehr innere Ressourcen, ich kann mir vertrauen, wenn es darum geht, zu wissen, wann ich sicher und wann ich in Gefahr bin, und dann angemessen handeln.«

Das fühlte sich gut für sie an. Sie stellte sich vor, diesem Baby-Teil von sich zu erlauben, sich in ihr Herz zu kuscheln, während der Skorpion über ihrem Herzen schwebte, bereit, sie nötigenfalls zu beschützen. Sie berichtete, ihre Atmung habe sich verbessert.

Wir kehrten zurück zu ihren ursprünglichen, einschränkenden Glaubensüberzeugungen und testeten sie noch einmal. Jetzt kam sie bei der Aussage *»Ich will leben«* auf volle 10 Punkte.
Die anderen Aussagen lagen bei etwa 8 Punkten. Sarah begriff, dass sie an spezifischen Details dieser Erinnerung noch weiterarbeiten musste, während die Erinnerung insgesamt ihr keine großen Qualen mehr bereitete.
Wir verblieben mit der Abmachung, dass wir noch einmal daran arbeiten könnten, falls Sarah sich weiter blockiert fühlte. Allerdings vertraute ich darauf, dass sie jetzt die nötigen Fähigkeiten hatte, wirksam damit umzugehen, nachdem die schlimmsten, tief sitzenden Ängste hinter ihr lagen.

Ein paar Tage später erhielt ich eine E-Mail von Sarah:
»Es hatte mir die größten Schwierigkeiten bereitet, mich überhaupt deutlich an den ganzen Vorfall zu erinnern. Die Erinnerung schien so weit fort, und ich konnte sie nicht wirklich greifen; sie schien immer zu zerfließen. Deshalb war das wundervoll. Als ich heute nachtestete, lag ich bei 10 Punkten für ›Ich will leben‹ und ›Ich verdiene es, zu leben‹, aber erst bei 8 für ›Ich gebe mir selbst die Erlaubnis, zu leben‹. Deshalb arbeitete ich weiter daran. Plötzlich überkam mich schlagartig die Erkenntnis, dass es mir natürlich uneingeschränkt erlaubt ist, zu leben – anderenfalls wäre ich damals gestorben! Wenn ich nicht leben dürfte, wäre ich nicht zurückgekehrt, sondern gestorben. Aber ich bin nicht gestorben – also soll ich eindeutig leben; ja, ich besitze eindeutig die Erlaubnis, zu leben. Und jetzt bin ich auch für die Aussage ›Ich gebe mir selbst die Erlaubnis, zu leben‹ auf 10 Punkten. Mir ist klar, dass ich mich einfach auf dieser Zehner-Ebene halten muss, dann geht es mir gut und ich

bin glücklich. Es fühlt sich an, als ob ich meiner Mutter vergeben habe, denn jetzt empfinde ich beim Gedanken an sie weder Wut noch Trauer, nur Unbeschwertheit und Mitgefühl.«
Später einmal erzählte sie mir, ihre Mutter sei vom Sternzeichen her Skorpion gewesen, und sie habe begriffen, dass ihre Mutter sie auch vor anderem Übel beschützt habe, zugleich jedoch selbst etwas Böses in sich trug, das sich immer wieder gegen ihre eigene Tochter wandte.

Meine Begegnung mit Jasmuheen

Freunde erzählten von dieser Frau, einer Australierin, die sich ausschließlich von Energie (Licht oder *Prana*) ernährte. Sie hieß Jasmuheen. Und obwohl ich in meinem Leben schon Zeuge vieler Wunder war, war ich mir sicher, dass ein menschliches Wesen unmöglich über längere Zeit ohne Essen oder Trinken auskommen kann. Das heißt, ich kaufte ihr das Ganze schlichtweg nicht ab. Wie ich als wissenschaftlich ausgebildeter Arzt wusste, reichten fünf bis sechs Tage ohne Flüssigkeitszufuhr, um einen Menschen in einen Schockzustand zu versetzen. Die meisten standen es sowieso höchstens vier Tage ohne Nierenversagen durch. Man kann ohne feste Nahrung gut sechs Wochen aushalten, ohne Wasser nur ein paar Tage und ohne Luft nur wenige Minuten. Daher wollte ich diese Person unbedingt kennen lernen; ich hielt sie für irgendeine Art von Trickbetrügerin. Als sie bei uns in Amsterdam einen Vortrag hielt, ging ich natürlich hin. Der Veranstalter hatte schon von mir gehört und kam auf mich zu mit der Frage, ob ich für den Übersetzer einspringen könne, denn der habe sich krank gemeldet. Den Gefallen tat ich ihm gerne; dadurch würde ich in unmittelbarer

Nähe dieser Frau auf der Bühne sitzen und könnte ein wachsames Auge auf sie haben.
Zu meiner Überraschung entpuppte sie sich als sehr aufrichtige Person: Es umfloss sie dieser Schein liebevoller Energie, und ihre Ausführungen ergaben ausnahmslos einen Sinn für mich. So erklärte sie uns, dass Yogis und Qigong-Meister schon seit Jahrhunderten mit geistiger Energie arbeiteten und dank ihres Vertrauens und ihres Glaubens monatelang ohne Nahrung und Wasser leben konnten. Sie sprach von religiösen Ritualen, die belegen, dass Menschen, die direkt auf die spirituelle Energie eingestellt sind, nichts anderes mehr bräuchten, um ihren Körper zu nähren. Der *Spirit* ist so viel machtvoller. In dieser Art ging es immer weiter; Jasmuheen führte Beispiele aus der Bibel und aus der Literatur an. Zwischen uns stimmte die Chemie – das zeigte sich schon auf der Bühne –, und so wurden wir augenblicklich Freunde.

Wunder entdecken

In den zwei Wochen nach dem Vortrag hatte ich Probleme mit dem Essen. Ich verspürte nicht das geringste bisschen Hunger und musste mich zum Essen zwingen. Nach zwei Wochen, in denen ich mich gemäß dem Grundsatz meiner Mutter – »Der Teller wird leer gegessen« – selbst zum Essen durchrang, konnte ich wieder normal essen.
Jasmuheen hat einen Bestseller mit dem Titel *Lichtnahrung* geschrieben, in dem sie über ihren 21-Tage-Prozess der Umstellung berichtet: von einem Kalorien verbrennenden Menschen zu einem Menschen, der sich von Prana ernährt. *Prana* ist das indische Wort für die universale Lebenskraft; in China heißt sie *Chi* (oder *Qi*), in

Japan *Ki* usw. Ich beschloss, ein sogenannter *Breatharian* zu werden, ein Mensch, der sich ausschließlich von *Prana* ernährt.
Der dreiwöchige Prozess läuft folgendermaßen ab: Sie ziehen sich für diese 21 Tage komplett zurück – von allen und jedem. Sie müssen diese Zeit in vollkommener Abgeschiedenheit verbringen: keine Bücher, keine E-Mails, keine Zeitungen, Zeitschriften etc., kein Fernsehen, kein Radio, einfach nichts. Sie sollen ganz und gar bei sich selbst sein, in Stille, und schlafen, meditieren, entspannen; keine Ablenkungen, nur Ihre eigenen Gedanken.
In der ersten Woche dürfen Sie weder essen noch trinken, in der zweiten und dritten Woche können Sie – falls Sie möchten – ein halbes Glas Wasser pro Tag trinken. Das war's. Falls Sie überlebt haben, sind Sie nun ein Breatharian. Ich bin mir der medizinischen Unmöglichkeit bewusst, habe in der Zwischenzeit jedoch mehrere Breatharians getroffen, die allesamt großartig und gesund aussahen. Es waren aufrichtige Menschen, die mir ihre Lebensgeschichten erzählten und was dieser Prozess bei ihnen bewirkt hatte: Er hatte sie alle dem *Spirit* näher gebracht. Sie alle waren sehr liebevolle, offene Menschen, von einer Aura des Glücks und der Seligkeit umgeben.

Die längsten vier Tage meines Lebens

Also beschloss ich, es ihnen gleichzutun. Ich begann den Prozess zusammen mit Maryann Machado, einer engen Freundin. Wir hatten uns entschieden, es gemeinsam anzugehen, weil auf diese Weise jeder von uns beiden auf den anderen achtgeben konnte, aber zugleich vereinbart, nicht miteinander zu sprechen oder uns gegenseitig von den Prozessen abzulenken, durch die wir gehen würden.
Die ersten drei Tage waren grauenvoll. Ich bekam mein Gehirn

nicht zur Ruhe, es hörte nicht auf, mich zu warnen und mir mitzuteilen, wie blöd ich sei und dass ich sterben würde. Ich wurde meiner selbst überdrüssig, konnte nicht meditieren und fühlte mich von Tag zu Tag schwächer. Die Ironie an der Sache: Man war nur ein paar Schritte vom Waschbecken entfernt, zog es aber vor zu leiden. Mein Mund war so trocken wie Sandpapier, meine Zunge geschwollen und meine Kehle glich der eines Cowboys in der Wüste. Nach zwei Tagen war ich erschöpft und lag die ganze Zeit im Bett, während Maryann den Lotossitz eingenommen hatte und ebenso feierlich wie friedvoll wirkte. Am vierten Tag fühlte ich mich jämmerlich und erinnerte mich an die Worte meiner Professoren, als sie uns erklärt hatten, wie Nieren zu versagen und zu zerfallen beginnen. Allmählich sah ich in Halluzinationen, wie sich meine Nieren nach und nach in Gelatine verwandelten und dahinschrumpften: Ich würde nur ein paar Meter vom Wasserhahn entfernt sterben. Wie blöd könnte ich sein? Ich fühlte mich schrecklich und wusste, dass ich mich zwischen Leben und Sterben entscheiden musste.

Kapitulation und Vertrauen in die göttliche Kraft

Jasmuheen hatte immer vom *DOW (Divine One Within)* gesprochen, dem göttlichen Einen im Inneren. Sie verwendete diesen Ausdruck anstelle von *höheres Selbst, Gott* oder *Universelle Kraft,* um jegliche Assoziation zu vermeiden. In China nennt man es *TAO,* wo Yin und Yang verschmelzen, den Ruhepunkt, an dem alles vollkommen und vollständig im Gleichgewicht ist.

Ich entschloss mich, zu vertrauen und alle Todesangst loszulassen. Also akzeptierte ich die Gefahr, dass ich sterben könnte, und schloss für den Fall der Fälle meinen Frieden damit. Ich gab mich allem hin, was auch immer geschehen könnte – und augenblicklich kam Friede über mich. Ich spürte, wie ich im wahrsten Sinn des Wortes aus meinem Körper ausstieg, dann schwebte ich zwei Meter über meinem schlafenden Körper und dachte: »Jetzt bin ich tot, jetzt ist es vorbei.« Im selben Moment war ich zurück in meinem Körper und fühlte diese Lichtwesen an mir arbeiten. Ich erkundigte mich, wer sie seien. Sie entgegneten: »Wir sind das, was du *Engel* nennen würdest, und wir richten deine DNA auf deine göttliche DNA aus, sodass du nicht länger zu essen und zu trinken brauchst und direkt vom *Spirit* genährt werden kannst.« Damals konnte ich sie sehen: Wesen aus hellem, durchscheinendem Licht, die meinen Körper berührten und Energien, Farben, Frequenzen, Töne und Schwingungen in ihn einstrahlten. Ich fühlte so viel Liebe durch mich hindurchfließen, dass ich ständig ein breites Lächeln auf meinem Gesicht hatte. Sie arbeiteten zwei Tage lang ununterbrochen an mir, wobei ich die ganze Zeit immer wieder einschlief, aufwachte, einschlief ... Ich schlief tief und hatte wunderschöne Träume, in denen ich himmelsgleiche Orte besuchte, deren Existenz ich zuvor nicht einmal erahnt hatte.

Nur Minuten nach meiner Kapitulation war die Feuchtigkeit in meinen Mund zurückgekehrt, die Trockenheit verschwunden. Drei Stunden später musste ich zum ersten Mal in zwei Tagen auf die Toilette und gab dort mehr Urin von mir, als in ein Wasserglas gepasst hätte. Danach ging es steil aufwärts. Am fünften Tag war meine Urinmenge beinahe normal. Ich verspürte keinen Durst mehr. All meine Stärke kehrte zurück. Ich machte noch sechs Monate lang ohne Essen und Trinken weiter und habe mich nie friedvoller oder wohler gefühlt.

Zum Schluss ein wichtiger Hinweis: Diesen Lichtnahrungsprozess darf man keinesfalls ohne angemessene Vorbereitung unternehmen; deshalb rate ich eindringlich davon ab, ihn auf eigene Faust zu versuchen!

Nebenwirkungen der Lichtnahrung

Ein paar Nebenwirkungen gab es durchaus auch: So war ich dermaßen sensibilisiert, dass ich die Gedanken und Gefühle anderer hören und in ihre Vergangenheit hineinblicken konnte. Ich empfing sogar Bilder aus ihren früheren Leben. Das war nicht angenehm, denn ich sah vor allem ihre ungelösten Probleme und Traumata. Das geschah auch mit mehreren Menschen parallel – ungefähr so, als sähe ich zur selben Zeit auf zwanzig Bildschirmen zwanzig verschiedene Fernsehprogramme. Es war unerträglich für mich! Alleine oder in Gesellschaft einer einzigen anderen Person kam ich gut zurecht, aber in einer Menschenmenge war es fürchterlich.
Nachdem ich sechs Monate in diesem Zustand verbracht hatte, entschied ich mich, das Ganze zu beenden, weil ich nicht wusste, wie ich damit umgehen sollte, und niemand da war, der mich angeleitet hätte. Es gab aber auch andere Gründe aufzuhören: Wie langweilig ist es, ständig anderen Menschen beim Essen und Trinken zuzuschauen! Aus diesem Grund wurde ich »anti-sozial«, denn ich entdeckte, dass sich unsere Kultur um Essen und Trinken dreht und dass sich andere Menschen unbehaglich fühlen, wenn man nicht an ihren Ritualen teilnimmt. Ein weiterer wichtiger Grund: Dauernd wurde ich gefragt, wie es denn sei, nur von Lichtnahrung zu existieren. Wohin auch immer ich ging: Alles konzentrierte sich auf dieses Thema – was mich erheblich störte. Diese Erfahrung barg zwar viel Gutes, aber um meiner Arbeit

nachgehen zu können, entschloss ich mich, nicht dauerhaft nur von Licht zu leben.
Mir steht es frei, die Fähigkeit an- oder auszuschalten. Während eines fünftägigen Workshops schalte ich sie für gewöhnlich an und esse so gut wie nichts, damit ich die Energien deutlicher spüren und mich stärker auf mein DOW, das göttliche Eine im Inneren, ausrichten kann. Es ist, als würde man einen Vorhang lüften, der sonst die außersinnliche Wahrnehmung versperrt.

Der ultimative Durchbruch: Sich mit dem göttlichen Einen im Inneren synchronisieren

Nachdem ich fast sechs Monate lang von Lichtnahrung gelebt hatte, war mein Leben nie mehr wie vorher. Ich erlebte einen Durchbruch: Was wäre, wenn ich meine Patienten mit ihrem DOW in Kontakt bringen und es als Heilkraft verwenden könnte? Ich begann mit Untersuchungen zu diesem Thema und brachte dadurch das Konzept des Omega Healing auf ein völlig neues Niveau. Wenn ich jemanden mit seinem DOW verband, konnte ich diesen kranken Menschen damit auf die ihm innewohnende Blaupause für vollkommene Gesundheit ausrichten. Wenn ich diesen Bauplan in das autonome Nervensystem (ANS) des Patienten DOWnloade, kann ich ihn als perfekte, führende göttliche Matrix für dessen Heilungsprozess einsetzen.

Die Vielschichtigkeit des Körper-Geist-Seele-Komplexes

Die wissenschaftlichen Kenntnisse über die Funktionalität des Körpers sind noch auf einem niederen evolutionären Stand. Genau dies macht die Schulmedizin ziemlich gefährlich für Gesundheit und Wohlbefinden gesunder wie kranker menschlicher Wesen. Die Funktionsweisen des menschlichen Körpers (auf mechanischer Ebene) lassen sich am besten einteilen in:

- Energetischer und Emotionalkörper
- Biochemischer und zellulärer Körper
- Seelenkörper

Alles beginnt zuerst auf der energetisch-emotionalen Ebene: Kommt es hier zu Störungen des Gleichgewichts, hat das Auswirkungen auf die nächste Ebene, also die hormonellen und biochemischen Regulierungssysteme. Dadurch wird das Nervensystem allmählich immer stärker beeinflusst – was schließlich zu Funktionsstörungen auf Zell- und Organebene führt.
Die Ursachen können unterschiedlich sein. Kaum jemand wird wohl meiner Behauptung widersprechen, dass der wirksamste Umgang mit einer Krankheit die Behandlung ihrer Ursachen ist.
Ein Beispiel: Entspringt Ihre Krankheit einem emotionalen Trauma, dann wäre es offensichtlich die beste Vorgehensweise, sich diesem ungelösten Problem zu widmen. Die Einnahme eines Arzneimittels, das den Chemiehaushalt Ihres Körpers beeinflusst, wird das Ursprungstrauma nicht erreichen, da es den falschen »Körper« behandelt. Ich denke, darüber können wir uns einig sein.
Ein anderes Beispiel: Gesetzt den Fall, die Wurzeln Ihrer Krankheit liegen im spirituellen Bereich (ein Muster aus einem vergangenen Leben tritt in Ihrem Leben immer wieder auf, oder Sie haben Asthma als Manifestation einer traumatischen Todeserfahrung), und Sie nehmen ein Medikament oder Heilkräuter dagegen ein oder verändern Ihre Ernährung, dann werden Sie vergeblich auf Besserung

hoffen. Eine andere Person jedoch – mit derselben Krankheit, aber mit den Wurzeln auf der ersten Ebene, die gut auf Ernährungs- und Verhaltensumstellung reagiert – mag spirituelle Heilung nicht effektiv finden, aber mit Diät und Bewegung gute Erfahrungen machen.

Intervention kontra Synchronisation

Die Umkehrung dieses Prozesses gestaltet sich wesentlich komplizierter, da es zahllose Interaktionen zwischen Teilen des Körpers auf der physischen Ebene, den Energiesystemen, Umwelteinflüssen sowie seelischen, mentalen und emotionalen Komponenten gibt. Ein Eingriff in dieses vielschichtige, stark verzweigte selbstregulierende System, das wir nicht restlos durchschauen, kann sogar noch größere Schwierigkeiten hervorrufen. Es ist reichlich anmaßend, zu glauben, wir hätten genug Weisheit, um dem Körper vorschreiben zu können, wie er seine Arbeit richtig zu erfüllen habe, nachdem er das bereits seit Jahrmillionen erfolgreich tut.

Wir haben unsere Umwelt in einer Geschwindigkeit verändert, mit der keine Form von Evolution Schritt halten kann. Seit 150 Jahren versucht der Körper dies aufzuholen, doch er wird diesen Wettlauf verlieren, da wir immer mehr biochemische Giftstoffe und elektromagnetische Störfelder einbringen.

Das Hauptproblem hat unser Körper heutzutage mit der Art, wie unser häufig allzu stressbeladenes Leben, unsere Kultur und Technologie störend in die natürlichen physischen Prozesse eingreifen. Das stellt die größte Bedrohung für die Homöostase (Gleichgewichtszustand eines Organismus) dar. Diese rasanten technologischen Weiterentwicklungen beeinträchtigen das autonome Regulierungssystem, das es dem Körper ermöglicht, Milliarden von synchronen Abläufen pro Sekunde zu koordinieren, die für den Erhalt optimaler Gesundheit notwendig sind.

Omega Healing erhebt die Synchronisierung von Körperorganen, Nervensystem und Energiesystem zur obersten Priorität, damit diese harmonisch zusammenarbeiten und sich besser an ein dem menschlichen Organismus mehr und mehr entfremdetes Umfeld anpassen. Es ist, als beschleunigte man die Evolution durch die Nutzung des bereits vorhandenen DNA-Potenzials und anderer Anpassungsfähigkeiten. Der größte Durchbruch im Omega Healing geschieht durch die Möglichkeit, das ANS und das DOW aufeinander abzustimmen und zu synchronisieren und unsere DNA zu beeinflussen.

Synchronisation auf drei Ebenen

1. Körper-Geist-Komplex: das Bewusste und das Unterbewusste auf eine Linie bringen.
2. DNA-Ebene: die DNA auf Langlebigkeit, Glück und Gesundheit ausrichten.
3. DOW-Ebene: den Körper auf eine perfekte Blaupause (Bauplan) ausrichten und synchronisieren.

Wie das geht, erfahren Sie unter www.dielebensformel.de.

KAPITEL 10

Wissen, ohne zu wissen – und der 5. Heilungscode

Mein Leben stand unter dem Einfluss außergewöhnlicher Ereignisse: Einige davon gehören in die Rubrik *Koinzidenz* oder *Synchronizität*. Mein großer Lehrmeister in dieser Hinsicht war Deepak Chopra. In seinen Workshops unterrichtete er zahlreiche Menschen darin, was er *Synchrodestiny* nennt. Gemäß diesem Konzept lassen Sie die Synchronizität für sich arbeiten, indem Sie begreifen, auf welche Weise das Universum mit Ihnen kommuniziert und Sie auf das von Ihnen gewünschte Schicksal lenkt. Im Gefolge des allgemeinen Interesses an *The Secret*, dem Buch und einer DVD über das als *Gesetz der Anziehung* bekannte Phänomen, war dieser Ansatz eine Zeit lang sehr populär.

Meine Begegnung mit Deepak Chopra

Von all den Hunderten Geschichten, die ich Ihnen erzählen könnte, ist diese hier typisch für die Magie der Synchronizität. Sicher haben Sie schon von Deepak Chopra gehört, einem der führenden Köpfe bei der Verbreitung der alten vedischen Wissenschaft, die er mittels moderner Quantenphysik erklärt. Er war Coach für Berühmtheiten

wie Madonna und Demi Moore und hat über 50 Bücher verfasst, nicht wenige davon wurden zu Beststellern.
Ich selbst hörte 1995 zum ersten Mal von Deepak Chopra, durch meinen Freund Ralph Bakker, jenen Mann, der Deepak Chopra als Erster in die Niederlande holte. Ralph und ich sind gemeinsam die Autoren des Bestsellers *Vitality* [d.h.: Vitalität]. Es war seinerzeit mein erstes Buch; das Schreiben stellte für mich eine sehr schwierige Aufgabe dar: Es kostete mich mehr als neun Monate Zeit, meinen Teil des Buches fertigzustellen. Ich dachte mir, es müsse noch einen anderen Weg geben, nachdem mir Ralph von Deepak und seinen vielen Büchern erzählt hatte. Also beschloss ich, Deepak um Rat zu bitten, allerdings auf andere Art und Weise, als man es wohl erwarten würde: Ich ging in Meditation. Damals experimentierte ich damit, Kontakt zu spirituellen Führern zu suchen und ihren Rat zu erbitten. Als ich sie fragte, wie es Deepak möglich war, dermaßen viele Bücher zu schreiben, erwiderten sie mir (ich sah und hörte es in meinem Kopf): »Weshalb fragst du ihn nicht selbst?«
Im selben Augenblick erschien Deepak vor mir. Seine Ruhe und heitere Klarheit bestimmten meinen ersten Eindruck; er war offen und sehr unkompliziert. Ich richtete meine Frage an ihn. Er lächelte nachsichtig, als spräche er zu einem jungen Schüler (der ich ja tatsächlich war), und antwortete: »Du musst auf deine göttliche Schöpferkraft vertrauen. Erlaube den Dingen einfach, zu geschehen. Erzwinge nichts. Vertraue darauf, dass sie in angemessener Zeit geschehen werden.«
Kaum hatte er diesen Satz zu Ende gesprochen, verschwand er auch schon mit den Abschiedsworten: »Ich freue mich darauf, dich wieder zu treffen.«

Ich war wie elektrisiert. Bildete ich mir das nur ein, oder war es Wirklichkeit?
Ich zog los, kaufte mir vier Bücher von Deepak Chopra und platzierte sie auf meinem Schreibtisch zur Erinnerung an diese einmalige Erfahrung.

Ein paar Monate später hatte ich zwei weitere Bücher geschrieben, jedes in der Rekordzeit von wenigen Wochen. Mein Buch *Who Are You Really?* [d. h.: Wer bist du wirklich?] wurde in Holland ein Bestseller. Ich hatte es binnen acht Stunden diktiert.
Inzwischen bin ich Autor von über 50 Büchern und laufe mich gerade erst warm.

Ein paar Jahre später, es war November oder Dezember 1997, erreichte mich die Werbung für eines von Deepak Chopras Seminaren. Es trug den Titel *Seduction of Spirit* [d. h.: Verlockung des Geistes] und war ein einwöchiges Meditationsretreat, das im März 1998 in Goa/Indien stattfinden sollte.
Ich studierte die Broschüre und wünschte mir, teilnehmen zu können, doch damals besaß ich weder die nötige Zeit noch die finanziellen Mittel. Ich hatte eine immense Summe in ein neues Unternehmen in den Niederlanden investiert, sodass mein Bankkonto tief in den roten Zahlen steckte. Also warf ich die Werbung in den Papierkorb.
Zwei Tage danach brachte meine Schwester, die für mich arbeitete, den Müll hinaus. Als ich meinen Papierkorb zurückbekam, hing die Broschüre immer noch darin. Ich fischte sie heraus, knüllte sie zusammen und spielte Basketball damit. Beim vierten Versuch traf ich den Papierkorb.

Kurz darauf waren meine Söhne Sunray (9) und Joey (7) in meinem Büro, wo sie wie üblich spielten und herumrannten. Nachdem sie gegangen waren, lag die Broschüre auf meinem Schreibtisch. Plötzlich verstand ich die Botschaft: Meine geistigen Führer versuchten mir etwas zu sagen.

Wieder begab ich mich in eine geführte Meditation und erhielt die Mitteilung: »Du musst nach Indien gehen.«

»Wieso?«, wollte ich wissen.

»Um Deepak Chopra zu treffen«, erwiderten sie.

»Und warum dafür der ganze Weg nach Indien?«

Die Antwort klang wie ein bekannter Werbeslogan: »Just do it! [Tu's einfach!]«

Da saß ich nun – in einer regelrechten Zwickmühle. Wenn ich nach Indien flog, sollte meine Partnerin auch mitkommen. In unserer Kasse herrschte Ebbe. Doch nach einiger Diskussion entschlossen wir uns trotzdem dazu.

Am 26. Februar flogen wir los, mit Zwischenstopp in Frankfurt. Am 28. Februar, einem Samstag, landeten wir nach einem langen Flug um die Mittagszeit in Goa.

Am Tag darauf begannen wir mit einer Einführung in Deepaks Meditationstechnik (Primordial Sound Meditation). Meine Lehrerin Mallika war eine reizende, schöne junge Inderin. Sie sprach mit leiser Stimme und gab mir für die Meditation mein spezielles Mantra – es wird auf der Basis der Geburtsdaten individuell formuliert. Wir unterhielten uns ein bisschen, und sie erzählte mir, sie sei Deepaks Tochter. Schmunzelnd sagte ich: »Sie sind das erste Zeichen.« Sie verstand nicht, was gemeint war, und ich machte mir nicht die Mühe, es ihr zu erklären: Ich hatte um ein paar Zeichen gebeten, als Bestätigung dafür, dass alles so ablief, wie es sein sollte.

Voller Freude verließ ich den Raum, glücklich über diesen guten Anfang.
Am Montagmorgen gab es einige Yoga-Übungen und danach eine Gruppenmeditation, am Nachmittag machte Deepak die Gruppe mit einigen speziellen *Sutras* bekannt. Es war spannend, ihn endlich persönlich zu sprechen. Er wirkte genauso auf mich wie in der Meditation ein paar Jahre zuvor. Der Tag floss dahin, sehr angenehm und ergiebig.
An diesem Abend kam Lucy, eine Freundin von mir, Psychologin und Meditationslehrerin aus Mexiko, während des Essens zu mir: »Rita, Deepaks Frau, hat auf irgendetwas allergisch reagiert. Niemand weiß einen Rat. Ich habe ihnen gesagt, du könntest sie kurieren!«
Ich war geschockt. Dieses Zeichen hatte ich nicht erwartet. (Man kann übrigens gar nichts erwarten!) Ich willigte ein, sie mir anzusehen und zu prüfen, was ich für sie tun konnte. Meine Partnerin Tricia hatte einige Sonnenschutzmittel, etwas gegen Moskitos und Ähnliches im Gepäck. »Zufällig« befand sich auch eine homöopathische Salbe gegen Allergien darunter.
Ich nahm die Tube mit und machte mich auf den Weg zu Rita. Sie war ruhig und zeigte mir die Stelle an ihrem Nacken, wo die Reaktion aufgetreten war. Mit dem kinesiologischen Muskeltest stellte ich fest, dass unsere Salbe exakt das richtige Heilmittel für sie war. Das entsprach einer Wahrscheinlichkeit von eins zu einer Million! Ich war restlos verblüfft und begann an mir selbst zu zweifeln. Deshalb wollte ich die darunter liegenden Emotionen bei ihr vollständig abklären. Doch eine Stimme in meinem Kopf sagte: »Hab Vertrauen, es ist alles in Ordnung und Teil des Plans!«
Also entspannte ich mich, gab Rita die Tube mit der Heilsalbe, dazu

die Anweisung, mir Bescheid zu geben, falls keine Veränderung einträte.

Am Dienstag gegen Mittag sah ich Rita wieder: Sie fühlte sich wesentlich besser und war sehr erleichtert. Am Mittwoch ging ich nach dem Seminarprogramm zu Mallika hinüber, die an einem Schreibtisch hinten im Raum saß.

Ich hatte mein Gespräch mit Mallika gerade begonnen, als Deepak hereinkam und wie aus dem Nichts auch Rita auftauchte. Sie hatte Deepak mitgebracht, weil er mich kennen lernen sollte, aber mir war das nicht klar, sodass ich mich bei Mallika erkundigte, ob sie mich ihrem Vater nicht vorstellen könne.

»Warum fragen Sie ihn nicht gleich selbst?«, meinte sie und deutete auf Deepak und Rita, die im selben Augenblick bei mir angelangt waren.

»Deepak, ich möchte dich mit Doktor Roy bekannt machen«, sagte Rita. »Er hat mir wegen meiner Allergie geholfen.«

Deepak schüttelte mir die Hand und dankte mir. »Kann ich irgendetwas für Sie tun?«, wollte er wissen, worauf ich lächelnd entgegnete: »Ja, hätten Sie vielleicht fünf oder zehn Minuten Zeit für mich?«

Deepak antwortete: »Was halten Sie von einem gemeinsamen Mittagessen morgen?«

Am 5. März aßen wir zusammen zu Mittag. Dieser Lunch sollte beträchtliche Auswirkungen auf den Rest meines Lebens haben.

Während der nächsten paar Jahre arbeitete ich eng mit Deepak zusammen. Bei mehreren seiner Kurse war ich Gastredner und leitete außerdem einige Workshops in seinem Zentrum in La Jolla, Kalifornien. Und ich lernte eine ganze Menge von ihm. Das Wichtigste war die Kraft der Intention und die Information, dass der beste Standpunkt der Raum des Nichtwissens ist. Im Hinblick auf das

Schreiben von Büchern war das klar für mich, doch später wurde es auch Bestandteil des Omega Healing.
Bevor ich darauf näher eingehe, möchte ich Ihnen von einem anderen synchronistischen Ereignis erzählen: wie es zu meinem Treffen mit Carlos Santana kam.

Durch Carlos Santana von der Depression geheilt

Der weltberühmte Musiker Carlos Santana zählt zu meinen persönlichen Helden. Als Neunzehnjähriger verbrachte ich meinen ersten Winter in den Niederlanden. Ich hatte meinen Vater um Geld für ein Flugticket gebeten, weil ich Weihnachten und Silvester zu Hause auf Aruba verbringen wollte. Im Winter davor, ein paar Monate nach Beginn meines Medizinstudiums, hatte er mir ein Flugticket nach Hause geschickt. Ich litt unter Heimweh und hungerte nach Sonne. Ich war das graue Winterwetter leid; es drückte auf meine Seele, ich war launisch und reizbar.
Aus unerklärlichen Gründen verweigerte mir mein Vater diesmal das Ticket. Schließlich wurde ich wirklich und wahrhaftig depressiv. Die meiste Zeit jenes Winters verbrachte ich im Bett, fühlte mich scheußlich und neigte sogar phasenweise zu Suizidgedanken. Eines Tages kam ein Freund zu Besuch und stellte das Radio an. Dort lief gerade ein melancholisches Lied – und augenblicklich ging es mir besser. Ich flehte meinen Freund an, den Song für mich aufzutreiben. Er stammte von Carlos Santana, war die B-Seite der Single mit seinem Welthit *Black Magic Woman* und hieß *Samba pa ti*. Das war 1971. Ich hörte das Lied Tag und Nacht, und dabei ging es allmählich aufwärts mit mir. Der Song hob buchstäblich meine Stimmung, und meine Energie kehrte langsam zurück.

Zwei Wochen später war ich wieder voller Leben und Elan. Ich war so dankbar für dieses Lied, dass ich einen Wunsch aussandte: »Eines Tages möchte ich gerne Carlos Santana persönlich für diese Platte danken!« Mein nächster Gedanke war: »Du meine Güte, wer bin ich denn, mir so etwas zu wünschen? Ich lasse diesen Gedanken los und gebe mich in Gottes Hand; was geschehen soll, wird geschehen.«
Ein Jahr später hatte ich das Ganze völlig vergessen.
Lassen Sie uns jetzt einen Sprung ins Jahr 2002 unternehmen.

Synchrodestiny am Werk

2001 sollte ich gemeinsam mit meiner Kollegin Dr. Cutler in Kalifornien ein Seminar über Allergien halten. Frau Dr. Cutler gehörte zu den führenden Experten auf dem Gebiet und hatte mehrere Bücher zu diesem Thema verfasst. Sie rief mich an, um mir mitzuteilen, sie müsse den Kurs leider aus persönlichen Gründen absagen.
»Möchten Sie darüber reden?«, erkundigte ich mich.
Daraufhin erklärte sie mir, sie stecke gerade mitten in ihrer Scheidung und habe Probleme, damit umzugehen; deshalb sei sie nicht in der Lage, sich auf die Seminarvorbereitung zu konzentrieren.
Ein paar Jahre davor hatte ich meine eigene Scheidung durchzustehen, sodass ich die emotionalen Turbulenzen kannte und wusste, wie sehr man darunter leiden kann. Also bot ich Frau Dr. Cutler an, sie zu coachen, und zwar am Telefon, denn ich lebte in Florida und sie in San Francisco.
Wir wurden Freunde, und sie war glücklich über meine Unterstützung und die Einsichten, die sie durch unsere Gespräche gewann. Sie hörte nicht immer alles gerne, da ich manchmal sehr konfrontierend war, aber es half ihr ein ganzes Stück weiter.

Eines Tages, im Jahr 2002, rief sie mich an und erzählte mir, eine ihrer besten Freundinnen sitze gerade an einem Buch und habe eine Schreibblockade. Sie habe ihrer Freundin gesagt, sie sei überzeugt, dass ich ihr da heraushelfen könne.

Ich war kein bisschen interessiert; ich war sehr beschäftigt und hatte keine Lust, die ganze Strecke nach San Francisco zu fliegen, um dieser Frau zu helfen. Meines Wissens gab es dort andere, die das Gleiche oder mehr tun konnten. Doch Dr. Cutler ließ nicht locker und wollte mich unbedingt überreden. Aber ich blieb bei meinem Nein. Ich war so stolz auf mich: Nach all diesen Jahren beherrschte ich endlich die Kunst, Nein zu sagen und mich zu behaupten. Und sosehr ich Dr. Cutler mochte, so wenig war ich bereit nachzugeben – bis sie sagte: »Es handelt sich um Deborah Santana, die Frau von Carlos Santana. Ich habe ihr versprochen, ich würde alles daran setzen, um dich zum Herkommen zu bewegen.«

Einen Moment lang verschlug es mir die Sprache. Im nächsten Augenblick war der Wunsch wieder präsent, den ich vor über 30 Jahren ans Universum gesandt hatte. Und jetzt sollte sich nicht nur mein Wunsch erfüllen – nein, das Universum eröffnete mir sogar die Möglichkeit, etwas zurückzugeben!

Meine Begegnung mit Carlos Santana

Und jetzt war ich hier, im Haus des Ehepaars Santana, und arbeitete mit Deborah, die an ihren Memoiren schrieb. Titel: *Space Between the Stars* [d.h.: Raum zwischen den Sternen]. Ich machte eine sehr erfolgreiche Sitzung mit ihr (sie berichtet davon im zweiten Band ihrer Memoiren, der 2010 erscheinen soll). Ich begegnete also nach 30 Jahren endlich Carlos Santana und konnte ihm danken, dass er den Song *Samba pa ti* komponiert hatte. Wir verbrachten den ganzen Abend miteinander und unterhielten uns nach dem Essen noch bis in die frühen Morgenstunden. Wie er mir erzählte, war auch er sehr niedergeschlagen gewesen – bis eines Abends die melancholischen Töne dieser Flötenmusik durchs Fenster seines New Yorker Hotelzimmers zu ihm hereindrangen. Er empfand es als sehr wohltuend, der Musik zu lauschen, und sah aus dem Fenster: Draußen stand dieser Obdachlose und spielte das Lied, das Santana später in *Samba pa ti* verwandelte.

So ist Synchronizität am Werk: jener Raum, in dem wir mit der unendlichen Weisheit unseres göttlichen *Spirit* verbunden sind und der so weit über die Grenzen unseres Verstehens hinausreicht, dass man den Geschehnissen besser ihren Lauf lassen sollte, anstatt sie kontrollieren zu wollen.

Lassen Sie mich noch ein wenig beim Thema Synchronizität bleiben, damit Sie restlos akzeptieren können, dass wir nichts darüber wissen, was wir im Lauf unseres Lebens erfahren.

Synchronizität

Synchronizität – das zeitgleiche Stattfinden zweier bedeutsamer, aber nicht kausal verbundener Ereignisse. Der folgende Text entstammt dem Buch *Incredible Coincidence* [d.h.: Unglaubliche Koinzidenz] von Alan Vaughan. Bei der Central Premonitions Registry (CPR) [Zentralarchiv für Präkognition] in New York galt Vaughan als eines der Medien mit den zuverlässigsten Vorhersagen weltweit. Das Buch beginnt mit der Frage »Was ist Synchronizität?«.

»Haben Sie jemals eine Koinzidenz erlebt, die Ihren Verstand ins Schleudern brachte – so wie die folgenden?

- *Ein Sex-Roman aus dem Jahr 1972 beschreibt mit rätselhafter Detailgenauigkeit die Entführung von Patricia Hearst im Jahr 1974.*
- *George D. Bryson checkt in einem Hotel ein und fragt rein spaßeshalber, ob Post für ihn da sei. Daraufhin händigt man ihm einen Brief aus: Er ist an den vorherigen Bewohner seines Zimmers gerichtet, der ebenfalls George D. Bryson hieß.*
- *Ein Bleisarg wird von einem Orkan ins Meer gerissen und schwimmt 2500 Kilometer weit … nach Hause.*
- *Edgar Allan Poes Gruselroman* Der Bericht des Arthur Gordon Pym *handelt von drei schiffbrüchigen Seeleuten, die einen Schiffsjungen namens Richard Parker töten und aufessen. 50 Jahre später wird er grauenvolle Realität, als schiffbrüchige Seeleute tatsächlich einen Schiffsjungen mit Namen Richard Parker töten und aufessen.*
- *Der Autor eines Buches über einen Ausbruch aus dem Alcatraz-Gefängnis begegnet – rein zufällig, auf einer Party – dem einzigen Menschen auf der Welt, der Zeuge dieses Ausbruchs war.*
- *Eine Hausfrau in Deutschland findet einen 40 Jahre zuvor verlorenen Ring wieder – in einer Kartoffel.*

Ist Ihnen auch schon etwas in dieser Art widerfahren, dann haben Sie damit die rätselhafte Welt der Synchronizität betreten. Der Begriff Synchronizität wurde vom bedeutenden Schweizer Psychiater Carl Gustav Jung geprägt, um das bedeutsame Zusammentreffen von Ereignissen ohne offensichtlichen Grund zu beschreiben. In den letzten Jahren wurde der Begriff allgemein immer geläufiger.«

In seinem Buch fasst Alan Vaughan die Bedeutung der Synchronizität zusammen, indem er sagt:

»Meine Fälle von unglaublichen Zusammentreffen deuten auf einige überraschende Dinge hin, welche für die Logik unseres gesunden Menschenverstandes nur schwer zu akzeptieren sein dürften:

1. *Wir scheinen durch ein übersinnliches Bewusstsein miteinander verbunden zu sein.*
2. *Unsere Lebensgeschichten liefern Anhaltspunkte dafür, dass wir auf der Ebene des Übersinnlichen mit den Lebensgeschichten anderer synchronisiert sind.*
3. *Jeder von uns hat offenbar auf der übersinnlichen Ebene eine Blaupause seines Lebens, die in die Zahnräder der Blaupausen anderer Menschen greift.*
4. *Wir haben offenbar eine unbewusste Vorkenntnis der Blaupause unseres Lebens.*
5. *Wir besitzen anscheinend eine außerordentliche übersinnliche Fähigkeit, die auf einer unbewussten Ebene wirksam wird.*
6. *Wenn wir willens sind, übersinnliche Erfahrungen zu machen, scheint dies unsere Bereitschaft zu Erfahrungen mit der Synchronizität zu erhöhen.*
7. *Synchronizität oder bedeutsame Zufälle scheinen Ergebnisse des miteinander vernetzten Bewusstseins mehrerer Individuen zu offenbaren – Individuen, von denen jedes auf übersinnliche Weise zu der Koinzidenz beiträgt.*

8. *Was wir mit PSI (außersinnliche Wahrnehmung und Psychokinese) bezeichnen, lässt sich als der Beweis für dieses wirksam agierende Bewusstsein deuten.*
9. *PSI scheint auf weit vielfältigere Art und Weisen zu funktionieren, als von der Parapsychologie gemeinhin angenommen wird.*
10. *Die herkömmlichen Gesetze von Raum und Zeit, Ursache und Wirkung sind auf übersinnliche und synchronistische Ereignisse nicht anwendbar.«*

So weit einige Konzepte aus dem Buch von Alan Vaughan – Pflichtlektüre für jeden, der mehr über diese faszinierende Welt wissen möchte.

Nach jahrelanger intensiver Beschäftigung mit diesen Dingen stieß ich auf das größte Hindernis für Anwender der alternativen Medizin: Wir glauben zu wissen, was wir tun. Vergleichen Sie das mit der Art, wie ein Schamane vorgeht, dann wird Ihnen klar, dass ein Schamane es eben *nicht* weiß. Schamanen folgen immer den Eingebungen des jeweiligen Augenblicks. Reiki-Behandler verstehen sich als Kanäle für den Durchfluss des universalen Chi. Sie befinden sich im Raum des Nichtwissens. Funktioniert etwas nicht, dann wissen sie nicht, weshalb dem so ist. Nach über 25-jähriger Arbeit mit Patienten glaubte ich zu wissen – doch tatsächlich weiß ich *nicht.* Ich musste einen Weg finden, mit dem DOW, dem göttlichen Einen im Inneren, zu kommunizieren, anstatt mit dem Unterbewusstsein oder dem Körper.

Im Raum des Nichtwissens: Der 5. Heilungscode

Das Paradigma des Omega Healing stürzt den Behandler vom Podest des überlegenen (Fach-)Wissens und der Arroganz und akzeptiert, dass er die komplexe Funktionsweise des menschlichen Körpers weder wirklich kennt noch versteht. Das erzeugt den notwendigen Respekt vor der Ehrfurcht gebietenden, dem Körper innewohnenden Weisheit hinsichtlich seiner eigenen Abläufe und lehrt, sich dieses Wissen zunutze zu machen, indem man damit arbeitet, anstatt ihm seine eigenen begrenzten Kenntnisse aufzudrängen.

Dieser 5. Code ist einer der wichtigsten Heilungscodes für einen Omega Health Coach: Er zwingt uns zum Eingeständnis unserer Anmaßung und unseres Egos wie auch zur Loslösung von dem Wunsch, bei einem Klienten ein bestimmtes Resultat zu erzielen. Unsere Aufgabe ist es lediglich, unsere Intention zu setzen und zuzulassen, dass die göttliche Weisheit ihre Wirkung entfaltet. Selbst neutral zu werden – bis dahin, dass wir gar kein Wissen mehr brauchen: Das erfordert intensive Übung und Arbeit an sich selbst. Auf diese Weise erwerben wir als Coach wie auch als Klient eine wesentliche Fähigkeit: das Anhaften des Ego loszulassen.

Die meisten Therapeuten glauben üblicherweise, sie seien für die Heilung ihrer Klienten verantwortlich; also sind sie auf das Ergebnis fixiert und nähren das Bedürfnis, das die meisten Menschen dazu bewegt, einen Heilberuf zu ergreifen: das Bedürfnis, anderen zu helfen, um sich selbst besser zu fühlen. Das ist ein Spiel des Ego, das den Therapeuten zum Alleinverantwortlichen für den Heilungsprozess erklärt.

Ganz anders beim Omega Healing, denn es basiert auf anderen Prinzipien: Der Behandler behindert den Heilungsprozess nicht, sondern erlaubt dem Universum, den besten Weg vorzugeben. Schon dieser Prozess wäre eine Teilnahme an der Omega-Healing-Ausbildung wert, denn das würde Ihr Leben und Ihre eigene Sichtweise grundlegend verändern. Tatsächlich berichten viele Teilnehmer, dass sie diese Ausbildung machen, weil sie in erster Linie persönlich davon profitieren wollen, und weniger, weil sie Heiler werden möchten. Viele kommen in dem Bestreben, sich persönlich weiterzuentwickeln und zu heilen sowie ihr eigenes Leben besser zu verstehen. Erfahrungsgemäß verändern sie ihre Bewältigungsstrategien für die Herausforderungen des Lebens innerhalb eines Jahres radikal.

Der erste Schritt, um neutral zu werden und sich von der Ergebnislastigkeit zu lösen, besteht im Erden und in der Rückverbindung mit der göttlichen Kraft im Inneren. Wenn Sie neutral sind, haben Sie die Offenheit, klar und unvoreingenommen zu sehen, was *ist*. Auf diese Weise respektieren Sie die natürliche Weisheit des Körpers. Gleichermaßen wichtig ist die Tatsache, dass die einzige Aufgabe des Omega Health Coach darin besteht, sich der geistigen Führung zu öffnen, um Heilungsblockaden aufzulösen und die zugrunde liegenden Ursachen zu korrigieren. Der Coach bewirkt eine Sofort-Integration, indem er durch das Klopfen von Akupressurpunkten das bioelektrische System des Körpers anspricht sowie die Chakras wieder ausgleicht (die Vorgehensweise werde ich im praktischen Teil erläutern). Der Omega Health Coach lernt, mit Telepathie und Distanzheilung zu arbeiten. All das geschieht unter der Führung der göttlichen Matrix. Und jeder kann es lernen.

Kurz gefasst ist die Prämisse beim Omega Healing, sich nicht über Ungleichgewichte im Körper hinwegzusetzen, sondern den natürlichen Drang des Körpers in Richtung optimaler Balance (Selbstheilung) zu verstärken und zu beschleunigen. Diese Prämisse kennzeichnet unsere revolutionäre Änderung des Blickwinkels auf Gesundheit und natürliche Therapien.

Respekt vor der uns innewohnenden Weisheit: Die göttliche Matrix

Je besser wir uns mit der göttlichen Weisheit verbinden können, desto mehr werden wir lernen, die dem Körper innewohnende Weisheit zu respektieren.

Beim Omega Healing haben wir den Begriff *göttliche Matrix* gewählt, um die hinter dieser Technik stehenden Grundprinzipien zu definieren. In anderen Heilverfahren werden die Bezeichnungen *göttlich* oder *immanent* bzw. *innewohnend* mit dem höheren Selbst, der Bewusstheit usw. assoziiert. Diese Definitionen von *immanent* bzw. *innewohnend* variieren je nach dem kulturellen oder akademischen Hintergrund des Anwenders.

Im Omega Healing wird die Verbindung mit der göttlichen Matrix oft auch als das Bewusstsein im Körper beschrieben, wie es sich im täglichen Leben beobachten lässt.

Manche Menschen sind achtsamer oder bewusster als andere. Einige sind eher geneigt, auf ihre Intuition zu vertrauen, und haben ein intuitives Verständnis dessen, was das Beste für ihren Körper ist. Solche Menschen werden rascher gesund. Bei anderen Menschen verhindert ihr persönlicher Hintergrund jede Art der inneren Kommunikation mit ihrem Körper. Es ist sehr traurig, dass es so etwas gibt, auch dass so viele Menschen die Fähigkeit verloren haben, sich auf die Bedürfnisse ihres Körpers einzustimmen. Hier setzt ein Omega Health Coach an, indem er diese Verbindung und das Gewahrsein wieder herstellt. Das erfordert eine gewisse Übung; deshalb erhält jeder Klient als Teil des Heilungsverlaufs die 12 geführten Meditationen, die sein Bewusstsein wieder auf Heilung auszurichten helfen.

Was ist die göttliche Matrix?

Die Philosophie des Omega Healing hat sich aus der Idee entwickelt, dass der Coach unbedingt vom Ergebnis losgelöst sein muss, um eine effektive Energiebalance herzustellen. Deshalb dient die göttliche Matrix als Medium, mit dem sich der Körper tatsächlich selbst heilen kann. Wenn die eigenen Vorstellungen des Therapeuten (die meist auf seinem Ego und seinen bisherigen Erfahrungen basieren) dieser Dynamik im Weg stehen, wird es für ihn schwierig, neutral zu bleiben und die spezifischen Kausalfaktoren und Heilblockaden aufzuspüren – einfach deshalb, weil der Therapeut im Hinblick auf das Ergebnis schon eine vorgefasste Meinung hat, die nicht unbedingt mit dem übereinstimmen mag, was gemäß der göttlichen Matrix erforderlich ist.

Die göttliche Matrix als holografische Blaupause für die perfekte Gesundheit des Individuums ist für mich der Kern des ganzen Konzepts. Diese Blaupause wird zum bestimmenden Arbeitsprinzip für das autonome Nervensystems, das damit über eine Art Kompass verfügt. Dieses energetische Konzept birgt unglaubliche Kraft: Wenn wir uns von der dreidimensionalen Welt losgelöst haben, sind wir in Kontakt mit der göttlichen Matrix, die auf das höchste und reinste Energiefeld ausgerichtet ist, das man sich vorstellen kann.

Folglich könnte man sagen, die göttliche Matrix ist der Prüfstein für den Reinheitsgehalt in diesem energetischen Verfahren. Es ist wichtig, zu verstehen, dass es sich bei der göttlichen Matrix nicht um eine Sache, eine Person, das höhere Selbst oder einen Aspekt Gottes handelt. Sie ist nichts anderes als die höchste, großartigste Vision unserer selbst im Zustand vollkommener Gesundheit und perfekt auf unseren Lebenszweck eingestimmt. Wie bereits erwähnt, hat Jasmuheen dies als das *Göttliche Eine im Inneren (DOW)* bezeichnet. Ein Omega Health Coach – und das ist für das Verständnis wichtig – stellt zunächst den Kontakt mit der eigenen göttlichen Matrix her und verbindet sich von dort aus mit der göttlichen Matrix des betreffenden Klienten. Ist der Coach geerdet und mit der höchsten Vision seines eigenen Selbst verbunden, befindet er sich in der *Zone,* dem Ort des Nichtwissens und des völligen Offenseins für geistige Führung. Auf diese Weise wird er zum Werkzeug der göttlichen Energie.

Was ist das Chi-Feld?

Im Omega Healing verbinden wir uns alle mit einem kollektiven Bewusstseinsfeld machtvoller Heiler und Lichtarbeiter. Diese mentale und spirituelle Verbindung ermöglicht den Omega Health Coaches, ihre Kräfte zu vereinen; dadurch wird die Heilungsintention vervielfacht und verstärkt – was den alles entscheidenden Unterschied ausmachen kann, wenn ein Mensch sich in einem Endstadium befindet und jeder Tag zählt.

Die Zone

Wenn ich im Zusammenhang mit dem Omega Healing von der *Zone* spreche, nehme ich damit nicht notwendigerweise Bezug auf einen veränderten Bewusstseinszustand – obwohl das Phänomen der Zone hin und wieder so erlebt wird. Ich meine mit Zone die Erfahrung eines Coach, wenn er so vollständig losgelöst und hundertprozentig offen ist, dass er eine Art laterales Denken oder Querdenken zulassen kann. Ich möchte betonen, dass diese Art des Denkens nicht unnatürlich ist.

Krankheit

Krankheit ließe sich definieren als eine Situation, in der die interaktiven Kräfte der Dualität (Yin und Yang, feminin und maskulin) offenbar nicht mehr im Gleichgewicht sind. Natürlich bedeutet gerade die Tatsache, dass diese Kräfte in Wechselwirkung zueinander stehen und sich gegenseitig bedingen, dass sie niemals wirklich aus der Balance geraten können.

Eine andere Betrachtungsweise: Krankheit stellt die Lösung eines Problems dar; der Körper verlagert seinen Fokus, um besser mit dem Problem umgehen zu können.

Noch eine andere Perspektive: Krankheit ist ein Weg des Unterbewusstseins, die Aufmerksamkeit auf etwas im Leben zu lenken, das übersehen wird: ein Warnsignal, dass etwas verändert werden muss.

Krankheit kann ebenfalls ein Ausdruck von Konflikten innerhalb des Unterbewusstseins und der Seele sein, die gelöst werden müssen. Die innere Anspannung, die infolge dieses Konflikts aufgebaut wird, äußert sich in der Krankheit.

Krankheit kann auch das Unvermögen des Körpers sein, sich ungünstigen Umständen anzupassen.

Immer jedoch nötigt uns eine Krankheit, mehr in die Tiefe zu gehen und nach dem Warum zu fragen.

Universales Bewusstsein

Als Bestandteil des Omega-Healing-Trainings müssen die zukünftigen Coaches die Technik der *Interaktiven Alpha-Meditation* (IAM) lernen. Mit der IAM-Technik demonstrieren wir ganz klar, dass sich jeder Mensch auf jeden anderen Menschen dieser Erde einstimmen kann, und zwar lediglich dadurch, dass er einen Weg findet, ihn zu identifizieren. Das könnte durch den Namen, das Alter und die Adresse geschehen, aber ebenso durch eine Haarlocke. Wie auch immer – hat er sich einmal auf einen Menschen eingeschwungen oder sich auf ihn konzentriert, kann der Coach mithilfe der IAM-Technik die Krankheiten und besonderen körperlichen Merkmale der betreffenden Person akkurat ermitteln, selbst wenn er sie nie zuvor gesehen oder getroffen hat.

Dies veranschaulicht, neben vielen anderen Systemen, die Existenz eines universalen Bewusstseins, zu dem die rechte Gehirnhälfte Zugang hat, falls sie entsprechend trainiert ist.

Wenn wir die Fähigkeiten unserer rechten Hemisphäre in die linke, mit Informationen programmierte Gehirnhälfte einfließen lassen, sind wir imstande, über die Verbindung der rechten Gehirnhälfte mit dem universalen Bewusstsein Zugang zu Informationen zu erhalten – Informationen über alles, worauf wir uns konzentrieren. Mit welcher Genauigkeit das gelingt, hängt von all den Variablen ab, die ich hier anspreche.

Um den Bezug zur göttlichen Matrix herzustellen: Fokussieren wir uns auf einen Klienten, dann zapft die rechte Hemisphäre Wissen über ihn an und benutzt dabei die strukturierte, sachbezogene Informationen liefernde linke Hemisphäre. Wir unterstützen die linke Gehirnhälfte mit sogenannten *Mind MAPs,* den *Mind Acces-*

sing Programs: Sie ähneln Flussdiagrammen, die einen Coach durch den Prozess leiten, um die richtigen Fragestellungen innerhalb der Systemintelligenz des Klienten zu finden.

Da unser Fokus auf dem allgemeinen Wohlbefinden eines Klienten liegt, werden die Fragen zu dieser Zielsetzung passen. Diese Klarheit gibt uns eine Antwort. Wir haben dieser Kommunikation den metaphorischen Namen *Göttliche Matrix* gegeben. Wie bereits ausgeführt, ist es die göttliche Matrix (Körperintelligenz) eines Klienten, die einen Wandel von Krankheit hin zu Gesundheit bewirkt.

Wir sollten realisieren, dass nicht alles so ist, wie es zunächst scheint, und dass es in Ordnung ist, wenn Informationen als Ergebnis inneren Wissens zutage treten. Das ist das Ziel des kinesiologischen Muskeltests: Er ist eine Art Anzeigeinstrument für die natürliche Körperintelligenz.

Wenn ich von der göttlichen Matrix eines Menschen spreche, meine ich damit die dem Körper eigene innere Weisheit und ihre Funktion bei der Heilung des Körpers. Beim Omega Healing besteht die Funktion der göttlichen Matrix darin, sämtliche Informationsfragmente einzubeziehen, die den Körper-Geist-Komplex ausmachen, und zu einem synchron funktionierenden Ganzen zusammenzuschließen. Auf diese Weise gewinnen wir einen Gesamtüberblick des Körper-Geist-Komplexes sowie aller seiner verschiedenen Teile und Systeme.

Funktionieren irgendwelche Einzelaspekte des Körpers nicht mehr richtig, dann bedient sich die körpereigene Weisheit der gesünderen Systeme und Teile, um die Heilung der erkrankten Bereiche zu bewirken. Die Wahl eines Therapeuten ist oft ein synchronistisches Ereignis; es wird von Kräften herbeigeführt, die sich unserer Vorstellung entziehen.

Wir bewegen uns rasant auf eine Zeit zu, in der Synchronizität zum Heilungsprozess gehören wird. Um dieses Geschehen zu unterstützen, müssen wir uns in den Raum der Nichtregulation und des Nichtwissens begeben.

KAPITEL 11

Tiefe Ursachenforschung und der 6. Heilungscode

Zu den Lehrmeistern, denen ich eine enorme Inspiration verdanke, gehörte auch der deutsche Arzt und Zahnarzt Dr. Helmut Schimmel (1928–2003), Begründer der Vega-Testmethode (VTM). Dieses Verfahren basiert auf einem elektronischen Gerät zur Messung des Hautwiderstands. Der Körper des Patienten wird mit unterschiedlichen homöopathisch verdünnten Substanzen in kleinen Fläschchen in Kontakt gebracht, um herauszufinden, ob die betreffende Person Kontakt mit bestimmten Toxinen, Viren, Bakterien oder mit Strahlung usw. hatte. Für mich als Akupunkteur war es faszinierend: eine völlig neue Realität und ein neues Paradigma. Dr. Schimmel war ein Genie.

Bevor er auf den Plan trat, stammte das am weitesten entwickelte System der neuen Wissenschaft Elektroakupunktur von Dr. Voll (1909–1989), einem weiteren weltberühmten deutschen Arzt, der auch zahlreiche neue Meridiane entdeckte. Außerdem ermittelte er einen Zusammenhang zwischen den Akupunkturpunkten und bestimmten Organteilen und Geweben; seine Methode ist nach ihm benannt: Elektroakupunktur nach Voll (EAV). Die EAV war wesentlich genauer als das gesamte Test- und Gerätearsenal der Schul-

medizin. Ihr einziger Nachteil bestand im Zeitaufwand von drei bis vier Stunden für einen kompletten Test.
Dr. Schimmel gelang ein gewaltiger Durchbruch, als er sich entschloss, nur mehr einen einzigen Akupunkturpunkt zu verwenden und diesen mit bestimmten homöopathisch aufbereiteten Lösungen von Organen, Enzymen, Hormonen, Vitaminen, Toxinen etc. zu kombinieren. Seine Prüftechnik war zwar weniger genau als die EAV, dafür aber wesentlich effektiver, da sie auch die Priorität des Kausalfaktors angeben konnte, der am dringendsten der Behandlung bedurfte. Während bei der EAV Hunderte Kausalfaktoren gleichzeitig behandelt wurden, folgte die Vega-Testmethode eher der Strategie eines Schachspiels. Ich lernte von Helmut Schimmel, detektivischen Spürsinn zu entwickeln, wurde einer der schnellsten Vega-Tester und kam auf viele neue Wechselbeziehungen. Alle drei Monate verschickte ich eine Vierteljahresschrift an Anwender in aller Welt und wurde zudem Helmuts Freund. Wir arbeiteten einige Jahre zusammen und hielten sogar gemeinsam Seminare ab. Ich organisierte auf Curaçao den ersten Weltkongress über die Vega-Testmethode. Der Heilungscode, den ich von Helmut Schimmel erhielt, umfasste die Fähigkeit, die richtigen Fragen zu stellen, denn die scheinbar richtige Ursache ist oft nicht die wahre Ursache.

Zahnprobleme sind keine Zahnprobleme

Eine wahre Fallgeschichte aus meinen Akten – ein Beispiel für die verschiedenen Bewusstseinsebenen: John, ein 22-jähriger Mann, konsultierte einen Zahnarzt wegen Karies an einem bestimmten Zahn. Der Arzt stellte nie die Frage, weshalb ausgerechnet dieser bestimmte Zahn kariös war. Stattdessen ging er vor wie ein Mecha-

niker: Er bohrte den Zahn auf und versenkte eine giftige Schwermetalllegierung im Mund seines Patienten, wobei er auch die Tatsache unberücksichtigt ließ, dass Quecksilber zu den Metallen mit der stärksten toxischen Wirkung auf Menschen gehört. Problem gelöst. Jahre später hatte John Probleme mit seinem Energiehaushalt. Er fühlte sich leer, fing sich alle möglichen Viren ein, darunter auch das Epstein-Barr-Virus (EBV), und wurde chronisch krank. Als er sämtliche konventionellen Wege ausprobiert hatte, begann John nach alternativen Wegen zu suchen. So beschloss er, einen alternativ arbeitenden Therapeuten aufzusuchen, den ihm ein Freund empfohlen hatte. Die Diagnose: John litt unter einer Quecksilber-Empfindlichkeit; die Zahnfüllung musste entfernt werden. Daraufhin ging es John zwar deutlich besser, doch er erholte sich nicht vollständig. Nach dreijähriger Behandlung mit alternativen Heilmethoden hörte John von mir und kam in meine Sprechstunde. Zu diesem Zeitpunkt war er 29 Jahre alt.
Worauf die anderen Behandler kein Augenmerk gelegt hatten:

- Warum hatte gerade dieser Zahn Karies?
- Weshalb reagiert John empfindlich auf Quecksilber?
- Wieso ist Johns Immunsystem nicht stark genug, das Epstein-Barr-Virus abzuschütteln?
- Wie lautet die mögliche Lektion oder Einsicht für John?

Ich fing an, John durchzutesten: Der Zahn stand in Verbindung mit dem Gallenblasenmeridian (jeder Zahn korrespondiert mit einem spezifischen Meridian). Die Gallenblase gehört zum Element Holz, das durch Ärger und Frustration geschwächt wird. Deshalb wollte ich von John wissen, mit welchen Frustrationen er sich als Anfangszwanziger konfrontiert gesehen und wer ihn wütend gemacht hatte. Der junge Mann brauchte nicht lange nachzudenken: »Mein Vater hat mich immer zum Jura-Studium gedrängt, ich sollte Anwalt werden wie er. Also begann ich mit achtzehn mein Jura-Studium und hängte es mit zwanzig an den Nagel, um Kunst und Malerei zu studieren. Daraufhin strich mir mein Vater den Unterhalt. Ich war so stinksauer, dass ich volle fünf Jahre lang kein Wort mehr mit ihm gesprochen habe!«

Bei meinem Test stellte sich heraus, dass diese Wut nicht nur Johns Zahn geschwächt, sondern darüber hinaus auch seine Nieren angegriffen hatte. Daher konnte John das Quecksilber nicht richtig ausscheiden, weshalb es sich allmählich angesammelt und eingelagert hatte, hauptsächlich in seiner Bauchspeicheldrüse und in der Milz. Aus Sicht der Akupunktur sind Milz und Pankreas mit einem niedrigen Selbstwertgefühl verbunden, daher fragte ich John: »Welche Empfindungen löste dein Vater in dir aus?«

»Er gab mir das Gefühl, ein Versager zu sein, weil ich nicht Manns genug war, in seine Fußstapfen zu treten. Das hat mich sehr verletzt! Ich habe mir Arme und Beine ausgerissen, um ihn glücklich zu machen, aber es hat nie gereicht. Und als mir klar wurde, dass ich nur für ihn Jura studierte, während mein Herz an der Kunst hing, wurde er wirklich böse und begann, mich schlecht zu machen.«

»Das erklärt, weshalb dein Immunsystem herunterfuhr und du für das EBV anfällig wurdest und dann chronisch erschöpft warst«, erläuterte ich.

Die Lehre daraus lag auf der Hand: John musste seinem Vater verzeihen und mit ihm Frieden schließen. Wir machten eine Vergebungssitzung, eine der wirkungsvollsten Heilungsstrategien im Omega Healing. Dazu gehört, dass wir uns auch immer selbst verzeihen, für unseren eigenen Anteil am Geschehen, auch wenn wir uns dessen nicht bewusst sind. Infolge der karmischen Gesetze ist das, was wir wahrnehmen können, möglicherweise nur die Hälfte der Geschichte.

Binnen drei Wochen war John ganz der Alte, energiegeladen, glücklich, wieder kreativ. Er hatte sich mit seinem Vater ausgesöhnt und ein wunderschönes Bild für mich gemalt.

Mir gefällt an dieser Geschichte, dass man die Diamanten findet, die bei der Seelenheilung helfen und das Karma für künftige Leben verändern, wenn man in der Lage ist, tiefer zu graben. Bleibt man dagegen an der Oberfläche und bringt nur die offensichtlichen Kausalfaktoren in Ordnung, dann arbeitet man nicht auf der Seelenebene, sondern gleicht nur die oberflächlichen Energien aus. Diese Erkenntnis habe ich als größtes Geschenk von meinem Lehrmeister Helmut Schimmel bekommen. Ich bedaure es, dass er nicht mehr hier bei uns ist. Er war ein Genie.

Werfen wir einen näheren Blick auf einige der Faktoren, an denen wir beim Omega Healing arbeiten, damit Sie ein klares Verständnis davon bekommen, wie wir auf verschiedenen Ebenen ansetzen.

Die Ursachen neutralisieren

Als wichtiger Teil des Omega Healing wird eine klare Ausgangsposition ermittelt, wenn der Klient zum ersten Mal kommt. Dazu benutzen wir das Kausalfaktoren-Einschätzungs-Diagramm.

Referenzpunkte für die Verlaufskontrolle

Wir orientieren uns an vier Referenzpunkten, um zu überprüfen, wie schnell oder langsam jemand auf die Behandlung anspricht.

Das hilft ihm, die Behandlung an die persönlichen Fortschritte des Klienten anzupassen.
Zuallererst muss der Omega Health Coach das biologische Alter eines Klienten ermitteln. Das geschieht über die Ausrichtung des Klienten auf die göttliche Matrix; diese wird dann mit dem autonomen Nervensystem (ANS) gekoppelt. Als Nächstes wird der Coach das ANS bitten, den gegenwärtigen Zustand des Körpers mit dem optimalen Zustand in der Blaupause und dem Potenzial des betreffenden Menschen (inklusive der Informationen in seiner DNA) abzugleichen. Dadurch wird das wahre Alter des Körpers aufgedeckt. Und natürlich kann dieses biologische Alter höher liegen als das chronologische (dem Geburtsdatum entsprechende) Alter.

Das biologische Alter

Liegt das biologische Alter des Klienten höher als seine tatsächlichen Lebensjahre, weist das auf eine vorzeitige Körperalterung hin. Einer der Hauptgründe ist natürlich übermäßiger Stress jeglicher Art, der infolge der Schäden durch freie Radikale häufig zu starken Verschleißerscheinungen führt. Freie Radikale sind aggressive Moleküle, die nicht immer von körpereigenen Antioxidantien in Schach gehalten werden können. Andere Ursachen sind Toxine, Infektionen, Strahlung, falsche Ernährung, übermäßiger Alkoholgenuss, Rauchen, zu häufige Besuche im Sonnenstudio, zu viel UV-Licht sowie Vergiftungen durch medizinische Interventionen, beispielsweise Chemotherapie und Arzneimittel. Doch können auch bestehende chronische Krankheiten den Alterungsprozess beschleunigen; Diabetes ist ein gutes Beispiel dafür.
In solchen Fällen ist es unser Ziel, im Lauf der Folgesitzungen das biologische Alter zu senken, bis es sich auf einem Wert unterhalb

des tatsächlichen Alters einpendelt. Der Omega Health Coach kann das biologische Alter verschiedener Organe austesten, um herauszufinden, welche davon zu schnell altern. Dies kann ein frühzeitiger Hinweis auf eine drohende oder bevorstehende Krankheit sein.
Sagen wir einmal, Sie seien ein 42-jähriger Verkaufsleiter im Vollstress, der pro Tag drei bis fünf Bier trinkt, eine Schachtel Zigaretten raucht und McDonald's sowie fettiges Essen liebt. Als Omega Health Coach könnte ich beispielsweise Folgendes feststellen: Ihr biologisches Alter liegt bei 48 Jahren, Ihre Lungen sind allerdings schon 60 Jahre alt, Ihre Leber ist 50 und Ihr Herz gleicht dem eines »echten« 64-Jährigen. Die anderen Organe sind jünger oder entsprechen in etwa Ihrem biologischen Alter. In Ihrem Fall würde das bedeuten, dass Ihr Herz und Ihre Lungen am meisten unter Ihrem Lebensstil zu leiden haben. Sie verfügen über eine sehr tüchtige Leber, deshalb können Sie sich Ihren Bierkonsum leisten, doch Sie müssen mit dem Rauchen aufhören und fettes Essen meiden. Dann würde ich Sie erneut testen, um zu sehen, ob die Regenerationskräfte Ihres Körpers wirksam sind oder ob man daran arbeiten müsste, sie in Schwung zu bringen. Als weiteren Referenzwert würde ich die toxische Belastung Ihres Körpers ermitteln.

Die toxische Belastung

Wäre ich Ihr Omega Health Coach, würde ich als Nächstes das Ausmaß der toxischen Gesamtbelastung in Ihrem Körper prüfen. Kann der Körper – sei es infolge von Stress, falscher Ernährung, aus Umweltgründen oder wegen anderer Faktoren – nicht länger alle von ihm aufgenommenen Schadstoffe ausscheiden, beginnt er, sie anzusammeln und in den Organen oder Geweben einzulagern. Das lässt sich mit einem schleichenden Erstickungstod vergleichen – als stopften Sie zuerst all Ihren Müll auf den Dachboden: Sobald er voll ist, fangen Sie an, ihn woanders zu horten. Irgendwann stinkt Ihr Haus, es wird von Ratten und Kakerlaken nur so wimmeln. Das Gleiche geschieht im Körper: Indem er Schadstoffe anhäuft, vergiftet er sich allmählich selbst; die Organe können nicht länger optimal funktionieren. Eine effektive Behandlung muss das toxische Level senken. Schon die Entgiftung als solche wird den Selbstheilungsprozess anregen.

Wie gut schafft es Ihr Körper, sich zu regenerieren und Gifte auszuscheiden? Der Omega Health Coach muss auch über die Regenerations- und Ausscheidungsfähigkeit des Körpers Bescheid wissen. Diese vier Faktoren zusammengenommen – biologisches Alter, toxische Belastung, Regeneration und Ausscheidung – liefern uns einen signifikanten ersten Referenzwert, an dem sich bei jeder Sitzung der weitere Fortschritt messen lässt. Die Regeneration hängt im Wesentlichen von der hormonellen Leistungsfähigkeit des Körpers ab. Die Ausscheidung geschieht über Nieren, Leber, Lungen, Dickdarm, Gallenblase, Schweißdrüsen, Speicheldrüsen, Tränendrüsen und die Haut. Wenn diese nicht optimal arbeiten, kann auch das zur Anhäufung von Giftstoffen führen.

Stressfaktoren

Zu den anderen Dingen, die wir kinesiologisch austesten, gehört das Stressniveau der einzelnen Organe. Welche unterliegen dem größten Stress? Welches hat die höchste toxische Belastung? Welches Organ ist am stärksten von der Heilungs-Blaupause des Körpers abgekoppelt? Der Körper wird nach Störherden (kleine Infektionen, die das ANS stören oder irreleiten) durchsucht. Einen Abszess am

Zahn beispielsweise, der die Abwehr schwächt und Erschöpfung hervorruft, würden wir als *Störherd* bezeichnen.

Die Meridiane

Das Energiesystem im Körper (die Meridiane) wird auch getestet. Meridiane sind die elektrischen Leitbahnen, die sämtliche Organe verbinden. Die konventionelle Medizin legt kein Augenmerk auf sie. Dennoch sind diese Energieleitbahnen äußerst wichtig für die Gesundheit. Der Omega Health Coach wird testen, welche am stärksten aus dem Gleichgewicht geraten sind, und sie wieder ausbalancieren (falls der Körper darauf hinweist).

Die Chakras

Auch die Chakras werden getestet. Chakras sind Regulierungssysteme für Energie, die noch feinstofflicher ist als bei den Meridianen. Dieses Konzept stammt aus Indien, wo es bereits vor Tausenden Jahren entdeckt wurde, und bringt die Vorstellung ins Spiel, dass die Chakras unsere Vergangenheit mit unserer Gegenwart verbinden – oder mit anderen Worten: unsere Biografie mit unserer Biologie. Es sind Frequenzsysteme, die auf die Lektionen unseres Lebens ausgerichtet sind, besonders auf die hartnäckigen Muster, in denen wir feststecken, zum Beispiel auf ungelöste Konflikte, die zu unterdrückten Emotionen führen und einen ganz eigenen blinden Fleck verursachen (Schattenseite).

Hängen wir in bestimmten Mustern fest, blockieren wir dadurch unsere Chakras und behindern ihre Funktion. Enthält die Erinnerungsdatenbank der Seele einen unbewältigten Konflikt, wird sich das auf die Chakras auswirken: Das erzeugte Kraftfeld wird eine Situation anziehen, die es uns ermöglicht, mit einem ähnlichen

Problem konfrontiert zu werden. Auf diese Weise ziehen wir andauernd bestimmte Situationen oder Menschen in unser Leben, bis wir authentischer werden und anders damit umgehen. Indem wir austesten, welche Chakras nicht in Balance sind, können wir einen Einblick in die blockierten Entwicklungsprozesse der betreffenden Person gewinnen.

Viele Kausalfaktoren auf Ebene 1

Ebene 1 ist die Körper-Geist-Ebene; daher muss man unbedingt auf dieser Ebene verstehen, weshalb das System schlecht funktioniert, und die Co-Faktoren ermitteln. Andere Faktoren, die ebenfalls ausgetestet werden, sind die Auswirkungen von Stress, Emotionen, Lebensführung/Gewohnheiten, Bewegungsmangel, fehlender Entspannung (wir testen auch die Stress-Entspannungs-Balance), außerdem der Ernährungszustand, der Hormonhaushalt, das Vorhandensein von Infektionen oder Allergien, Adrenalinsucht etc. Außerdem wird der Omega Health Coach nach Problemen Ausschau halten, hervorgerufen durch Zahnbehandlungen, Impfungen, Narbengewebe, Medikamente, Umweltgifte (Schwermetalle, Pestizide, Chemikalien), Hefepilz-Infektionen (Candida), Parasiten, Viren, Bakterien, Persönlichkeitsfaktoren und vieles mehr. (Es umfasst wirklich sehr viel mehr; dieser kurze Abriss sollte Ihnen nur eine Ahnung vermitteln, wonach ein Omega Health Coach routinemäßig sucht.)

Sämtliche aus diesem Anfangstest hervorgehenden Ergebnisse werden in ein Diagramm eingetragen, anhand dessen der Coach immer sofort erkennen kann, was vor sich geht und wie die betreffende Person auf die Methoden anspricht, welche Organe Heilungsfortschritte machen, welche nicht, und weshalb sie blockiert bleiben.

Diese Vorgehensweise lässt Omega Healing weit objektiver und genauer sein – und weniger esoterisch.

Die Prioritäten für die Behandlung

Haben wir dann sämtliche ermittelbaren Faktoren aufgelistet, beginnen wir, ihnen eine Rangfolge (Priorität) zuzuweisen. Dann wird die göttliche Matrix des Körpers des jeweiligen Klienten befragt: Welche Faktoren müssen am dringendsten behandelt werden, um den bestmöglichen Heilungsverlauf zu erreichen? In Abhängigkeit von den Antworten beginnt dann die Behandlung.

KAPITEL 12

Was hindert Sie daran, gesund zu werden? – und der 7. Heilungscode

Millionen von Menschen werden nicht gesund, nicht einmal mit den richtigen Therapien. Das fand ich schon immer zum Verrücktwerden. Ich habe diesbezüglich eine Menge Erfahrung, immerhin habe ich bereits Tausende von Patienten kostenlos behandelt. Einen Teilaspekt dieser Frage haben wir in den vorangegangenen Kapiteln bereits abgehandelt: Haben wir die wahren Kausalfaktoren herausgefunden? Doch bei meinen Forschungen und Untersuchungen begegnete mir eine große Gruppe von Patienten, bei denen das nicht ausreichte. Etwas in ihrem System blockierte die Heilung. Mitunter war es der *Spirit* selbst, wie die nächste Krankengeschichte zeigen wird.

Manchmal ist der Spirit bereit loszulassen

Anna war eine 68-jährige Italienerin. Sie sah immer noch sehr gut aus, hatte jedoch die Diagnose »Krebs im Endstadium« erhalten. Die Ärzte hatten ihr gesagt, sie habe nur noch sechs Monate zu leben. Sie war operiert worden, hatte Bestrahlungen bekommen und etliche Chemotherapie-Zyklen hinter sich. Als das keinerlei positive Wirkung zeigte, beendeten die Ärzte sämtliche Therapien. Anna hatte eine sehr aggressive Form von Nierenkrebs mit Metastasen in den Knochen. Sie litt unter Schmerzen und kam zu mir, um herauszufinden, ob ich etwas gegen ihre Schmerzen ausrichten könnte, denn das Morphin, das sie dagegen einnahm, wirkte nicht mehr.

Ich wollte wissen, wie sie über ihre Krankheit dachte.

»Ich will leben«, erwiderte sie, »aber zugleich bin ich des Lebens so müde, dass ich nicht weiß, ob ich so weitermachen will.«

»Was meinen Sie damit?«, erkundigte ich mich.

»Meine Kinder sind aus dem Haus, mein Mann ist gestorben, ich bin auf mich allein gestellt und habe keine Freude mehr am Leben. Nach meinem Gefühl bin ich lange genug hier gewesen, mein Körper ist nicht mehr in der Lage, sich wieder aufzurappeln.«

Ich bat sie um die Erlaubnis, mich mit ihrem höheren Selbst zu verbinden und ihr göttliches Selbst zu fragen, was wir am besten unternehmen sollten: ob ich meine Kräfte auf ihre Heilung verwenden sollte oder darauf, ihr die letzte Lebensphase so angenehm wie möglich zu machen.

Sie war einverstanden.

Ich versetzte Anna in tiefe Trance, verband ihr Bewusstsein mit ihrem göttlichen Selbst und stellte die Frage: »Welchen Weg sollen wir jetzt am besten verfolgen?«

Es war sehr interessant, denn die Antworten kamen zwar von ihr, doch ganz offensichtlich nicht aus ihrem Bewusstsein. Ich erhielt Folgendes zur Antwort: »Anna hat alles getan, wozu sie auf diesen Planeten gekommen ist. Ihr Körper besitzt die Fähigkeit zur Heilung, wenn sie es wirklich will; das wird eine große Herausforderung sein, ist aber machbar. Doch es würde darauf abzielen, ihr Menschenleben zu verlängern, und das dient nicht mehr zu ihrem besten Nutzen. Für uns ist es an der Zeit, heimzukehren und das Leben nach dem Tod zu genießen. Ich werde dir helfen, die Schmerzschwelle ihres Körpers zu erhöhen, damit das Leiden ein Ende hat. Du kannst sie darauf programmieren, die Engel um sie herum sowie ihre Großmutter, die ebenfalls hier ist, deutlicher wahrzunehmen. In ein paar Stunden wird sie sie sehen können. Sie kann sich von ihrer Familie verabschieden und ihnen erklären, es bestehe kein Grund zur Trauer, weil wir an einen besseren Ort gehen. Die Arbeit hier ist getan!«

Währenddessen hatte ich Tränen in den Augen und empfand tiefes Mitgefühl für Anna.

Als sie aus der Trance wieder zu sich kam, fühlte sie sich befreit. Sie hatte ihre Situation zwar genauso empfunden, aber jetzt besaß sie Sicherheit, und Friede senkte sich auf sie. Sie dankte mir. Dann programmierte ich ihr ANS darauf, ihre Schmerztoleranz zu steigern und Anna allmählich vom Körper loszulösen, damit sich ihre außersinnliche Wahrnehmung verbesserte.

Ein paar Tage später rief sie mich an, um Lebewohl zu sagen und mir mitzuteilen, sie könne Engel um sich herum sehen, außerdem spreche ihre Großmutter mit ihr. Ihre letzten Worte an mich waren: »Die Engel haben mir gesagt, dass ich morgen gehen werde. Ich möchte Ihnen noch einmal danken, leben Sie wohl!«

Am Tag darauf war sie gegangen. Ich bin sicher, sie ist jetzt an einem besseren Ort.

Wenn der *Spirit* bereit ist zu gehen, kann das ein Grund dafür sein, dass ein Mensch nicht gesund wird. Allerdings kommt das sehr selten vor. Ein anderer Grund kann eine karmische Schuld sein.

Karmische Schuld

George hatte zermürbende Schmerzen im unteren Rücken und in den Hüften. Auch nach einer OP waren die Qualen noch immer unerträglich. Ich kannte George aus meinen Jahren als aktiver Kampfsportler; er gehörte zur nachfolgenden Generation. Ich hatte den Kontakt zu ihm verloren, bis er sich wegen seiner Schmerzen bei mir meldete. Er erzählte mir seine Lebensgeschichte: Nachdem seine Zeit als Kickboxer vorbei war, hatte er sich aufs Drogengeschäft eingelassen und war Mitglied eines bekannten Drogenschmugglerrings mit Namen Oktopus geworden. Wie er feststellte, besaß er ein Talent dafür, Menschen zu töten, und wurde ein Auftragskiller. Innerhalb von 18 Jahren hatte er mehr als 14 Menschen umgebracht. Man hatte ihn nie gefasst; als Interpol die Bande aushob, war er entkommen und hatte drei Jahre lang mit Beduinen in der Wüste gelebt. Davon unendlich gelangweilt, war er zurückgekehrt, hatte sich gestellt und seine Haftstrafe abgesessen. Mittlerweile befand er sich bereits wieder fünf Jahre auf freiem Fuß.

Als ich George mit seinem göttlichen Selbst verband, sprach dieser Teil von ihm folgende Worte: »George empfindet keine Reue wegen seiner Taten. Wir haben diese Schmerzen verursacht, damit er zu dir käme und du ihm helfen könntest. Er muss seine karmische Schuld abtragen, indem er gemeinnützige Arbeit mit Kindern drogenabhängiger Eltern leistet und ihnen selbstlos hilft, diesen zerstörerischen Weg zu verlassen. Wenn er den Rest seines Lebens der Unterstützung anderer Menschen widmet, wird seine karmische Schuld zurückgezahlt sein. Sowie er diesen Weg einschlägt, werden seine Schmerzen verschwinden und wegbleiben. Er muss zu meditieren lernen und einen Weg finden, mit seinem göttlichen Selbst in Verbindung zu treten, damit es ihm zu erkennen hilft, was er angerichtet hat und wie er das in diesem Leben wieder in Ordnung bringen kann. Entscheidet er sich dagegen, wird er mehr leiden, als er sich je träumen ließe.«

George war völlig verwirrt; er verstand nicht ganz, was es mit seinem göttlichen Selbst auf sich hatte und weshalb er diese Botschaft bekam. Ich hatte Wochen damit zu tun, ihn zu coachen, um ihn auf den Weg der Seelenheilung zu bringen und ihm all dies bewusst zu machen. Seine Bewusstheit lag verschüttet unter der harten Erziehung seines kriminellen Umfelds in Amsterdam und lebenslang erfahrener Folter und Qual. Ich musste hart mit ihm daran arbeiten, dass er seinem Vater vergeben und eine Menge Zorn loslassen konnte.

Als er in Amsterdam mit Jugendlichen zu arbeiten anfing, klangen seine Schmerzen allmählich ab. Mittlerweile ist er seit vier Jahren schmerzfrei, glücklich und einer der liebevollsten Menschen, die ich kenne. Wenn Sie ihm heute begegnen würden, kämen Sie nie auf die Idee, dass er einmal ein Auftragsmörder war.

Der 7. Heilungscode: Die Heilungsblockaden abbauen

Wie gesagt, einer meiner Helden und Lehrmeister ist Dick Sutphen, einer der Pioniere auf dem Gebiet der Rückführungshypnose. Eine seiner Techniken besteht darin, Kontakt zum höheren Selbst, zu spirituellen Führern und anderen Wesenheiten herzustellen, die wir mit unseren dreidimensionalen Augen nicht wahrnehmen können. Er nennt das die *Spirit-Kontakt-Therapie.* Auf der Basis seiner Forschungen und Lehren konnte ich meine eigene Arbeit auf eine völlig neue Stufe stellen.

Ein anderer großer Einfluss ging von Gregg Braden aus, dem Autor von *Im Einklang mit der göttlichen Matrix*. Lassen Sie mich ihn zitieren:

> *»Es existiert ein Ort, wo alles seinen Anfang nimmt, ein Zustand reiner Energie, die einfach ist. In diesem Quanten-Inkubator der Wirklichkeit ist alles möglich. 1944 schockierte Max Planck, der Vater der Quantentheorie, die Welt mit seiner Aussage, diese Matrix sei der Entstehungsort für alles: Dort ereigne sich die Geburt der Sterne, der DNA des Lebens und von allem, was daraus entsteht. Jüngere Untersuchungen bringen fundiertes, spannendes Beweismaterial ans Licht, demzufolge die Planck'sche Matrix – die göttliche Matrix – Realität ist. Sie ist das fehlende Bindeglied; wir können sie als Gefäß für dieses Universum verstehen, als die Brücke zwischen unserer Vorstellung und unserer Realität, aber auch als den Spiegel für das, was wir mit unseren Überzeugungen in unserer Welt erschaffen.«*

Wie Gregg uns vor Augen führt, sind es ausschließlich unsere Glaubenssätze und Überzeugungen, die uns einschränken – weshalb wir mit Veränderungen genau dort ansetzen müssen. Ich bin restlos mit ihm einig und habe diese Auffassungen schon vor Jahren ins Omega Healing eingebracht.

Von Kausalfaktoren zu Heilungsblockaden

In den vorigen Kapiteln haben Sie gelernt, dass die zugrundeliegenden Kausalfaktoren über die Bedingungen Auskunft geben können, die eine Krankheit oder einen Zustand (mit-)erschaffen haben. Das ist zweifellos sehr wesentlich, doch wenn es dem Körper nicht gut geht, sind auch noch andere Mechanismen aktiv, welche die Selbstheilungskräfte in unserem Inneren sogar weiter blockieren können. Der nächste Heilungscode enthüllt, was den Körper davon abhält, sich selbst zu heilen. Diese Blockaden wurden beim Verbinden mit dem göttlichen Selbst (auch höheres Selbst, göttliche Matrix, DOW etc. genannt) entdeckt: So war es möglich, herauszufinden, weshalb der Körper nicht gesund wird. Das können auch andere Faktoren sein als die hier beschriebenen, denn es gibt immerfort Neues zu entdecken. Ihre göttliche Matrix weiß besser als wir, was den Heilungsprozess Ihres Köpers behindert.

Sich mit der göttlichen Matrix verbinden

Der erste Schritt besteht immer darin, die Verbindung zur göttlichen Matrix herzustellen und dann auszutesten, ob das ANS sich aller infrage kommenden Heilungsblockaden hundertprozentig gewahr ist. Das ANS fungiert als Regulierungssystem des Körpers, es ist für die Heilung zuständig. Bleibt der Körper beim Selbstheilungsprozess irgendwo stecken, geschieht das für gewöhnlich deshalb, weil das ANS auf irgendeiner Ebene gestört wurde und den Kontakt zur maßgeblichen Blaupause verloren hat. Dadurch ist der Körper vom richtigen Weg abgekommen und folgt nun einem neuen Programm: Pass dich an und mach das Beste daraus. Es kann auch passieren, dass ständig die Alarmglocken schrillen, das Problem jedoch nicht gelöst wurde. Sagen wir beispielsweise einmal, ein Mensch habe Schmerzen; sie verschwinden nicht, oder der Infekt wurde nicht kuriert. In diesem Fall ist sich das ANS der Tatsache, dass es ein Problem hat, nicht gewahr, denn es glaubt ja,

seine Arbeit zu tun. Folglich müssen wir die Programmierung ändern. Wenn das ANS sich nicht hundertprozentig gewahr ist, wird es erneut auf eine Verbindung mit der *Blaupause für vollkommene Gesundheit* programmiert. Ist das ANS nicht wieder vollständig mit eben dieser Blaupause verbunden, wird der Körper sich nicht daran erinnern können, wie es geht, gesund zu sein.
Haben wir das ANS erst einmal wieder mit der Information verbunden, wie der Körper funktionieren, fühlen und sich selbst heilen sollte, dann müssen wir ermitteln, was ihn daran hindert, genau das von sich aus zu tun.

Wie viele Heilungsblockaden sind aktiv?

Sollten es viele Heilungsblockaden sein – sagen wir einmal vierzehn –, dann suchen wir zunächst nach den drei wichtigsten. Es wird oftmals schon ausreichen, diese drei aufzulösen, damit der Körper genug Kraft erhält, die restlichen Blockaden selbstständig zu bewältigen. Das ist nicht immer der Fall, bildet aber eine gute Ausgangsposition. Dann gilt es, möglichst auch herauszufinden, wie viele Blockaden eventuell in Zukunft noch aktiv werden und das ANS erneut bei seiner Arbeit behindern könnten. Mit diesen sollte man sich vorher rechtzeitig befassen. Lassen Sie uns nun einen Blick auf ein paar wichtige, typische Heilungsblockaden werfen.

Mentale Blockaden

Mentale Blockaden haben großen Einfluss auf den Selbstheilungsprozess. Daher ist es wichtig, alle negativen Glaubenssätze, den negativen inneren Monolog und negative Gedanken aufzulösen. Sie alle können überaus prägend sein und kommen sehr häufig vor.

Eine weit verbreitete Kette von Überzeugungen folgt in etwa dieser Linie: »Ich bin es nicht wert, glücklich, gesund und wohlauf zu sein«, oder: »Ich verdiene Strafe, weil ich kein guter Mensch bin«, oder: »Ich glaube nicht, dass das heilbar ist; es ist eine Alterserscheinung.« Auch kann ein Arzt mit seiner Diagnose einen Nocebo-Effekt verursacht haben, indem er beispielsweise sagte: »Das ist unheilbar; Sie müssen lernen, damit zu leben. Wir können nur Ihre Schmerzen ein wenig lindern«, und vieles mehr. Diese Botschaften von außen, von Autoritätspersonen, können zu massiven mentalen Heilungsblockaden führen.

Die negative Energie anderer aufnehmen

Ein weiteres großes Heilungshindernis! Mitgefühl mit einem Menschen einerseits und Übernahme von dessen Emotionen als etwas eigenes andererseits – das ist alles andere als das Gleiche. Man muss das Unterbewusstsein regelrecht trainieren, zwischen den eigenen Gefühlen und denen anderer Menschen zu unterscheiden. Sofern diese Unterscheidung nicht getroffen werden kann, können die Gefühle anderer Sie krank, elend oder depressiv werden lassen. Manche Menschen sind anfälliger dafür als andere. Unbewusst nehmen wir pausenlos Informationen von anderen auf. Ein spezielles, doch häufig auftretendes Beispiel: Ein Baby nimmt die Negativität von seiner Mutter auf; das kann die ganze Bandbreite umfassen: negative Gedanken, Gefühle, Überzeugungen, Bilder, Sätze, Traumata, Schockerlebnisse etc. Dieses Phänomen hat möglicherweise große Auswirkungen auf das Leben eines Menschen.

Eine Mutter fühlt eine starke Resonanz mit ihrem Kind und hat dafür telepathische Fähigkeiten, die umso größer sind, je kleiner das Baby ist. Eineiige Zwillinge kennen häufig keinen Unterschied zwischen ihrem eigenen und dem Gefühl des Zwillings. Manche Menschen neigen nach einer langen Zeit des Zusammenlebens mit einer anderen Person zu starker Resonanz und erspüren die Gefühle ihres Partners.

Selbstzerstörerische Neigungen

Von selbstzerstörerische Neigungen reden wir, wenn das Unterbewusstsein aufgrund eines Traumas oder einer negativen Programmierung die Überzeugung in uns bestärkt, man sei es nicht wert, länger am Leben zu bleiben. Dies kann ein gewaltiges Hindernis auf dem Weg zur Selbstheilung sein; fast immer ist das ein unbewusster Prozess, dessen sich die entsprechende Person nicht vollständig bewusst ist. Stellt ein Coach derartiges fest, muss es vollständig neutralisiert werden. Manchmal drückt sich das in einer extremen Risikobereitschaft aus oder in der Ausübung von Extremsportarten; sogenannte »Teufelskerle« werden oftmals von Todessehnsüchten getrieben, viele von ihnen fordern ihr Schicksal so lange heraus, bis sie eines Tages doch umkommen oder schwere Verletzungen erleiden. Die Geschichte kennt für dieses Verhalten Tausende von Beispielen. Oft konnte ich in solchen Fällen einen Bezug zu vergangenen Leben herstellen. Manche Menschen, die in einem früheren Leben in einem bestimmten Alter gestorben sind, erleben in ihrer gegenwärtigen Existenz, wie aus unbekannten Gründen ein Todeswunsch aktiv wird, und beginnen mit ihrem Leben zu spielen, ohne deshalb unbedingt suizidgefährdet zu sein.
Eine andere Form selbstzerstörerischer Neigungen besteht in Selbstverletzung bzw. Selbstverstümmelung (Automutilation). Einige Menschen gehen mit Körperpiercings oder plastischer Chirurgie bis ins Extrem. Nach außen hin erscheint dies wie Schönheits- und

Jugendwahn, doch im Inneren der Betroffenen herrscht furchtbare Angst – das Resultat von Erinnerungen an ein vergangenes Leben oder an aktuellen verbalen bzw. körperlichen Missbrauch.

Autoimmunreaktionen

Dies ist eine weitere Art unbewusster Selbstzerstörung. Wenn der Körper seine eigenen gesunden Zellen angreift und sie zu zerstören beginnt, spricht man von Autoimmunität. Das ist eine sehr ernst zu nehmende Körperreaktion, die sich klinisch äußert in Krankheiten wie Lupus, Arthritis, Multipler Sklerose, juvenilem Diabetes u.v.a. Diese Programmierung muss komplett gelöscht werden. In einer einzigen Sitzung ist das nicht möglich; es kann bis zu neun Monate in Anspruch nehmen, bis das gesamte System umfassend neu programmiert ist und alle Tendenzen zur Autoimmunität hundertprozentig beseitigt sind.

Eine Fallgeschichte zur Veranschaulichung: Samantha, 45 Jahre alt und alleinerziehende Mutter zweier Kinder, litt unter extrem ausgeprägtem Lupus, zudem versteiften ihre Gelenke bis zu einem Grad, dass sie kaum noch laufen konnte. Sie hatte hoch dosierte Steroide erhalten, die jedoch nicht mehr wirkten. Dann hatte sie nach alternativen Heilweisen Ausschau gehalten und alles Mögliche ausprobiert: Homöopathie, Akupunktur, Reiki, orthomolekulare Medizin mit Vitamintherapie und bestimmten Ernährungsvorschriften und anderes mehr – doch alles ohne großen Erfolg. Ich hegte den Gedanken, ihr Problem könne mit einer Erinnerung aus einem früheren Leben verknüpft sein. Also bat ich ihr DOW, uns jenes Leben zu offenbaren, das der Ursprung von Samanthas gesundheitlichen Belastungen in diesem Leben war.

Sie ging zurück in ein Leben als amerikanische Ureinwohnerin: Als junges Mädchen war sie von einem Farmer gefangen genommen worden und musste sämtliche schweren Arbeiten auf der Farm verrichten. Nachts kam der Farmer gewöhnlich zu ihr und missbrauchte sie sexuell. Sie fühlte sich erniedrigt und beschämt. Eines Nachts hatte sie ein Messer bei sich versteckt und tötete den Mann, als er auftauchte, um sie wieder zu peinigen. Die anderen Mitglieder seiner Familie fanden sie neben seinem toten Körper und gerieten dermaßen in Rage, dass sie lange Zeit mit Stöcken auf sie einschlugen. Sie hatte keine heilen Knochen mehr im Leib und starb zwei Tage später.
Im jetzigen Leben trug Samantha immer noch die alten Gefühle in sich: Scham, Erniedrigung und die Empfindung eines zerschlagenen Körpers. Das waren die Zutaten ihrer aktuellen Krankheit. Drei Monate später war sie ein neuer Mensch – symptom- und medikamentenfrei.

Funktionsstörungen auf Zellebene

Dieser Begriff drückt aus, dass ein Zellverbund in einem Organ oder an anderer Stelle im Körper nicht richtig arbeitet: entweder zu langsam (Unterfunktion) oder zu schnell (Überfunktion). Ursache sind häufig zu viele Toxine in einem Organ oder auch Allergien. Treten solche Funktionsstörungen auf, brauchen wir etwas Zeit. Wir beseitigen sie schrittweise innerhalb der nächsten zwei oder drei Sitzungen. Ist eine endokrine Drüse betroffen, ist der Hormonhaushalt des Körpers aus dem Gleichgewicht geraten.
Der Omega Health Coach wird grundsätzlich die Schilddrüse überprüfen. In vielen Fällen stößt man dabei auf eine Unterfunktion (Hypothyreoidismus); diese kann zahlreiche Symptome hervorru-

fen, darunter Haarausfall, Übergewicht, Kältegefühle, emotionale Sensibilität, PMS (prämenstruelles Syndrom) und vieles mehr. Funktionsstörungen auf Zellebene bedeuten, das energetische Ungleichgewicht hat sich jetzt auf der körperlichen Ebene materialisiert. Materie in optimale Gesundheit zurückzuverwandeln, dauert normalerweise länger, als ein energetisches Ungleichgewicht wieder auszubalancieren. Sind die energetischen Disbalancen korrigiert, heißt das jedoch nicht immer, dass die Zellfunktionsstörungen verschwinden – denn sie können sich in der Zwischenzeit festgesetzt haben und das Resultat einer neuen Anpassungsstufe des Körpers und des ANS bilden.

Zelldegeneration

Dieses sehr verbreitete Symptom kann als Verlust der Spannkraft, beispielsweise in der Haut (Faltenbildung), auftreten, in den Gelenken (Arthrose oder Knorpelschwund) oder in den Arterien (Kalkablagerungen und Arteriosklerose). In solchen Fällen müssen die Regenerationskräfte des Körpers aktiviert werden.
Der Körper besitzt zwei Sorten von Stammzellen:

- Undifferenzierte Embryonen-Stammzellen mit dem Potenzial, jede Art von Gewebe neu zu bilden
- Organ- oder gewebespezifische Stammzellen, die ausschließlich die entsprechenden Gewebe neu bilden

Ein Omega Health Coach kann die schlafenden Stammzellen aktivieren und dazu bringen, ihre Aufgaben richtig zu erfüllen. Ist das ANS mit der göttlichen Matrix verbunden, kann nahezu alles Gewebe wieder neu gebildet werden.

Verschiedene andere Arten von Zellschäden

Dazu zählen Geschwüre, Zellschäden durch freie Radikale als Folge von Nährstoffmangel, UV-Licht und andere Arten von Strahlung, Anhäufung von Toxinen und andere Faktoren. Als Prämutation bezeichnet man Schäden an der DNA, die eine Vorstufe zur Mutation von Zellen in andere Zelltypen bilden: Krebszellen, Tumore, Zysten, Fibrome, verkalkte Zellen etc. Alles in dieser Art muss sofort behandelt werden. Mutation bedeutet, dass einige Zellen ihre Funktion verändert haben, das heißt, sie funktionieren nicht mehr ihrem Zweck entsprechend. Wenn diese Heilblockade auftaucht, wird der Omega Health Coach die betreffende Person auf Krebszellen, Tumore, Zysten, Fibrome und andere Arten von Mutationen durchtesten. Auch wenn wir keine Diagnosen im medizinischen Sinn stellen, weil wir auf der energetischen Ebene arbeiten, sind wir in der Lage, energetische Hinweise auf Krankheiten zu finden, die manchmal einem Facharzt auf dem entsprechenden Gebiet zur Einschätzung vorgelegt werden müssen.

Biochemische Fixierung

Dieser Zustand bedeutet, ein Körper ist gegenüber Veränderungen resistent geworden und in dem Gleichgewicht fixiert, das er sich mit der Krankheit geschaffen hat. Und er bedeutet auch, dass die meisten energetischen Therapien keine Wirkung zeigen werden. Zu den wichtigen möglichen Ursachen für eine solche Fixierung zählen Medikamente (gegenwärtig oder in der Vergangenheit) wie Steroide, Anti-Epileptika, Beruhigungsmittel, Impfungen, Hormone, Antidepressiva, Antibiotika und Schmerzmittel; außerdem gelegentlicher Drogenkonsum, Nikotin (zwei bis drei Schachteln Zigaretten pro Tag), zu viel Koffein, Gifte, über einen zu langen

Zeitraum eingenommene Kräuterheilmittel und Vitamine, Wassermangel (Dehydrierung), Bluthochdruck, Alkoholismus und mehr.

Störherde

Ein Störherd ist ein kleiner Infekt oder eine Irritation, die im Normalfall nicht viele unmittelbare Probleme verursacht, jedoch das Immunsystem und andere Regulierungsprozesse im Körper beeinflusst. So sind beispielsweise die Zähne – durch die Meridiane – mit verschiedenen Organen verbunden: Deshalb kann eine Zahnfüllung eine Schwäche im körpereigenen bioelektrischen System erzeugen, sodass ein Problem mit einem Organ oder Gelenk hervorgerufen wird. Am häufigsten treten Störherde an folgenden Stellen auf: Nasennebenhöhlen, Mittelohr, Mandeln, Zähne, Tränenkanäle, Speicheldrüse der Wange, Leber, Gallenblase, Dickdarm, Blase, Nieren, Herz (Infektion einer oder mehrerer Herzklappen; falls es sich dabei um eine bakterielle Infektion handelt und dadurch Bakterien in den Blutkreislauf gelangen, spricht man von einer Blutvergiftung), Blinddarm, Implantate, Operationsstellen (Narben oder Fremdmaterial), Impfungen, Injektionen. Sie können allerdings auch im Gehirn (Meningitis), in der Gebärmutter, an den Eierstöcken oder der Haut sitzen.

DNA

Wirkt die DNA als Heilblockade, dann ist sie auf Krankheit und Degeneration programmiert. Dafür gibt es drei mögliche Gründe:

- Es ist vererbt bzw. liegt in der Familie. Doch selbst in solchen Fällen kann der Omega Health Coach sie noch neu programmieren und manchmal sogar eine enorme Wirkung erzielen.

- Es ist eine erworbene Schädigung. Auch dergleichen lässt sich neu programmieren und reparieren.
- Es liegt an den Telomeren, also den schutzkappenartigen Enden der DNA-Fäden, der Chromosomen. Sie ähneln Schnürsenkelenden, die verstärkt sind, um die Stränge zusammenzuhalten. Die Telomere haben etwas mit Langlebigkeit und Gesundheit im Alter zu tun, denn mit zunehmendem Alter werden sie dünner. Geschieht das zu rasch, ist auch die Lebensspanne des Betreffenden verkürzt. Das ist ernst zu nehmen und sollte dann mit den Remedies (Essenzen) behandelt und neu programmiert werden. Ich habe eine spezielle geführte Meditation zur Reparatur der DNA und der Telomere entwickelt.

Elektromagnetischer Stress

Elektromagnetischer Stress (EMS) durch Handys, Computer, iPods, Mikrowellen, Mobilfunkmasten, Leuchtstofflampen, Uhren und andere elektrische Geräte kann die Meridiane und den Energiehaushalt des Körpers beeinflussen. Manche Menschen bilden dabei möglicherweise Autoimmunreaktionen und/oder Krankheiten wie Lupus oder Multiple Sklerose aus.

Geopathie: Die Probleme gleichen den vom EMS erzeugten, doch sind sie hier von den elektromagnetischen Gitternetzlinien der Erde verursacht. Die Orte, die am dringendsten getestet werden müssen, sind Schlaf- und Arbeitsplatz. Gelegentlich wird der Omega Health Coach ein Haus oder eine Wohnung durchtesten müssen, um den bestmöglichen Schlaf- und Arbeitsplatz für die betroffene Person zu finden.

Farben: Als Erstes sollte der Coach herausfinden, ob ein Mangel an Sonnenlicht bzw. eine Überabhängigkeit von Kunstlicht besteht, vor allem während des Winters. Gleichfalls sollte man überprüfen, ob die Wandfarben in den Wohnräumen und am Arbeitsplatz in Ordnung sind. Es gibt Menschen, die immer dieselben Farben (beispielsweise Schwarz) tragen. Der Coach sollte testen, welche Farben seinen Klienten am meisten wohltun.

Strahlung: Mikrowellen, UV-Strahlen (Solarium), Strahlenbehandlungen, Röntgenstrahlen, Strahlung von Radongas, Mobilfunkmasten etc. – es ist zu bestimmen, ob etwas Derartiges jetzt oder in der Vergangenheit vorhanden war, wo genau die Quelle und Ursache liegt und was zur Behandlung der daraus resultierenden Schäden oder Resistenz unternommen werden kann.

Mangel an Erdmagnetismus: Einige Menschen leben gleichsam in Faraday'schen Käfigen: Kabel oder Betonstahl im Haus und am Arbeitsplatz isolieren uns vom Magnetfeld der Erde. Wie Wissenschaftler herausfanden, müssen wir uns dem Erdmagnetismus aussetzen, um uns wieder mit Energie aufzuladen. Haben wir zu wenig Kontakt mit dem magnetischen Feld der Erde, kann das die Ursache von chronischen Erkrankungen und Müdigkeit sein. Dieses Problem lässt sich mit einem täglichen einstündigen Spaziergang durch die Natur bzw. eine natürliche Umgebung beheben. Auch Qigong-Übungen sind hilfreich.

Operationen

Wie bereits oben erwähnt, kann Narbengewebe eine Heilungsblockade verursachen. Es passiert auch immer wieder, dass bei einer

OP Fremdmaterial (beispielsweise Baumwolltupfer u. Ä.) im Körper zurückbleibt. In solchen Fällen wird der Omega Health Coach den Körper darauf umprogrammieren, diese Elemente zu neutralisieren, damit der Klient nicht mehr davon beeinträchtigt wird.

Der Mangel an Verspieltheit, Humor, Spaß, Glück, Aufregung, Leidenschaft

Heilblockaden können auch entstehen, weil ein Mensch entweder zu ernsthaft ist, zu viel Verantwortung trägt oder den Kontakt mit seiner spielerischen Seite verloren hat. Wer immer mehr in die Ernsthaftigkeit abdriftet, gleicht einem Menschen, der zu einem langsamen Tod verurteilt ist: Allmählich verliert er an Lebenskraft, die Lebensfreude schwindet ebenfalls dahin. Dabei spielt es keine Rolle, was Sie zu ernst nehmen, da sich ausnahmslos alles, was Sie zu ernst nehmen, letztlich auf Ihren Körper und Ihre Gesundheit auswirkt.

Werden Sie lockerer und fangen Sie an, Ihr Leben wieder zu genießen; haben Sie wieder Spaß!

Zahnärzte können heimliche Feinde sein

Wie schon am Beginn von Kapitel 11 ausgeführt: Jeder Zahn ist mit einem Organ oder Meridian verbunden. Ist ein Zahn nicht in Ordnung, wird das korrespondierende Organ in Mitleidenschaft gezogen. Und aus diesem Grund können Zahnbehandlungen gefährlich sein: Möglicherweise unterbrechen die verwendeten Materialien den Energiefluss in den Meridianen und rufen Probleme an irgendwelchen anderen Körperstellen hervor.

Dazu ein Beispiel: Eine Füllung in Zahn 3, 14, 20 oder 28 (siehe das Zahn-Reflexschema auf S. 249) kann zu ernsthaften Schwierigkeiten mit den Knien führen, denn der Magen-Meridian kreuzt das Knie, und das sorgt häufig für Knieprobleme. Schulmediziner werden nicht imstande sein, die diesen Problemen zugrundeliegende Ursache genau auszumachen, und stattdessen Schmerzmittel verschreiben, die nur die Symptome verbergen.

Entzündete Wurzelkanäle können sehr gesundheitsschädlich sein und hoch toxisch wirken. Wurzelbehandlungen unterbrechen tatsächlich den Energiekreislauf des Körpers und sollten, wenn überhaupt möglich, unter allen Umständen vermieden werden.

Quecksilber ist als eines der Metalle mit der höchsten toxischen Wirkung auf Menschen bekannt. Daher ist es ein kompletter Missgriff, wenn ein Zahnarzt den Mund eines Patienten mit diesem Gift füllt. Das ist einer der schwersten Fehler der Schulmedizin (und davon gibt es einige!). Ein Omega Health Coach wird die Ausscheidungsfähigkeit für Quecksilber testen, also inwieweit der betroffene Klient imstande ist, Quecksilber aus dem Körper auszuscheiden: Liegt sie unter 100 Prozent, wird er die zugrundeliegenden Ursachen (Kausalfaktoren) ausfindig machen und sie beseitigen. Oftmals ist es das Beste, die Füllungen herausnehmen zu lassen.

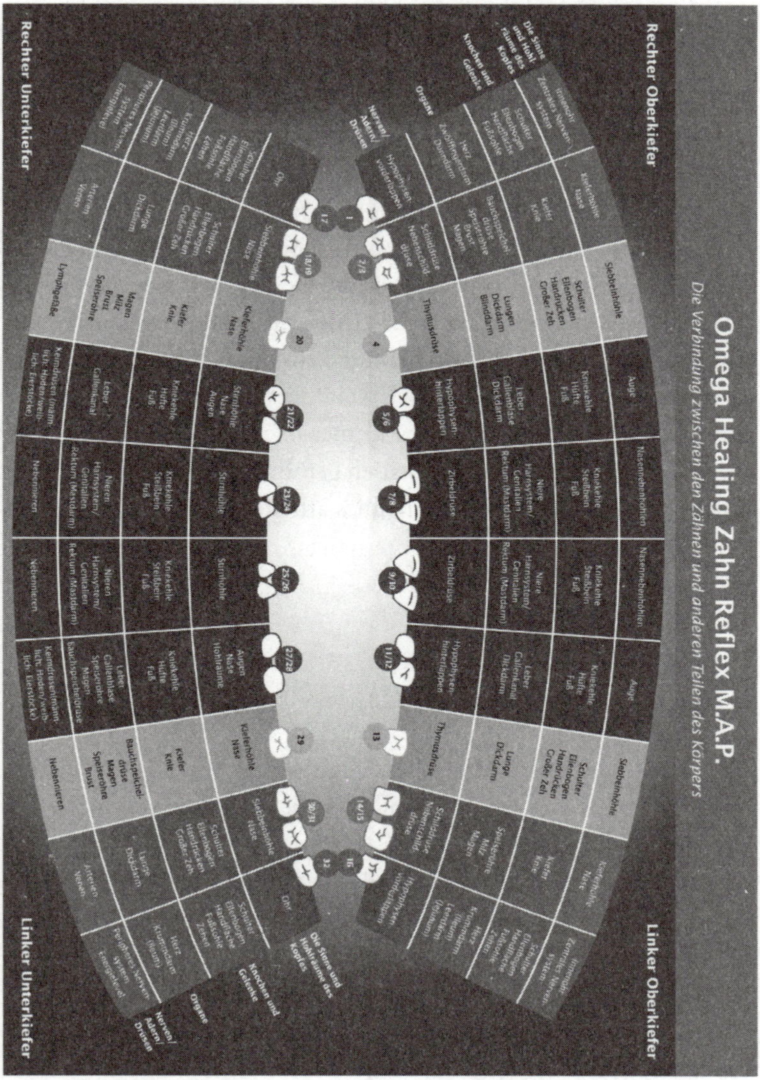
Omega Healing Zahn Reflex M.A.P.
Die Verbindung zwischen den Zähnen und anderen Teilen des Körpers
Rechter Oberkiefer
Linker Oberkiefer
Rechter Unterkiefer
Linker Unterkiefer

Korrektur über die Timeline

Hier wird der Coach testen, ob eine spezielle Blockade auf der sogenannten *Timeline* [d.h.: Zeitstrahl] liegt, also dem Moment, als sich der Vorfall ereignete, der die Gesundheit eines Menschen beeinträchtigt. Die Timeline wird ganz genau zeigen, wann sich eine Heilungsblockade entwickelt hat. Manchmal weist die Timeline in die Vergangenheit, dann wieder in die Gegenwart, mitunter in die Zukunft. Ist Letzteres der Fall, lässt uns die Körperintelligenz wissen, dass mit einiger Wahrscheinlichkeit etwas schieflaufen wird, wenn wir einen bestimmten Weg weiter verfolgen.
Der Omega Health Coach wird immer nach Ereignissen forschen, die zu derartigen Heilungsblockaden geführt haben könnten. Dabei wird er mit drei möglichen Timelines arbeiten:

1. Dieses Leben
2. Vor diesem Leben
3. Zukünftiges Leben

1. Dieses Leben
Der Coach wird untersuchen, was gegenwärtig bei seinem Klienten abläuft: Gibt es hier einen Vorfall, der die Selbstheilungskräfte des Körpers blockiert?
Coach und Klient müssen Folgendes herausfinden: Wann fand das Ereignis statt? Wer war daran beteiligt? Was ist geschehen? Handelt es sich um ein emotionales Trauma? War es ein Schock? Dabei braucht der Coach gar nicht sämtliche Einzelheiten zu kennen; er benötigt lediglich einen zeitlichen Bezugspunkt für die Korrektur.
Das Unbewusste verfügt über eine deutliche, detaillierte Erinne-

rung an alle Geschehnisse; das reicht dem Coach für seine Arbeit aus.

2. Vor diesem Leben

Eine Seelenerinnerung: Es ist nebensächlich, ob Sie an frühere Inkarnationen glauben oder nicht. Taucht etwas Derartiges aus Ihrem Unbewussten auf, dann muss es bei der Behandlung berücksichtigt werden. Der Coach wird es als Information im Seelengedächtnis ansehen und die dadurch verursachte körperliche Spannung abbauen. Falls es sich nicht um eine Seelenerinnerung handelt: Bevor wir in dieses Leben traten, haben wir diverse Pläne und Absichten vorbestimmt, die wir in diesem Leben erreichen wollen. Das ist die sogenannte *pre-life intention,* die vorbestimmte Lebensaufgabe.

3. Zukünftiges Leben

Einige Situationen sind schon für die Zukunft vorausgeplant, damit wir unsere Lektionen lernen oder uns spirituell weiterentwickeln können. Dadurch, dass wir diese Situationen im Vorfeld aufdecken und damit umgehen, sind wir besser vorbereitet und müssen nicht unnötig leiden. Also müssen manche Ereignisse nicht mehr stattfinden, wenn wir die Lektion erst einmal einverstanden haben.

Andere Heilungsblockaden

Emotionale Blockaden: Viele Heilungshemmnisse gehören zur Kategorie der Gefühle von Hoffnungslosigkeit oder Ohnmacht. In solchen Fällen wird der Coach den Klienten dabei unterstützen, diese Gefühle offenzulegen und sie zu beseitigen.

Ohnmacht: *»Ich habe die Macht, mich zu heilen und mein Leben auf die bestmögliche Weise zu verbringen!«* Wenn der Klient dies auf der unbewussten Ebene nicht glaubt (Inkongruenz), wird es den Heilungsprozess behindern.

Hoffnungslosigkeit: *»Ich habe den Glauben und die Hoffnung, dass ich heilen und wieder gesund und glücklich sein werde!«* Wenn Bewusstsein und Unbewusstes hier nicht kongruent sind, hat das eine einschneidende, einschränkende Wirkung auf das Immunsystem und muss behandelt werden.

Opfermentalität: Dies kommt oft vor, wenn sich ein Mensch als Opfer seiner Umstände empfindet. Um dies zu heilen, müssen wir die mentalen Kräfte auf das fokussieren, was wir beeinflussen können, und die Selbstheilungsfähigkeit anstoßen, ganz gleich was die Ursache war. Der Coach wird dem Klienten helfen, eine kraftvolle, stabile Identität zu entwickeln.

Negative Zukunftsperspektive: Manche Menschen stehen im Bann drohenden Unheils und herannahender Katastrophen – was ihre Heilungschancen immens herabsetzt. In solchen Fällen muss eine Kongruenz mit dem Satz *»Meine Zukunft wird sogar noch besser sein als meine Gegenwart; meine Zukunft strahlt hell!«* erreicht werden. Hier wird der Coach nach den Kausalfaktoren forschen und sie beheben.

Nocebo: Damit ist eine negative Überzeugung gemeint, die dem Klienten von einer (medizinischen) Autoritätsperson eingepflanzt wurde. Es kann sich um einen Vorfall aus der fernen Vergangenheit handeln, der sowohl auf der bewussten als auch auf der unbewussten Ebene liegen kann. Es kann genauso Teil einer Diagnose sein wie eine simple Bemerkung des Pflegepersonals. Es kann seinen Anfang sogar in der Art und Weise haben, wie ein Arzt oder Therapeut einen Klienten mustert. Ein Nocebo ist eine negative Überzeugung eines Menschen hinsichtlich seiner Heilung und muss hundertprozentig ins Gegenteil gewendet werden.

Schuld: Etliche Menschen leben mit dem Muster, sich gewohnheitsmäßig schuldig zu fühlen. Der Coach wird prüfen, ob dem so ist, und gegebenenfalls versuchen, den allerersten Vorfall zu finden, der zu dieser Lebenseinstellung geführt hat, und ihn korrigieren.

Wertlosigkeit: Auch das ist weit verbreitet – Menschen, die es laut ihrer Überzeugung nicht verdienen, glücklich und gesund zu sein. Der Klient sollte Kongruenz zeigen bei folgenden Aussagen: *»Ich verdiene es, gesund und glücklich zu sein und ein schönes, erfülltes Leben zu haben!«*, und: *»Ich verdiene ein großartiges Leben und bin es wert, und ich weiß, dass ich wertvoll bin!«*

Glaube an schlechtes Karma oder Strafe: Eine andere wesentliche Blockade in dieser Kategorie ist bei Menschen zu finden, die nach ihrer Überzeugung eine Strafe verdienen. Sie müssen mit folgendem Satz kongruent werden: *»Ich glaube, dass mir nur Gutes widerfahren wird, dass ich das Gute und Positive anziehe und ein gesundes Leben voller Glück und Freude verdiene!«*

Hinter Heilungsblockaden können sich noch weit mehr Kausalfaktoren verbergen; ich habe hier nur ein paar aufgelistet, um Ihnen eine Idee zu vermitteln, wonach wir suchen und was bei anderen Therapieformen und beim Coaching häufig fehlt. Im praktischen Teil dieses Buches werden Sie Techniken lernen, mit deren Hilfe Sie Ihre Heilblockaden beseitigen und alles wieder ins Gleichgewicht bringen, was bei Ihnen aus der Balance geraten ist.

KAPITEL 13

Der Pfad des Lehrers: den Geist trainieren – und der 8. Heilungscode

»Alle Ressourcen, die wir brauchen, finden wir in unserem Geist.«
Theodore Roosevelt

Ein weiterer meiner großen Lehrmeister war Dr. O. Carl Simonton, ein international renommierter Onkologe, Autor und Vortragsredner, bekannt für seine bahnbrechenden Erkenntnisse und Forschungen auf dem Gebiet der psychosozialen Onkologie. Nach Abschluss seines Studiums an der medizinischen Fakultät der Universität von Oregon hängte er noch eine dreijährige Facharztausbildung in Bestrahlungsonkologie an. Während dieser Zeit schuf Dr. Simonton ein Modell für die emotionale Unterstützung bei der Behandlung von Krebspatienten – ein Ansatz, der das Konzept einführt, dass sich die seelisch-geistige Verfassung eines an Krebs erkrankten Menschen auf seine Überlebensfähigkeit auswirken kann. Nach Eröffnung seiner Privatpraxis bezog Dr. Simonton seinen bis dahin einzigartigen Ansatz in die Behandlung von Krebspatienten ein. Von 1974 bis 1981 fand eine Pilotstudie unter seiner Leitung statt, die eine Zunahme der Überlebenszeit und eine Verbesserung der Lebensqualität belegte. Dr. Simontons frühe Forschungsarbeiten bildeten die Grundlage für zwei viel beachtete Bücher, deren Koautor er war: *Wieder gesund werden: Eine Anleitung zur Aktivierung der Selbstheilungskräfte für Krebspatienten und ihre Angehörigen* und *Auf dem Wege der Besserung: Schritte zur körperlichen und spirituellen Heilung.*

Dr. Simonton ist der Direktor des Simonton Cancer Center, wo Krebskranken und ihren Angehörigen Retreat-Programme angeboten werden. Mit zahlreichen Veranstaltungen und Interviews in führenden Medien setzt Dr. Simonton seine Bestrebungen fort, Menschen in die Kraft zu führen, damit sie ihre Heilungsreisen voller Hoffnung und Inspiration antreten können. Sein bahnbrechender Ansatz birgt das große Potenzial, zum vierten Werkzeug im schulmedizinischen Arsenal der Krebsbekämpfung zu werden – neben Operation, Chemotherapie und Strahlenbehandlung. Meine jüngsten Nachrichten über ihn stammen aus dem Jahr 2009: In Anerkennung seiner wegweisenden 30-jährigen Arbeit auf dem Gebiet der Onkologie erhielt Dr. O. Carl Simonton den Humanitarian Award [Preis für Menschlichkeit] der Cancer Control Society.

Dr. Simonton gehört deshalb zu meinen großen Lehrmeistern, weil er den Krebspatienten beibringt, selbst Krieger, Heiler und Friedensstifter, Visionär und Lehrer zugleich zu werden. Von ihm stammt meine erste Anregung dazu, mit Krebskranken und anderen chronisch kranken Patienten medizinisch ausgerichtete geführte Meditationen zu machen – mit großem Erfolg. Er inspirierte mich, für meine Patienten ein Lehrer zu werden, anstatt ein bloßer Heiler oder Therapeut zu sein. Es ist seine Arbeit, auf der ich meine Omega-Healing-Meditationen aufgebaut habe und mit denen meine Patienten daheim arbeiten können. Mittlerweile haben sich

Tausende Patienten selbst geheilt – durch bloßes Anhören dieser Heilungssitzungen.

Der Geist ist unser machtvollstes Werkzeug; wir müssen ihn darin schulen, sich auf Gesundheit, Glück und Freiheit auszurichten. Dr. Simonton ließ mir eines deutlich werden: Kommt der Geist eines Patienten in der richtigen Weise zum Einsatz, kann er mehr ausrichten als Bestrahlung und Chemotherapie zusammen. Bedenken Sie: Ihr Geist kann wesentlich mehr Wirkung entfalten als etliche der wirksamsten Medikamente, die der Medizin bekannt sind. Wenn wir uns diese Kraft zunutze machen, wird das Unmögliche möglich!

Nachdem ich Dr. Simontons Workshop verlassen hatte, war ich begeistert und fühlte mich sehr inspiriert, nach Hause zu gehen und mit meinen Krebspatienten zu arbeiten. Seitdem sind mehr als 27 Jahre vergangen.

Eine andere Quelle großer Inspiration boten mir die Lehren von Louise Hay. Sie brachte mir bei, positiv zu bleiben und das Gute in allem zu finden. Als Wegbereiterin setzte sie sich mit aller Konsequenz dafür ein, Menschen zu helfen, positiver und liebevoller zu werden; sie hat Millionen Menschen quer über den ganzen Globus inspiriert.

Deshalb geht es beim 8. Heilungscode darum, den Geist zu schulen. Einer der Hauptunterschiede zwischen Omega Healing und anderen Methoden liegt darin, dass beim Omega Healing das Training des Geistes wesentlicher Bestandteil der Therapie wie auch des ganzen Ansatzes ist. Viele wunderbare Therapien sind von enormem Nutzen für die Gesundheit des betreffenden Menschen, doch wenn es uns nicht gelingt, seinen Geist zu trainieren, wird er das Leben dieses Menschen sabotieren – auf der gesundheitlichen Ebene wie auch in anderen Bereichen.

Deshalb gibt es die 12 Heilmeditationen: Um Menschen zu helfen, sich mithilfe ihres Geistes mit der Blaupause perfekter Gesundheit zu verbinden und das autonome Nervensystem in den Bereichen zu korrigieren, wo es besser arbeiten muss. Jedermann kann dieses System anwenden; man muss dafür keinen Omega Health Coach aufsuchen. Sie können gleich heute damit beginnen, Ihren Geist auf Gesundheit, Glück und Freiheit auszurichten.

Dieser Heilungscode gibt Ihnen Ihre eigene Macht zurück – wie in dem Sprichwort »Du kannst einem Mann einen Fisch zu essen geben – besser gibst du ihm jedoch die Ausrüstung, um selbst Fische zu fangen«. Natürlich können Sie viel alleine tun! Es gibt zahlreiche unglaublich gute Techniken und Lehrer auf dieser Welt. Sie sollten unbedingt herausfinden, von welcher Methode Sie geistig und körperlich am meisten profitieren. Dadurch können Sie vergleichen, sich besser entscheiden und sogar Ihr eigenes mentales Trainingsprogramm kreieren. Jetzt werde ich Ihnen erst einmal in allen Einzelheiten erläutern, was ich geschaffen habe.

Einführung in die Geheimnisse von Omega Healing

Die Omega-Healing-Meditationsserie hilft Ihnen, jedes andere Heilverfahren oder jede andere Art von Therapie zu intensivieren. Es beseitigt die meisten Heilungsblockaden und programmiert den Geist darauf, sich auf die vollkommene Gesundheit (göttliche Matrix) auszurichten. Die Meditationen sollen die Selbstheilungskräfte des Körper-Geist-Komplexes erwecken. Das ist es im Allgemeinen, wonach Sie suchen.

Eine mittellose Patientin mit Multipler Sklerose

Meiner Überzeugung nach bestehen viele Kernprobleme von Krankheiten in ungelösten emotionalen Themen und Konflikten. Im Fall der 45-jährigen Debbie, die an Multipler Sklerose litt, gab es folgende emotionale Themen: eine immense Last von Verantwortung sowie überstarker finanzieller Druck. Nach Angabe der Ärzte brach Debbies MS aus, als sie etwa 12 oder 13 Jahre alt war und sich von einem anmutigen Mädchen in einen linkischen Tollpatsch verwandelte. Sie stürzte immer wieder, stolperte über ihre eigenen Füße und ließ Dinge einfach fallen. Genau ein Jahr davor war ihr die ungeheure Verantwortung aufgebürdet worden, für ihre beiden jüngeren Schwestern sorgen zu müssen; eine der beiden hatte eine schwere geistige Behinderung. Ihre Mutter musste gleich zwei Jobs auf einmal annehmen, um den Unterhalt für die Familie aufbringen zu können. Debbies Vater hatte die Familie ohne ein Wort sitzen lassen. Also musste Debbie auf eine Jugend mit gleichaltrigen Kameraden verzichten und trägt noch heute, mit 45, die Verantwortung für ihre Schwester, die zwar für sich wohnt, aber auf Betreuung angewiesen ist, da sie nicht alleine für sich sorgen kann. Debbie hatte eine Menge ungelöster Themen und viel Wut zu bewältigen; dazu kam die Traurigkeit, weil der Vater weggegangen war, und all die Verantwortung für die Geschwister, die auf ihren Schultern lag. Debbie war seit Jahren in Behandlung.

Ich lernte sie kennen, als sie mich nach einem meiner Vorträge in den Niederlanden ansprach und sich bei mir erkundigte, ob ich etwas wisse, das ihr als MS-Patientin helfen könne. Ich empfahl ihr meinen Bruder Rene, der als Naturmediziner tätig ist. Sie sagte, sie könne es sich nicht leisten, jemanden aufzusuchen, dessen Behandlung nicht von ihrer Krankenkasse übernommen werde. Daraufhin schlug ich ihr vor, in Eigenregie mit den 12 Omega-Healing-Meditationen zu arbeiten. Außerdem empfahl ich ihr die 14 Emotional-Balance-Remedies, um die Meridiane auszugleichen.

Debbie sollte alle vierzehn Tage zwei dieser Remedies einnehmen und die auf der Flasche aufgedruckte Affirmation sprechen, während sie sich auf das fokussierte, was sie erreichen wollte. Die Meditationen sollte sie sich drei- bis viermal pro Tag anhören.

Drei Monate später schickte mir Debbie eine E-Mail: Eines ihrer größten Handicaps seien immer ihre schweren Beine gewesen – und nun sei die Schwere schon nach diesen ersten beiden Wochen verflogen! Eine andere Herausforderung sei das Treppensteigen gewesen: Früher habe sie sich steifbeinig, mit auswärts gekehrten Füßen, am Geländer hochgehangelt. Nach zwei Monaten habe sie ganz normal Treppen steigen können. Auch ihre Müdigkeit sei komplett verschwunden. Sie wollte wissen, ob sie mit der ganzen Serie der Meditationen und Remedies weitermachen solle.

In meiner Antwort riet ich ihr dringend dazu, denn wir wollten ja sicher sein, dass sie auf allen Ebenen geheilt war. Außerdem empfahl ich ihr, nach sechs Monaten auf ein Programm zur Aufrechterhaltung ihres Zustands umzusteigen.

Jede dieser Audio-Sitzungen ist 35 bis 50 Minuten lang. Ich werde erklären, worum es in ihnen geht, damit Sie sich Ihre eigenen geführten Meditationen zusammenstellen können (mehr dazu in Teil III des Buches).

Um den größtmöglichen Gewinn aus den Sitzungen zu schöpfen, müssen sie in einer bestimmten Reihenfolge angehört werden. Sie werden Ihren Geist auf Heilung und Prävention trainieren sowie helfen, Ihren Körper jung, vital und glücklich zu erhalten. Am besten beginnen Sie mit Meditation 1 und hören sie mindestens zwei Wochen lang möglichst zwei Mal täglich an (das erste Mal morgens vor dem Aufstehen, das zweite Mal abends vor dem Einschlafen). Dann wechseln Sie zu Meditation 2 über und folgen demselben Schema; weiter geht es mit Meditation 3 usw., bis Sie Meditation 12 absolviert haben. An dieser Stelle können Sie sich überlegen, ob Sie bei Meditation 11 – der Aufrechterhaltungs-Sitzung – bleiben oder den gesamten Zyklus noch einmal von vorne anfangen wollen.

Passive geführte Meditation

Da die Meditationen für eine direkte Kommunikation mit Ihrem Unterbewusstsein entwickelt wurden, können Sie während des Zuhörens völlig loslassen oder sogar dabei einschlafen. Sie brauchen gar nichts zu tun – nur Ihren CD- bzw. MP3-Player einzuschalten und sich zu entspannen. Die warme, beruhigende Stimme in den geführten Meditationen wird Ihr Unterbewusstsein darin schulen, Ihren Körper in den Zustand optimalen Funktionierens zu versetzen, und Ihnen helfen, Krankheiten vorzubeugen.

Der Alpha-Trancezustand

Diese Audio-Sitzungen bringen Sie in den Alpha-Trancezustand – ein Zustand tiefer Entspannung: Er lässt sich vergleichen mit dem Zustand, den ein Mensch nach jahrelanger Meditationspraxis erreicht. Gleich von Anfang an werden Sie diesen tiefen Alphazustand erreichen, selbst wenn Sie noch nie zuvor meditiert haben. Genau das macht diese geführten Meditationen so einzigartig.

Überblick der 12 Audio-Sitzungen

Meditation 1 – Der Regulator: Diese Meditation führt Sie in den Regulator ein, das heißt in jenen Teil des Bewusstseins, der das ANS und das Unterbewusstsein sowie sämtliche Stoffwechselprozesse in den Organen kontrolliert. Sie werden lernen, Kontakt mit dem Regulator aufzunehmen und ihn wieder neu auf Erfolg, Vitalität sowie ein langes, gesundes Leben zu programmieren.

Meditation 2 – Eine neue Identität: Sie müssen sich eine Identität erschaffen, die Ihre Zielsetzungen unterstützt und Ihre negativen Glaubenssätze durch stärkende, positive Überzeugungen ersetzt. Außerdem müssen Sie davon überzeugt sein, dass Sie es auch wert sind, das Gewünschte zu bekommen.

Meditation 3 – Entspannung und der innere Heiler: Diese Meditation wird Ihnen dabei helfen, von Mal zu Mal rascher in den Zustand tiefer Entspannung zu gelangen. Jetzt sind Sie fähig, sich mit der Heilungsintelligenz Ihres Körpers zu verbinden und die Blockaden aufzulösen, die durch einschränkende Vorstellungen und Überzeugungen, durch Ängste, Stress und schlechte Gewohnheiten verursacht wurden.

Meditation 4 – Programmierung des Immunsystems: Es ist von entscheidender Bedeutung, das Immunsystem so zu programmieren, dass es bestmöglich funktioniert (und zwar bis zu Ihrer Sterbestunde) und Sie vor Viren, Parasiten, Bakterien, Krebs, Allergien, Autoimmunerkrankungen und vielen anderen Krankheiten schützt.

Meditation 5 – Biologische Verjüngung: Das fünfte Geheimnis eines langen und gesunden Lebens besteht darin, den Körper auf optimale Entgiftung einzustellen. Deshalb müssen Sie den Regulator darauf programmieren, Ihre Genesung, Verjüngung und Regeneration zu beschleunigen sowie die Entgiftungsprozesse zu optimieren.

Meditation 6 – DNA-Programmierung: Sie lernen, Ihre DNA so zu programmieren, dass sie mit Glück, Jugend, Vitalität und Energie in Resonanz geht. Sie befreien Ihre DNA von den negativen Faktoren Ihrer Ahnen und entledigen sich der karmischen Bindungen an vergangene Generationen. Das wird Sie dabei unterstützen, ein Leben voller Anmut, Leichtigkeit und Freude zu führen.

Meditation 7 – Programmierung des Nervensystems: Das im ANS eingebaute Feedbacksystem ist komplexer und leistungsstärker als jeder Computer auf diesem Planeten. Doch kann es, genau wie ein richtiger Computer, alle Arten krankheitserregender Programme enthalten, ähnlich den Computerviren, und uns dadurch ein Leben voller Krankheit, Stress und Leiden bescheren. Das ANS wird auch darauf programmiert, wachsam zu bleiben und nötigenfalls auf der Grundlage einer Selbstkorrektur einzugreifen.

Meditation 8 – Synchronisation der elektromagnetischen Felder: Diese Audio-Sitzung wird die elektromagnetischen wie auch die Aurafelder (morphogenetische Schwingungen) auf Glück, Gesundheit, Jugend, Vitalität und Erfolg programmieren. Den Prozess der Harmonisierung dieser Felder nennt man Synchronisation. Sie ist eines der fehlenden Elemente in der Schulmedizin.

Meditation 9 – Harmonisierung der Chakras: Diese Meditation führt Sie tief ins Herz Ihres eigenen (energetischen) Schwingungsfeldes: zu den Chakras. Die Chakras bilden die direkte Verbindung zu Ihrer Seele, zu Ihrer Blaupause und zu den Lektionen, die Sie in Ihrem Leben lernen müssen. Falls Sie in bestimmten Mustern feststecken oder dem Muster Ihrer Entwicklung nicht folgen, werden die den entsprechenden Lektionen zugeordneten Chakras blockiert. Das kann irgendwann einmal physischen oder emotionalen Stress oder auch Krankheit verursachen. Diese Meditation wird es Ihnen ermöglichen, sich selbst stärker zu öffnen, mitfühlender zu sein und Ihre Lektionen leichter und unter geringerer Anstrengung zu lernen.

Meditation 10 – Metaphorische Heilung: Die Seele versteht und spricht in Metaphern. Nachdem Ihr Geist nunmehr geschult ist, in tiefe Entspannung zu gleiten und loszulassen, hat sich die Kommunikation mit der Seele einfacher und unkomplizierter gestaltet. Es ist also jetzt Zeit für tiefe Heilung und für die Lösung von traumatischen Erinnerungen aus der Vergangenheit. Sie sind jetzt bereit, entsprechend Ihrem wahren Potenzial zu leben und zu erkennen, wie viel in Ihnen steckt. Sie sind ein göttliches, unsterbliches Geschöpf, das eine begrenzte Zeit in einem Menschenkörper auf diesem Planeten, der Erde, zu verbringen hat. Zuweilen geraten wir dadurch in Verwirrung und beginnen zu glauben, wir wären wirklich menschliche Wesen. In Wahrheit aber sind wir unendlich. Also ist es an der Zeit, aufzuwachen und unsere Macht in Besitz zu nehmen, damit wir der Göttlichkeit ergeben dienen und den Überlebenskampf des Ego umgehen können.

Meditation 11 – Aufrechterhaltung: Sie sind am Ende einer wirklich langen Reise angelangt, in deren Verlauf zahlreiche Kräfte erweckt und viele Sabotagemechanismen beseitigt wurden. Doch in Ihren Zellen und Seelen verbleiben immer noch so viele Erinnerungen, und Sie haben so viele Leben gelebt, dass wir Ihnen empfehlen, Ihren Geist weiter zu trainieren, Ihre Seele zu heilen und Ihren Körper neu zu vitalisieren. Die meisten Menschen hören damit auf, wenn es ihnen gut geht, und genau das ist ein großer Fehler. Bei der Präventivmedizin geht es darum, gesund zu *bleiben.* Indem Sie das Gelernte weiterhin pflegen, werden Sie auf Ihrem zukünftigen Weg immer mehr wachsen.

Meditation 12 – Anti-Krebs: Es sollte Ihnen sehr klar sein, dass der Körper eines Menschen täglich Krebszellen produziert. Solange das Immunsystem richtig arbeitet, werden alle Krebszellen automatisch zerstört. Diese Meditation wird Ihnen dabei helfen, Geist und Körper gegen Krebs zu stärken. Menschen mit Krebs sollten sich diese zwölfte Meditation mindestens vier Mal pro Tag anhören. Meditation 12 bildet auch den abschließenden Teil dieser Reihe, um Ihr verborgenes Potenzial für ein langes, glückliches, gesundes und erfolgreiches Leben freizusetzen. Sie verdienen es und sind es wert!

Wie ich schon sagte: Viele Wege führen nach Rom; jeder von uns muss selbst den besten Weg für sich herausfinden. Als Teil dieses Buches können Sie die erste Meditation dieser Reihe im MP3-Format gratis aus dem Internet herunterladen und ausprobieren, ob Ihnen diese Möglichkeit zusagt. Gehen Sie dazu auf die Website www.dielebensformel.de und holen Sie sich dort Ihre kostenlose Meditation 1.

Die Lehren des Thomas Alva Edison

Ich zähle mich selbst zu den großen Anhängern der Schule des Erfinders Thomas A. Edison: Diese sogenannte *Psychokybernetik* erklärt, wie unser Gehirn funktioniert – was heißen soll, dass man im Schlaf wesentlich mehr kreative Arbeit leistet als im wachen Zustand. Wir alle bergen einen Erwachsenen und ein Kind in uns. Das Kind ist kreativ, während der Erwachsene ihm unablässig befiehlt, still zu sein und sich ruhig hinzusetzen. Der Erwachsene steht für den bewussten, verstandesorientierten Geist und das Kind für unser Unterbewusstsein. Legt sich das Bewusstsein schlafen, arbeitet das Unterbewusstsein immer noch: Es stellt Verbindungen her – und eben jener Prozess ist gleichbedeutend mit Kreativität.

Ich halte es für am besten, wenn Sie vor dem Einschlafen und gleich nach dem Aufwachen die positiven geführten Meditationen anhören, um Ihrem inneren Kind das Optimale abzugewinnen. Sie können Ihre Sitzungen mit Ihren eigenen Worten kreieren; aber geben Sie acht, dass alles positiv formuliert ist und keinerlei negative Sätze enthalten sind. Dann wird es Ihnen damit einfach gut gehen.

Trance Coaching: Grenzen durchbrechen

An dieser Stelle möchte ich Ihnen etwas Erstaunliches berichten, das ich per E-Mail von Paul Scheele erhalten habe: Es entspricht genau den Erfahrungen, die ich beim Trance Coaching mache, einer kraftvollen Technik innerhalb des Omega Healing, die der Selbsthypnose ähnelt. Paul Scheele, Mitbegründer der Learning Strategies Corporation und einer der großen Meister unserer Zeit, hat die Technik des Photoreading entwickelt. Ich hatte das Vergnügen, gemeinsam mit ihm zu studieren. Er ist der erhabene Großmeister des 8. Heilungscodes.

Kann man mit einem einzigen Bild sein Leben verwandeln?
»Die Frau saß mit geschlossenen Augen da, unfähig, ihr rechtes Bein zu bewegen. Die Visualisierungsübung hatte kein Resultat gebracht. Wieder sagte der Therapeut: ›Heben Sie den Fuß und wackeln Sie mit den Zehen!‹ An ihrer seit über 10 Jahren bestehenden Lähmung hatte sich nicht das Geringste verändert.
Dann betrat Dr. Akhter Ahsen (wir verdanken ihm die Entwicklung der Eidetischen Psychotherapie) den Raum, um an der Sitzung mitzuwirken. Er sprach mit ruhiger, besänftigender Stimme und leitete die Patientin zu der Vorstellung zurück, sie sei wieder das kleine Mädchen, das sie vor Jahren einmal gewesen war, und wate im flachen Wasser an der Mittelmeerküste herum. ›Sehen Sie sich den kleinen silbrigen Fisch an, wie er immer um Ihre Knöchel herum und zwischen Ihren Zehen hindurchschwimmt‹, sagte er.
Innerhalb weniger Augenblicke begann die Frau, Fuß und Bein zu bewegen. Nur wenige Minuten später war die Lähmung verschwunden.
Obwohl derartige Ergebnisse bei Dr. Ahsen und seiner außergewöhnlichen Arbeit häufig vorkommen, waren die anwesenden Zeugen dieses Wunders völlig sprachlos. Später fragte ich Dr. Ahsen, woher er gewusst habe, was er sagen musste, um das vollständige Abklingen der Lähmung herbeizuführen.
Laut seiner Erklärung hatte er im Geiste ein Bild wahrgenommen: das Bild einer Meerjungfrau. Er gestattete sich, diesem Bild zu folgen. Die Meerjungfrau begann, um die Füße eines Kindes herum-

zuschwimmen. Ein paar andere Meerjungfrauen schlossen sich an und schwammen in der Gruppe zwischen den Zehen des Kindes hindurch und überall um seine Knöchel herum. Dann ging ihm auf, dass es die Füße und Beine der Frau waren, die als kleines Mädchen nahe der Mittelmeerküste gelebt hatte.

Wie er weiter ausführte, war es nicht sein Bild, sondern das Bild des höchsten Ausdrucks von Bewusstsein, das sich in seinem Gewahrsein ausbreitete. Das Bewusstsein der Frau hatte irgendwann in ihrem Leben eine Störung erlitten. Das Bild ihrer eigenen Ganzheit war durch ein anderes ersetzt worden, mit einem Körpergefühl und einer Bedeutung, die eine Lähmung hervorrief. Als Dr. Ahsen der Frau das Bild darbot, war die Ganzheit ihres eigenen Bewusstseins durch Rückverbindung wieder hergestellt, und ihre normalen Funktionen kehrten zurück.

Als Zeuge vieler solcher Beispiele für die Transformationskraft eines einzigen Bildes bin ich davon überzeugt, dass das Hervorrufen und die Bearbeitung von Bildern mein eigenes wie auch das Leben anderer Menschen verwandeln kann. Ein transformatives eidetisches *Bild besitzt drei Eigenschaften oder das, was Dr. Ahsen als* Dreifach-Beschreibung *bzw.* ISM *bezeichnet:* Image *[d. h.: Bild],* Soma *[Leib] und* Meaning *[Bedeutung].*

Jede Erfahrung in unserem Leben ist mit der Dreifach-Beschreibung des ISM codiert. Wird die Codierung beschädigt, entstehen Probleme. Ein Beispiel: Wenn Ihnen jemand unerwartet einen Schlag versetzt, erfolgt als Erstes die gefühlte körperliche Erfahrung: Soma. *Dann geben Sie dem Ganzen eine* Bedeutung *und verknüpfen es mit einem* Bild *des Ereignisses. So wird diese ISM-Beschreibung zu einem Speichersystem für Wut, Verbitterung oder emotionale Verletzungen. Wenn Sie diese Gefühle nun lange genug mit sich herum-*

tragen, können erhebliche körperliche und geistige Funktionsstörungen die Folge sein.
Die Verschiebung des astronomischen Bildes von unserer Erde als Mittelpunkt des Universums hin zu einem Planeten Erde, der sich um die Sonne unseres Sonnensystems dreht, war ein transformatorisches Bild für die Menschheit als Ganzes. Dieses Bild bewirkte einen tief gehenden Wandel in der Wissenschaft, im Menschsein, in den Künsten, in der Architektur und in vielen anderen Bereichen. Zu welcher Wiedergeburt sind Sie in Ihrem Leben bereit?«

KAPITEL 14

Die Schattenseite des Menschen und der 9. Heilungscode

Von allen Meistern, denen ich begegnete, hatte niemand größere Wirkung auf mein persönliches Leben als Debbie Ford. Sie ist Autorin mehrerer Bestseller zum Thema Schattenseite. Nach der Teilnahme an ihrem Workshop stand mein Leben auf dem Kopf: Meine Freundin machte mit mir Schluss, denn ich hatte erkannt, dass ich Probleme hatte, ich selbst zu sein, und nur deshalb jemanden in meinem Leben brauchte, weil ich es alleine nicht aushielt. Als ich ihr sagte, ich wolle sechs Wochen ganz für mich bleiben und damit klarkommen, in meiner eigenen Gesellschaft Frieden zu finden, beendete sie unsere Beziehung und verließ mich. So erhielt ich mehr als genug Zeit, um mit meiner Angst Frieden zu schließen. Ich bin mit sieben Geschwistern aufgewachsen, also war es völlig normal für mich, ständig von liebevollen Menschen umgeben zu sein; ich war es gewöhnt. Erst wenn ich lernte, mit meiner Angst vor dem Alleinsein umzugehen, würde ich wirklich frei sein, das Leben voll und ganz auszukosten. Auf der Basis von Debbie Fords Lehren konnte ich Tausenden Menschen helfen, sich von ihrer Schattenseite zu befreien.

Was ist die Schattenseite?

Alles, was wir aus unserem Bewusstsein verdrängen – Emotionen, Gedanken, Gefühle, Wertungen, Glaubensvorstellungen und Überzeugungen –, wird in unserem Unterbewussten aktiv, wie ein Schatten, der uns ständig folgt. Wir besitzen keine Kontrolle darüber, vielmehr ist er es, der uns kontrolliert.

Stellen Sie sich vor, man hätte Sie dazu erzogen, bescheiden und ja nicht zu stolz auf sich selbst zu sein. Wenn der Stolz in Ihnen unterdrückt wurde, werden Sie Schwierigkeiten im Umgang mit selbstsicheren und selbstbewussten Menschen haben. Sie werden Sie arrogant und egozentrisch finden, es wird Ihnen schwerfallen, sich auf sie einzulassen.

Hat man Sie gelehrt, Wut sei etwas Schlechtes, schlucken Sie Ihren Zorn immer herunter und werden wahrscheinlich irgendwann sarkastisch oder passiv-aggressiv. Ein passiv-aggressiver Mensch erscheint nach außen hin nett, wird jedoch hinter Ihrem Rücken allerhand ablehnende und abschätzige Bemerkungen über Sie und andere Leute machen, zu denen er vordergründig freundlich ist. Alles, was uns nervt, reizt, frustriert, ärgert und wütend macht, haben wir von Kindesbeinen an in uns unterdrückt. Sooft wir ein Urteil über jemanden fällen, reagieren wir von jenem unterdrückten Teil aus.

Sie sehen, unsere Schattenseite ist allmächtig und die Mehrzahl der Menschen leidet darunter. Sie ist allgegenwärtig und durchdringt sämtliche Gesellschaftsschichten. Wir halten es für normal, Urteile über andere zu fällen, ärgerlich auf andere zu reagieren sowie unsere Gedanken und Gefühle nicht offen zu zeigen. Unsere menschlichen Schattenseiten beherrschen die Welt. Solange wir das geschehen las-

sen, werden wir unsere seelischen Lektionen nicht lernen und in unseren gewohnten Verhaltensmustern stecken bleiben.
Nun ist es an der Zeit, sich davon zu befreien; das ist der Hauptgrund, weshalb ich Seminare gebe und Coaches ausbilde: Wir haben die Pflicht, diese Schlacht gegen unser Ego, das bisher die Oberhand hat, zu gewinnen. Lassen wir endlich das Ego für uns arbeiten anstatt umgekehrt.
Das Ego ist mächtig und wenn wir nicht lernen, Licht auf unsere dunkle Seite zu werfen, wird sie jedes Mal gewinnen. Höchste Zeit für den 9. Heilungscode!

Der 9. Heilungscode: Seine Lektionen lernen

Als *Krieger* lernte ich, meine Komfortzone zu verlassen. Als *Heiler* verstehe ich die Grundsätze, wie man Energie und Intention steuert. Durch meine Auszeit 1986 gelangte ich auf den Pfad des *Visionärs* und betrat das Reich der Möglichkeiten. Und mit Debbie Ford – das fühle ich ganz deutlich – schließt sich mein Kreis: Erst jetzt konnte ich ein *Lehrer* werden, ein Ausbilder von Ausbildern, Therapeuten und Coaches. Und als Lehrer bin ich unablässig dabei, mehr über mich selbst und mein Ego zu lernen. Ich lerne, dass ich immer tiefer graben muss; ich habe Frieden damit geschlossen, menschlich zu sein: Ich begehe Fehler, ich habe eine Schattenseite, ich muss nicht perfekt sein, ich bin ein anständiger Mensch, auch wenn ich etwas falsch mache. Es gibt keine besonderen Menschen, nur Menschen, die stärker auf bestimmte Energien ausgerichtet sind. Und wir alle können lernen, wie wir uns unser eigenes Potenzial erschließen, und auf diese Weise unsere Einzigartigkeit entdecken. Lassen Sie uns mit einem Blick auf unsere Konflikte beginnen.

Konflikte in Beziehungen

Beziehungen bilden sehr häufig die Ursache von Krankheiten. In meiner Praxis habe ich es oftmals erlebt: Ein Partner, der seine Gefühle unterdrückt oder der keinen Freiraum besitzt, um ganz er selbst sein zu können, leidet früher oder später an einer schweren chronischen Krankheit. In ihrem Buch *Together: A Relationship Survival Kit* [d.h.: Zusammen: Überlebensausrüstung für Beziehungen] zeigt Autorin Virginia Downie, dass Konflikte in Partnerschaften ebenso natürlich wie unvermeidbar sind. Menschen sind verschieden und werden nie in jeder Hinsicht übereinstimmen. Niemand fühlt sich rund um die Uhr glücklich und liebevoll. Wie können wir dann von unseren Beziehungen eine permanente ungetrübte Harmonie erwarten? Virginia schreibt:

> *»Sie haben sicher Paare gekannt, die schworen, nie miteinander gestritten zu haben oder verschiedener Meinung gewesen zu sein, die nach außen eine perfekte und beneidenswerte Einheit zu sein schienen und sich dann urplötzlich trennten. Und dann kennen Sie bestimmt auch Paare, bei denen scheinbar ständig die Fetzen fliegen und die nichtsdestoweniger bis zur Goldenen Hochzeit durchhalten und unverwüstlich wirken.*
> *Wie konnte das geschehen? Nun, Paar Nummer 1 (das nicht stritt) hat sich auch nicht mit seinen Differenzen, Verletzungen und Enttäuschungen auseinandergesetzt, während Paar Nummer 2 (das oftmals am Rande der Katastrophe zu stehen schien) in Wahrheit seine Probleme und Herausforderungen bearbeitet hat.«*

Man kann eine Partnerschaft nicht an der Konfliktstärke und -häufigkeit messen. Ausschlaggebend ist, wie mit einem Konflikt umgegangen wird.

Virginia bietet Paaren eine nichtdefensive Checkliste an; dazu gehört: Nachfragen, wenn der Partner verärgert ist, dabei aber neutral bleiben und lediglich wiederholen, was er sagt, ohne es persönlich zu nehmen. Sich für die eigenen Fehler verantwortlich erklären. Nicht einfach einlenken, um der Verantwortung, einem Konflikt und Ähnlichem aus dem Weg zu gehen usw.

In vielen Fällen wird einer der Partner nicht bereit sein, offen über Streitigkeiten, Verletzungen und Enttäuschungen zu sprechen. Er oder sie unterdrückt diese Dinge vielleicht sogar jahrelang. Die Schattenseite ist dann so mächtig, dass die betreffende Person nichts dazulernt und einfach ihrer Programmierung weiter Folge leistet. Unterdrückung in diesem Sinn gleicht etwa dem Bemühen, ein Floß unter Wasser zu pressen und es dort halten zu wollen. An einem gewissen Punkt – das kann Jahre, Monate oder auch nur Wochen dauern – erschöpft einen allmählich die Anstrengung des Niederhaltens, sodass das Floß mit aller Macht an die Oberfläche schießt. Die andere Seite, durch diesen Ausbruch von Gereiztheit oder Zorn häufig völlig überrumpelt, wird fragen: »Aber warum hast du mir denn nie gesagt, dass dich das so sehr geärgert hat?«

Sollten Sie selbst die Person sein, die alles unterdrückt, schlage ich Ihnen vor, sich an einen guten Coach zu wenden. Es wird Zeit, dass Sie lernen, sich selbst zu akzeptieren und Ihre inneren Konflikte zu lösen.

Konfliktbelastete Phasen sind auch Zeiten für Geduld und Mitgefühl. Lernen Sie verstehen, dass Sie in eine Erwartungshaltung gehen, sooft Sie sich über jemanden ärgern: Sie erwarten Bestätigung oder Kontrolle; entweder soll Ihr Gegenüber Ihre Handlungen oder Reaktionen gutheißen oder Sie wollen die Handlungen oder Reaktionen Ihres Gegenübers kontrollieren. Mit anderen Worten: Ihre Erwartungen stehen im Konflikt mit den Gegebenheiten.

Aus Sicht des Buddhismus bilden Erwartungen den Hauptgrund, weshalb wir im Leben so leiden. Das Ziel besteht darin, sich seiner Erwartungen bewusst zu werden und sie loszulassen. Verstehen Sie also, dass Sie mit Erwartungen Ihre Regeln und Überzeugungen auf einen anderen Menschen projizieren.

Werden Sie zum Beobachter Ihres Lebens, wenn ein Konflikt auftaucht! Keine Bewertungen, Schuldzuweisungen oder Erwartungen! Beobachten Sie das Geschehen emotionslos wie ein neutraler Zeuge, als ständen Sie außerhalb Ihrer selbst, ganz liebevoll und unterstützend. Dabei bekommen Sie vielleicht Folgendes zu sehen: Ihr Partner macht sich Luft, bringt seine Frustration zum Ausdruck. Das ist Teil seines Wachstumsprozesses, des Versuchs, der Mensch zu werden, der er werden muss.

Es ist nicht der Zweck dieser neutralen Beobachtung, Ihre eigenen Gefühle zu unterdrücken; vielmehr sollen Sie die Problemlage aus der Perspektive einer umfassenderen Selbstverwirklichung betrachten. Erzeugt Ihr Partner in Ihnen Frust, identifizieren Sie sich auf keinen Fall damit. Sagen Sie nicht: »Ich bin frustriert, weil …« Der Frust sind nicht Sie selbst, es ist Ihr Ego, Ihre unterbewusste Angst, Ihre Programmierung aus der Vergangenheit.

Leichter gesagt als getan? Da gebe ich Ihnen absolut recht. Wenn Sie sich jedoch mit Herausforderungen wie karmischen Prüfungen konfrontiert sehen, ist es weit wichtiger, das Spiel zu gewinnen, als recht zu behalten.

Der Umgang mit Negativität

Ein weiteres großes Thema ist unser Umgang mit Negativität. Wie komme ich mit Menschen klar – und hier meine ich auch Freunde, Geliebte, Verwandte, Kollegen –, die mir häufig negativ oder geringschätzig begegnen?
Das ist eine sehr verbreitete Frage; ich höre sie häufig in Kursen über Persönlichkeitsentwicklung – vor allem von Leuten, die sich sehr um eine positive Lebenseinstellung bemühen und darauf aus sind, ihre Sachen nach besten Kräften aufzuarbeiten. Je deutlicher man sich seiner eigenen Schattenseite gewahr wird, und je mehr dann die Selbstakzeptanz wächst – was in die Positivität führt –, desto leichter wird man sich auch der Negativität und Werturteile in anderen Menschen bewusst.
Um die meisten macht man am besten einen großen Bogen, doch das ist keine Lösung, wenn es sich um nahestehende Menschen, Lebensgefährten etc. handelt. Im Folgenden gebe ich Ihnen ein paar Tipps mit auf den Weg:

- Schauen Sie in den Spiegel, wenn Sie ein Werturteil abgeben. Es sagt sich leicht, man solle nicht urteilen, doch wie Sie inzwischen sicher wissen, ist das unmöglich. Also sollte man sich besser seiner Werturteile bewusst sein. Und Sie sollten wissen, dass es sich dabei um einen Teil Ihrer selbst handelt, der unterdrückt wurde und in Ihren Schatten übergegangen ist. Betrachten Sie das Werturteil und fragen Sie sich, was Sie in sich selbst akzeptieren müssen. Wenn Sie sich mit dem Werturteil identifizieren, werfen Sie nur weitere Negativität in die Waagschale – dadurch wird alles nur noch schlimmer. Beginnen Sie, Positivität, Licht und Liebe einströmen zu lassen, dann werden sich die Dinge zwangsläufig verändern, selbst wenn es nur die Art und Weise ist, wie Sie sich fühlen.

- Synchronisation: Bevor Sie versuchen, den Energieaustausch in eine positivere Richtung zu lenken, halten Sie einen Augenblick inne, um sich in irgendeiner Weise wirklich auf den anderen Menschen einzustellen. Im Hinblick auf die Worte oder Gefühle des anderen wird es immer etwas geben, dem Sie ehrlichen Respekt entgegenbringen, das Sie anerkennen können und mit dem Sie einig sind. Wenn Sie das zum Ausdruck bringen, lassen Sie bereits Liebesenergie in die Situation hineinfließen.

- Lenken und führen *(pacing and leading):* Weil Sie anerkennen, wie der andere sich fühlt, sind Sie auf Ihr Gegenüber eingestimmt und können ihn leichter in die positive Energie führen. Statt sich auf seine Negativität zu konzentrieren (alles, dem Sie Ihre Aufmerksamkeit widmen, wird größer!), lenken Sie das Gespräch auf vergnügliche und aufbauende Themen. Sie könnten an ein lustiges, gemeinsames Erlebnis erinnern oder etwas, das für Ihr Gegenüber erfreulich ist, zum Gesprächsgegenstand machen.

- Gewohnheitsmuster brechen: Denken Sie an Ihre Zeit mit der betreffenden Person. Wahrscheinlich existiert irgendwo ein gewohnheitsmäßiges Muster, in dem Sie festzuhängen scheinen und das Sie hindert, die erwünschten Ergebnisse zu erzielen.
Ein Beispiel: Bei jedem Telefonat mit meiner Mutter hörte ich immer nur von Problemen und wie teuer das Leben doch sei. Dann ging mir ein Licht auf: Als Erstes fragte ich meine Mutter ja auch stets: »Wie geht es dir?« Damit lieferte ich ihr den idealen Einstieg

für eine ganze Litanei von Schwierigkeiten. Wie ich von meinem Coach lernte, bestand die Lösung darin, neue Varianten zur Gesprächseröffnung auszuprobieren; etwa diese: »Ich muss dir heute unbedingt etwas Interessantes erzählen«, oder: »Weißt du, woran ich heute gedacht habe? An damals, als du und ich …«

- Seien Sie achtsam. Wahrscheinlich werden Sie Ihr eigenes Muster knacken müssen, um eine wirkliche Veränderung herbeizuführen. Seien Sie kreativ! Erst wenn wir regelmäßig und gleichsam routiniert darüber nachdenken, was nicht funktioniert, werden uns allmählich die Möglichkeiten bewusst, wie wir diese Muster durchbrechen können.

- Gehen Sie mit gutem Beispiel voran! Genießen Sie Ihr Leben weiterhin und richten Sie Ihren Blick auf die Sonnenseite des Lebens.

- Betrachten Sie sich selbst und schätzen Sie sich ein. Lesen Sie anregende Bücher, setzen Sie das Gelernte um und werten Sie es jeden Abend aus: Dann prüfen Sie, was Sie verändern wollen. Wir alle tendieren gelegentlich zu Negativität; deshalb brauchen wir jemanden, der uns wieder aufrichtet, anstatt uns dafür zu kritisieren. Auf diese Weise werden Sie sich Schritt für Schritt von krankheitsfördernden Mustern und Überzeugungen wegbewegen hin zu Gewohnheiten, die unser Glück und unsere Gesundheit unterstützen. Der wirkungsvollste Umgang mit Negativität besteht darin, sie durch positive Erlebnisse und durch Ihre positive Energie aufzulösen.

An dieser Stelle möchte ich Ihnen eine Botschaft von Debbie Ford übermitteln:

»Das Problem der Gewalt ist unserer kollektiven Verantwortung überlassen. Es ist an uns, unserer Jugend beizubringen, wie man mit emotionalen Schwierigkeiten umgeht, wie man mit dem Druck und den Regungen fertig wird, die Männer und Frauen täglich in die Knie zwingen. Wir alle müssen endlich einsehen, dass wir durchs Leben schlafwandeln, wenn wir meinen, das Gewaltproblem würde durch Zauberhand einfach verschwinden, wenn wir uns selbst als Gesellschaft kaum zu dem Eingeständnis durchringen können, welch zügelloser Missbrauch an Frauen getrieben wird, sei es emotional, seelisch oder körperlich. […] Jeden Tag werden im Durchschnitt drei Frauen von ihren Intimpartnern ermordet. Wir müssen uns zu einer einzigen Stimme zusammenschließen und sagen: ›Genug ist genug!‹ Das muss jetzt aufhören. Es ist Zeit, dass wir gemeinsam die Verantwortung für die Erziehung beider übernehmen: der Opfer und der Täter, der Jagdbeute und der Jäger. Wir müssen fest zusammenstehen und sagen: ›Schluss damit!‹ Wir müssen die Verpflichtung eingehen, dass wir nicht gemeinschaftlich die Probleme leugnen oder ignorieren, die unsere menschliche Existenz bedrängen. Stattdessen müssen wir uns zusammentun und uns aus den Fesseln unserer Angst, Scham, Verletzung und Schuld befreien. Wir müssen unsere eigenen Anstrengungen unternehmen, in dem Bewusstsein, dass andere aus unserem kollektiven Zusammenschluss und der Heilung von unserer Scham, Angst und Wut Nutzen ziehen werden, wenn nur genug von uns zusammenhalten.

Ihre wöchentliche Schattenarbeit: Berufen Sie sich auf das Fehlverhalten anderer, um Ihr eigenes, etwas weniger fehlerhaftes Verhalten zu rechtfertigen? Überprüfen Sie Ihre unkontrollierbaren Regungen:

Wann werden Sie sie beherrschen? Was könnten Sie diese Woche tun, um sich für die kollektive Heilung einzusetzen?
In Liebe und Respekt, Debbie Ford.«

Vergebung – eines der machtvollsten Heilungswerkzeuge

»Vergebung löst Freude aus. Sie bringt Frieden. Sie wischt die Schiefertafel sauber. Sie setzt sämtliche höchsten Werte der Liebe in Bewegung.«
John McArthur

»Möglicherweise ist es unendlich viel schlimmer, die Vergebung zu verweigern, als zu töten, denn Letzteres kann aus einem jähen Impuls in einem hitzigen Augenblick geschehen sein, wohingegen Ersteres eine kalte und wohlüberlegte Entscheidung des Herzens darstellt.«
George MacDonald

Vergebung ist meine eigene Wahl. Wenn Sie nicht vergeben, erlauben Sie Ihrem Schmerz, Ihrer Verletzung, Wut und Trauer, Sie zu zerreißen.

Manchmal hat es den Anschein, der Lebenszweck anderer Menschen bestehe darin, Sie herunterzuziehen, Ihnen den Tag zu ruinieren, die Stimmung zu verderben oder Ihnen sonst wie das Leben zu vermiesen. Viele von uns hängen immer noch in diesem Muster fest. Ihre Gedanken drehen sich ununterbrochen um dieselbe Angelegenheit. Sie wachen morgens auf, und schon ist es wieder da – wie ein Hund, der sich endlos im Kreis dreht und nach seinem eigenen Schwanz schnappt. Diese rastlosen Grübeleien sind die hässlichen Nebenprodukte von Verrat und Betrug, Aggression, mangelnder Sensibilität und unüberlegten Handlungen.

- Halten Sie an altem Groll fest? Sind Sie immer noch wütend auf jemanden? Weigern Sie sich, mit bestimmten Leuten zu sprechen oder sie zu treffen, weil Sie von ihnen verletzt wurden?
- Hegen Sie Ressentiments gegenüber jemandem?
- Gibt es Menschen, denen Sie etwas nicht verziehen haben, das inzwischen 5, 10, 15 oder sogar 20 Jahre zurückliegt?
- Könnten Sie sich ohrfeigen für etwas, das Sie getan haben? Etwas, das einem anderen Menschen Schmerz, Leid oder Unglück gebracht hat? Empfinden Sie Schuld- oder Schamgefühle?
- Haben Sie je vorsätzlich oder unbeabsichtigt etwas getan, was einen anderen Menschen verletzt oder ihm das Leben schwergemacht hat? Haben Sie deshalb immer noch ein schlechtes Gewissen?
- Haben Sie etwas zu tun versäumt, das Sie nach Ihrer eigenen oder der Einschätzung anderer hätten tun sollen?

Solche Wunden können Sie mit bleibenden Gefühlen von Verletztheit, Scham, Wut, Bitterkeit und sogar Rache zurücklassen, besonders wenn Ihnen jemand, den Sie liebten und dem Sie vertrauten, die Kränkung oder den Schmerz durch Betrug zugefügt hat. Und hier die schlechte Nachricht: Ihre Verletzung wird weiter an Ihnen zehren, bis Sie einlenken oder sie besiegen. Was auch immer Sie tun, Sie werden die Wolke aus negativen Gefühlen nicht los, die derartige katastrophale Ereignisse in Ihrem Leben kennzeichnen. Wann immer Sie Ihre Deckung sinken lassen, kehren diese Gefühle mit aller Macht zurück – wie eine nie endende Konfrontation von Angesicht zu Angesicht. Das ist die Schattenseite in ihrer ganzen Macht.

Sie können nicht wirklich kreativ oder glücklich sein, Spaß haben oder sich gar auf anderes im Leben konzentrieren – wie Familie, Arbeit, Gesundheit oder simple Vergnügungen –, denn Ihr Denken ist in einer Endlosschleife gefangen und haftet an derselben alten Negativität. Ein Teufelskreis …

Anzeichen für die Fixierung an der Vergangenheit

- Sie verharren bei den Vorfällen im Umfeld des Angriffs (oder der Angriffe) oder bei verdrießlichen Situationen. Sie sind offenbar nicht imstande, schmerzliche Erinnerungen oder Ereignisse loszulassen.
- Selbstmitleid: Sie vergleichen sich mit anderen, die besser gestellt sind. Eifersucht, Neid.
- Sie werden von Familie und Freunden gemieden, weil sie nicht gerne mit Ihnen zusammen sind; sie finden entschuldigende Gründe, um Ihnen aus dem Weg zu gehen.
- Sie quittieren die kleinste wahrgenommene Kränkung mit einem Wutausbruch. Sie fühlen sich oft missverstanden und abgelehnt, von anderen nicht akzeptiert.
- Sie trinken Alkohol im Übermaß, rauchen oder nehmen Medikamente/Drogen, um Ihren Schmerz ertragen zu können.
- Sie haben Symptome einer Depression oder einer Phobie und fühlen sich die meiste Zeit elend.
- Ihr Fühlen und Denken wird eingenommen von Ihrem Verlangen nach Rache oder Bestrafung bzw. von Schuldgefühlen oder Scham.
- Sie nehmen automatisch immer gleich das Schlimmste an, sowohl von Menschen als auch von Situationen.
- Sie trauern um den Verlust einer für Sie wertvollen Beziehung.
- Sie haben das Gefühl, Ihrem Leben fehlen Sinn und Bestimmung.

- Sie stehen mit Ihren religiösen oder spirituellen Überzeugungen in Konflikt.

Wie Studien der Campaign for Forgiveness Research [d. h.: Kampagne zur Erforschung der Vergebung) zeigen, sind vergebungsbereite Menschen glücklicher und gesünder als solche, die an altem Groll festhalten.

Laut einer Studie ist der positive Gewinn der Vergebung für Menschen ähnlich, egal ob sie eine auf religiösen oder eine auf weltlichen Werten basierende Anleitung dazu erhalten hatten – im Gegensatz zu einer Kontrollgruppe, die ohne eine Anleitung geblieben war.

Machen Sie den Vergebungstest

Stellen Sie sich selbst folgende Fragen:

- Wünschen Sie sich, Sie hätten eine andere Kindheit oder bessere Eltern gehabt?
- Glauben Sie, Ihre Erziehung hätte besser sein können – oder Sie selbst hätten es besser machen sollen?
- Ärgern Sie sich über die Steuern? Halten Sie sie für ungerecht?
- Regen Sie sich über die Wirtschaftsflaute auf?
- Haben Sie nach Ihrem Gefühl Reichtum und Fülle gar nicht verdient?
- Sind Sie leicht ablenkbar und können sich nur schwer auf etwas Bestimmtes konzentrieren?
- Verdienen Sie nach Ihrem Gefühl mehr Gutes im Leben?
- Haben Sie das Empfinden, das Leben sei ungerecht und Sie hätten schlechte Karten erwischt?
- Sind Sie mit Ihrer Arbeitssituation unzufrieden?
- Stehen Sie in Konflikten mit Ihren Kollegen?

- Sind Sie unglücklich in Ihren Beziehungen?
- Frustriert Sie Ihre finanzielle Situation?
- Erfüllt es Sie mit Verbitterung, dass die Zeit vergeht und nichts besser wird?

- Empfinden Sie Schuld oder Scham über etwas aus Ihrer Vergangenheit?

Wenn Sie eine oder mehrere dieser Fragen mit »Ja« beantwortet haben, müssen Sie Vergebung üben!

Testen Sie den kostenlosen, wirkungsvollen Minikurs für Vergebung!

Sehen Sie selbst, wie Ihnen die Macht der Vergebung helfen kann, inneren Frieden zu finden und persönliche Stärke zu entwickeln, während Sie nach Vergebung streben und den Schmerz und die Risiken überwinden, die Sie bisher getragen haben.

Dieser kostenlose Minikurs wird Ihnen einen einfachen Weg weisen, wie Sie einen Teil Ihres Schmerzes loslassen können. Er ist ein Geschenk von mir für Sie, damit mehr Ruhe und Frieden in Ihr Leben einziehen. Der Kurs besteht aus einer Reihe machtvoller Vergebungs-Meditationen, die mehr Harmonie in Ihrem Inneren schaffen werden. Damit sind keinerlei Kosten verbunden; gehen Sie einfach auf die Website www.dielebensformel.de und laden Sie sich den Kurs herunter.

Die wichtigste Lektion: Gewinnen Sie Ihre Kraft zurück – genießen Sie das Leben!

Vergeben heißt, die Vergangenheit loszulassen, die karmischen Ketten zu sprengen, um sich selbst zu befreien und seine Aufmerksamkeit auf andere, positivere Bereiche des Lebens richten zu können. Vergeben bedeutet weder, die Verantwortung des anderen Menschen für die Ihnen zugefügte Verletzung zu leugnen, noch Sie zu schmälern oder ein Fehlverhalten zu rechtfertigen. Sie können einem anderen Menschen vergeben, ohne seine Tat zu entschuldigen. Außerdem werden Sie lernen, sich selbst zu vergeben. Wir wissen nie, wie tief und wie weit die Ketten des Karma zurückreichen.

Betrogen ... Ich glaubte, nie wieder jemandem trauen zu können

Meine Geschichte mit Ad: Ad war ein Freund und ein sehr erfolgreicher Geschäftsmann. Ich besaß eine Firma, die auf Naturheilmittel spezialisiert war sowie auf das Angebot, der breiten Öffentlichkeit die Neuro-Emotionale Integration (N.E.I.) näherzubringen. Mit dem Tagesgeschäft in meiner Firma hatte ich nicht allzu viel zu tun; stattdessen konzentrierte ich mich auf das, was ich am besten konnte: Forschung und Lehre.
Nach zwei Jahren hatte meine Firma Liquiditätsprobleme. Ich bat Ad, zu kommen und die Lage einzuschätzen. Er erschien mit einem vollständigen Bericht und Lösungsvorschlägen: Ich solle meine Firma an ihn verkaufen; er würde sie dann in drei Segmente aufteilen und in eine Holding überführen. Für das Geld, das er hineinstecken wollte, sollte ich persönlich haften. Wie er mir versicherte,

würde das Geld binnen weniger Jahre aus dem Gewinn zurückgezahlt werden. Ich hätte also keinerlei Anlass zur Sorge. Er würde mir auch noch etwas Geld leihen, damit ich überleben konnte, bis alles geregelt und am Laufen sei. In der Struktur einer Holding würden mir 66 Prozent meiner Firma gehören. Ich musste auf sämtliche Zahlungen aus der Firma verzichten und den Erhalt irgendwelcher Honorare und Lizenzgebühren zurückstellen.
Ich vertraute Ad zu 100 Prozent und folgte seinem Rat in allen Punkten.
Kurz nach der Vertragsunterzeichnung, mit der ich meine Firma aus der Hand gab, fingen die Schwierigkeiten an: Ad's Einstellung änderte sich; er teilte mir mit: »Jetzt gehört die Firma mir, jetzt arbeitest du für mich und tust, was ich sage!«
Wir gerieten in einen ernsthaften Konflikt, der dazu führte, dass ich das Unternehmen verließ. Dadurch verlor ich nicht nur eine Firma im Wert von mehreren Millionen Dollar, nein, ich hatte auch noch Schulden bei Ad. Das Geld, das er investiert hatte, musste ich ihm privat zurückzahlen, während er das Unternehmen behielt. Stellen Sie sich das vor! Ich war natürlich stinksauer!
Ich engagierte einen Rechtsanwalt und versuchte mit dessen Hilfe, mein Geld zurückzubekommen. Daraus ergab sich eine riesige Verlustsituation in meinem Leben, die jeden Funken Freude und Vertrauen in meinen Erfolg aufzehrte. Morgen für Morgen wachte ich auf und fühlte mich erbärmlich. Mein Geist glich einem Magneten: Er zog Verlust und Betrug an. Das Ganze endete in einem Rechtsstreit.
Ich fand heraus, dass ich den größten Fehler meines Lebens begangen hatte. Ad hatte alle relevanten Unterlagen in der Hand, während ich über nichts dergleichen verfügte. Und das war längst nicht

alles: Ad gelang es, ein Urteil gegen mich zu erwirken, das mich ins Gefängnis hätte bringen können.

Sicher können Sie sich meinen Zorn angesichts dieser Ungerechtigkeit und meiner eigenen Ohnmacht vorstellen. Und nicht nur das: Der befreundete Anwalt, der meine Angelegenheiten vertreten hatte, musste ja ebenfalls bezahlt werden. Also noch mehr Schulden, die ich irgendwann zurückzahlen musste. Und weil dieser Anwalt einen folgenschweren Fehler machte, war mein Fall unwiderruflich verloren; mir stand nicht einmal mehr die Möglichkeit eines Wiederaufnahmeverfahrens offen.

So addierte sich ein Schmerz zum anderen. Als Krönung des Ganzen brachte Ad auch noch die Glanzleistung fertig, mich unmittelbar vor einem ausverkauften Vortrag, drei Tage vor Weihnachten 2008, von der Polizei abholen zu lassen. Er hatte der größten holländischen Tageszeitung einen Wink gegeben. So zierte mein Foto die Titelseite der nächsten Ausgabe unter der großen, fett gedruckten Überschrift »Dr. Martina verhaftet – Schulden nicht bezahlt!« Die bittere Ironie an der Sache war, dass ich überhaupt nicht verhaftet worden war, denn der Richter hatte meine sofortige Entlassung angeordnet; doch das erschien erst zwei Wochen später als kleine Mitteilung irgendwo in der Mitte des Blattes.

Nun, wie geht man mit so etwas um? Wut, Zorn und Rache? Ich hätte Ad mit dem größten Vergnügen geohrfeigt, doch aus verschiedenen Gründen wäre dies das Dümmste gewesen, das ich hätte unternehmen können. Ein Freund eines Freundes, ein Krimineller, bot mir an, mein Problem ein für alle Mal zu erledigen, doch das wäre noch weit schlimmer gewesen.

Ein paar Monate später stellte mir ein anderer, weiserer Freund eine seltsame Frage: »Kannst du deinem Freund vergeben?«

Einen Moment lang war ich verwirrt. Vergeben … Wie käme ich dazu? Ad sollte gefälligst um Entschuldigung bitten und mir mein Geld zurückgeben.
Mein Freund sagte: »Es wird sich nichts jemals ändern, bis du ihm vergeben hast!«
Für mich fühlte sich der Gedanke wie ein weiterer Schlag ins Gesicht an. Ich brauchte Hilfe. Vergebung kann sehr schwierig sein, wenn es die Person, die uns etwas angetan hat, in unseren Augen gar nicht verdient. Es ist hart, sich in Erinnerung zu rufen, dass Vergebung mehr demjenigen nutzt, der vergibt, als demjenigen, dem vergeben wird!
Ich beschloss, meinen jüngeren Sohn Joey, der gerade ein Seminar über Rückführungshypnose besucht hatte, zu bitten, mich an das Ursprungsereignis zurückzuführen, zu jenem Vorfall, der die Rivalität zwischen Ad und mir ausgelöst hatte. Ich war sehr gespannt, zu erfahren, warum mich ein Mensch derartig hassen konnte.
Wir gelangten in ein Leben in Afrika, wo Ad (der in jenem anderen Leben natürlich auch einen anderen Namen trug) und ich gemeinsam aufwuchsen, und zwar als Zwillingsbrüder. Wir waren unzertrennlich, machten alles gemeinsam. Da unsere Mutter bei unserer Geburt gestorben war, hatte uns unsere Großmutter großgezogen. Als Vierzehnjährige wurden wir gemeinsam rituell als Krieger in den Stamm aufgenommen – ein einzigartiges Ereignis. Mit sechzehn verliebten wir uns beide in dasselbe Mädchen, und sie wählte mich, obwohl Ad und ich einander glichen wie zwei Wassertropfen. Damit kam er nicht zurecht, wurde verbittert und frustriert. Er sprach kein Wort mehr mit mir und starb ein paar Jahre darauf, im Alter von 20 Jahren, bei einem ungewöhnlichen Jagdunfall. Vor seinem Tod eröffnete er mir noch, dass er mich hasse und verfluche.

Als ich aus der Trance wieder zu mir kam, hatten sich meine Gefühle vollkommen gewandelt. Ich empfand Mitgefühl für Ad wegen der Schmerzen und allem, was er in jenem Leben durchgemacht hatte. Es fiel mir leicht, ihm die Vorfälle in diesem Leben zu verzeihen. Ich hoffe und bete täglich, dass wir es schaffen, den Konflikt gemeinsam aufzulösen.

Sobald ich angefangen hatte, meinem Freund zu vergeben, lösten sich auch meine Wut und meine Enttäuschung auf wundersame Weise auf und … ich war endlich frei, mein Leben weiterzuführen.

Wie lautet die Lektion? Nie kennen wir die gesamte Geschichte; immer steckt mehr hinter den Dingen, als man vermutet. Deshalb ist es noch befreiender, wenn man sich selbst und dem anderen vergibt. Dabei braucht man die Geschichte gar nicht zu kennen, nur zu akzeptieren, dass sie verwickelt ist und wir uns in einer fortlaufenden, ewig dauernden Geschichte aus Geschichten befinden, die derart miteinander verflochten sind, wie wir es uns nicht einmal erträumen können.

Transformieren Sie Ihr Leben von Verzweiflung in strahlendes Glück!

Vergebung bedeutet, dass Sie Ihre alten Glaubensmuster und Ihre von Bitterkeit getriebenen Handlungen ändern können. Indem Sie Ihren Groll loslassen, werden Sie Ihr Leben nicht länger über Ihre Verletztheit definieren, sondern vielleicht sogar Mitgefühl und Verständnis aufbringen. Die Entscheidung für die Vergebung spült Sie zurück in den Strom des Lebens …

Lange Perioden schmerzhaften Unglücklichseins können sich negativ auf Ihre Gesundheit und Ihr Wohlbefinden auswirken und sogar ernsthafte Krankheiten hervorrufen. Was möglicherweise aber noch wichtiger ist: Sie binden die größte Fähigkeit, die Ihrem höheren Selbst zu eigen ist, nämlich die freie Aufmerksamkeit. Wenn Sie die Vergebung wählen, wird es Sie lehren wie; je mehr freie Aufmerksamkeit Sie haben, desto mehr Kraft besitzen Sie, und desto mehr Kraft haben Sie für Ihr tägliches Leben.

Studien belegen die wundersame Wirkung des Vergebens

Vergebung kann buchstäblich Ihr Herz heilen. Eine im *Journal of Behavioral Medicine* [Zeitschrift für Verhaltensmedizin] veröffentlichte Studie besagt, Vergeben gehe einher mit einer niedrigeren Herzfrequenz und einem niedrigeren Blutdruck sowie mit Stressreduktion.

Eine andere, in derselben Zeitschrift veröffentlichte Studie stellt fest, Vergeben sei mit fünf Maßstäben der Gesundheit positiv verknüpft: den physischen Symptomen, den eingenommenen Medikamenten, der Schlafqualität, Erschöpfung und somatischen Beschwerden. Allem Anschein nach habe die Reduzierung negativer Affekte (Depressionssymptome), die Stärkung der Spiritualität, das Konfliktmanagement und der Stressabbau, die ein Mensch durch Vergebung findet, alle eine erhebliche Wirkung auf die gesamte Gesundheit.

In einer dritte Studie, erschienen im *Personality and Social Psychology Bulletin* [Bulletin für Persönlichkeits- und Sozialpsychologie], heißt es: »Vergebung stellt nicht nur positive Gedanken, Gefühle und Verhaltensweisen gegenüber der verletzenden Partei wieder her; vielmehr wird der dadurch entstandene Nutzen auch auf andere Menschen außerhalb der Beziehung übergehen.«

Vergebung hat für Ihren Körper, Ihre Beziehungen und Ihren Platz in der Welt außerordentlich starke Vorteile. Das Loslassen Ihrer Wut und die Arbeit an der Vergebung können im wahrsten Sinn des Wortes Ihr Leben retten.

Die über Hundertjährige, die am längsten lebte

Die Französin Jeanne Louise Calment kann mit der längsten nachgewiesenen Lebensspanne der Geschichte aufwarten: Sie wurde 122 Jahre und 164 Tage alt (insgesamt waren es 44 724 Tage). Ihre Lebensdauer ist sorgfältig dokumentiert, wobei es in ihrem Fall mehr Aufzeichnungen und Belege gibt, um ihr Alter zu verifizieren, als bei irgendjemandem sonst. Im Alter von 85 Jahren begann sie mit dem Fechten und mit 100 fuhr sie immer noch Fahrrad. Im Jahr 1985 übersiedelte sie in ein Seniorenheim, nachdem sie noch bis zum Alter von 110 Jahren ein eigenständiges Leben geführt hatte. Den Berichten zufolge soll sie weder besonders sportlich noch eine Gesundheitsfanatikerin gewesen sein. Dennoch war sie in guter körperlicher Verfassung und konnte zu Fuß unterwegs sein, bis sie sich mit 114 Jahren und 11 Monaten bei einem Sturz den Oberschenkelhalsknochen brach. Noch mit 117, bis fünf Jahre vor ihrem Tod, pflegte sie gelegentlich zu rauchen, hörte dann jedoch auf. Allerdings wurde sie nach einem Jahr rückfällig und gab das Rauchen erst mit 119 Jahren ganz auf, da ihre Blindheit es ihr erschwerte, sich eine Zigarette anzuzünden. 1996 brachte eine Plattenfirma anlässlich ihres 121. Geburtstages die CD *Maîtresse du temps* [d. h.: Herrin der Zeit] mit vier Stücken heraus, auf denen Madame Calment vor dem Klanghintergrund von Rap und Techno-Rhythmen ihre Lebenserinnerungen sprach. Nach ihrem 122. Geburtstag wurde beschlossen, ihr weitere öffentliche Auftritte zu ersparen, da ihr Gesundheitszustand sich ernsthaft verschlechtert hatte. Fünf Monate später starb sie.

Das Geheimnis ihres langen Lebens? Als sie einmal nach ihrem Rezept gefragt wurde, zählte Madame Calment Knoblauch, Gemüse, Zigaretten und Rotwein auf. Bei einer anderen Gelegenheit schrieb sie ihre lange Lebensdauer und ihr vergleichsweise jugendliches Aussehen dem Olivenöl zu, das sie nach eigenen Aussagen nicht nur über ihre Mahlzeiten gegossen, sondern auch zur Gesichtspflege verwendet hatte; außerdem nannte sie ihre Vorliebe für Portwein und Schokolade, von der sie pro Woche fast ein Kilo verspeiste.

Das wahre Geheimnis eines langen, vitalen und gesunden Lebens liegt in der Kraft des Loslassens. Ich beschäftigte mich mit Jeanne Calment und anderen über Hundertjährigen, die bei guter Gesundheit ein hohes Alter erreicht hatten, und fand heraus, dass sie eines gemeinsam hatten: die Kraft, das Vergangene loszulassen und im Jetzt zu leben. Darüber hinaus hatten die meisten von ihnen auch noch die gleiche Lebenseinstellung: Sie waren auf Freude und Positivität ausgerichtet, sie liebten das Leben und die Menschen. Sie vergeben, vergessen und bewegen sich vorwärts. Vergebung ist das machtvollste Werkzeug, um loszulassen und zu akzeptieren, was man nicht ändern kann!

Loslassen ist das Kraftelixir des Jungbrunnens. Es ist das Licht, das Sie auf Ihre Schattenseite werfen. Als Nebenwirkung erfährt Ihr Körper, dass er auch alles andere im Leben bewältigen kann.

Damit haben wir das Ende von Teil II erreicht. Jetzt sind Sie auf die Praxis vorbereitet, die Sie in Teil III erwartet.

Teil III

Die Praxis

Für alle, die aus irgendwelchen Gründen nicht mit meinen 12 Meditationen arbeiten wollen, ist Teil III in etliche kurze Kapitel gegliedert, die sich für Sie als unschätzbar erweisen werden. Indem Sie die neun Schritte absolvieren, werden Sie fähig sein, Ihr Leben zu transformieren. Darüber hinaus stelle ich Ihnen kostenfrei ein paar geführte Meditationen zur Verfügung, die großen Einfluss auf Ihr Leben haben werden. Gehen Sie dazu im Internet auf www.dielebensformel.de. Lesen Sie nun weiter und begeben Sie sich auf den Pfad der Heilung. Und denken Sie daran: Sie brauchen nicht krank zu sein, um Ihre Seele zu heilen …

KAPITEL 15

Selbstheilung mit dem 1. Code: Der Pfad des Kriegers

»Visualisieren« ist nicht der richtige Ausdruck; »virtualisieren« trifft es besser: sich eine virtuelle Parallelwelt erschaffen, in die Sie eintauchen, bis Ihr Geist beide Realitäten als wahr anerkennt.

1. Übung: Ein Krafttier wählen

Dabei können Sie Ihre Vorliebe oder den Zufall sprechen lassen. Wenn Sie nach Ihrer Neigung vorgehen wollen, suchen Sie sich ein Tier, das Sie für seine Kraft und Stärke, seinen Überlebensinstinkt oder seine flinke Behändigkeit bewundern. Soll hingegen der Zufall entscheiden, bitten Sie um ein Zeichen und warten Sie ab, welches Krafttier Ihnen als Erstes über den Weg läuft, beispielsweise in einem Fernsehwerbespot, auf einer Reklametafel oder in einem Straßennamen. Erlauben Sie der Synchronizität, Ihnen Ihr Krafttier zu bringen. Sie können sich auch ein Kartendeck mit Krafttieren kaufen und Ihr Tier auf diese Weise finden. Das bleibt Ihnen überlassen.

Sobald Sie Ihr Krafttier kennen, suchen Sie nach Fotos, Plakaten und anderen Gegenständen, auf denen es abgebildet ist. Eines sollten Sie in Ihrem Schlafzimmer deponieren, das andere auf Ihrem Schreibtisch.

Stellen Sie dann eine Liste all jener Eigenschaften auf, die Ihr Krafttier bei Ihnen verstärken soll. Sobald Sie damit fertig sind, schließen Sie die Augen und stellen sich vor, wie Sie eins werden mit diesem Tier. Saugen Sie all die von Ihnen bewunderten Qualitäten Ihres Krafttieres in sich ein. Wiederholen Sie dies täglich drei bis fünf Minuten lang, und zwar über 100 Tage. Außerdem holen Sie bei jedem Anblick Ihres Tieres tief Atem und sagen Sie im Geiste: *»Ich bin eins mit deiner Kraft!«* Das wird Ihren Körper und Ihr Immunsystem beträchtlich stärken.

Mit dem Schwarzen Panther den Krebs besiegt

Mary war 58 Jahre alt, hatte Krebs im Endstadium und noch eine geschätzte Lebenserwartung von höchstens drei Monaten. Sie würde an dem Karzinom in ihrem rechten Lungenflügel sterben. Sie hatte über 40 Jahre lang geraucht, der Krebs saß an mehr als zwölf Stellen in ihrem Körper und sprach nicht auf die Chemotherapie an. Mary war schwach und abgezehrt. Sie wählte den Schwarzen Panther wegen seiner Fähigkeit, sich lautlos anzuschleichen, sowie seiner Schnelligkeit und Wildheit zuliebe. Ständig trug sie das Foto eines Panthers bei sich, und alle Stunde verbrachte sie 10 Minuten mit der Vorstellung, der Panther sei ihr Immunsystem und damit beschäftigt, sämtliche Krebszellen zu zerstören. Ihre Affirmation lautete: »Mein Immunsystem ist so stark wie ein Schwarzer Panther.« Nach nur vier Wochen war sie vollständig geheilt; ihre Ärzte und Familie kamen aus dem Staunen nicht heraus.

2. Übung: Mit Hilfe des Geistes das autonome Nervensystem beeinflussen

Stellen Sie sich jeden Abend vor dem Einschlafen vor, Sie seien ein Computer-Programmierer und programmierten Ihr ANS neu. Setzen Sie sich im Geiste vor einen Monitor und entfernen Sie sämtliche Blockaden und Viren aus Ihrem System, bis Ihr Rechner völlig frei ist von Stördaten und negativen Programmen. Dann sagen Sie: *»Ich befehle meinem autonomen Nervensystem, meinen Körper gesund und vital zu erhalten sowie gegenüber potenziellen Rückfällen wachsam zu sein – jetzt und für alle Zeit.«*

Vollkommene Knochen auf dem Computermonitor

Jonathan, 35, hatte einen schrecklichen Autounfall erlitten; vom Bruch seiner Hüfte hatte er sich nicht völlig erholt, sodass ihm das Gehen sehr schwerfiel. Er befand sich in physiotherapeutischer Behandlung, doch nahezu vergeblich.

Jeden Abend machte er seine Übung und erzeugte auf seinem inneren Computerbildschirm die Blaupause einer perfekten Hüfte. Zum Abschluss sagte er immer: »Ich befehle meinem autonomen Nervensystem, sämtliche Knochen meiner Hüfte wieder in eine vollkommene Form und perfekt zum Funktionieren zu bringen, meinen Körper gesund und vital zu erhalten sowie gegenüber potenziellen Rückfällen wachsam zu sein – jetzt und für alle Zeit.«

Drei Monate später konnte er wieder optimal laufen. Zwei Wochen nachdem er mit seiner Übung angefangen hatte, erlebte er einen Erfolg nach dem anderen und seine Genesung erfolgte in großen Sprüngen. Der Physiotherapeut hatte keine Erklärung dafür und war überrascht von der raschen Ausheilung.

Beide Übungen sind kurz; Sie machen sie am besten kurz vor dem Einschlafen. Auch zu anderen Zeitpunkten – je öfter, desto besser –, aber vermeiden Sie dabei alle Verbissenheit. Führen Sie die Übungen mit leichtem Herzen durch und sorgen Sie dafür, dass sie Ihnen zur täglichen Routine werden.

3. Übung: Mit dem Körper sprechen

Bei der dritten Übung in dieser Dreier-Reihe geht es darum, dass Sie mit Ihrem Körper und Ihren Organen reden. Stellen Sie sich vor, Sie können sich mit Ihrem Körper unterhalten. Zuallererst danken Sie ihm für seine großartige Arbeit und teilen ihm mit, wie sehr Sie alles zu schätzen wissen, was er unternimmt, um Sie in einer guten Verfassung und bei geistiger Gesundheit zu erhalten. Dann beginnen Sie, Fragen zu stellen, etwa in dieser Art: »Ist es in Ordnung, wenn ich diese Speise esse oder möchtest du lieber etwas anderes?« Das mag seltsam klingen, doch früher oder später werden Sie präzise Antworten erhalten.

Bevor Sie einschlafen, können Sie auch Kontakt mit verschiedenen Organen aufnehmen, beispielsweise so: »Leber, bitte gib heute Nacht dein Bestes, um sämtliche Toxine aus meinem Körper zu entfernen, die ich heute bei dieser Party aufgenommen habe. Ich danke dir!«

Ich habe mir angewöhnt, meinem Körper mitzuteilen, er solle in einen möglichst tiefen Schlaf sinken und zu einer von mir vorgegebenen Zeit wieder aufwachen – erholt und voller Wohlbefinden. Meistens wache ich tatsächlich ein paar Minuten vor dem Weckerklingeln auf.

Sie können Ihren Körper aber auch um Botschaften bitten und ihn nach der Bedeutung bestimmter Phänomene – wie Schmerzen, anderen Symptomen und Unwohlsein – fragen.

Viel Wasser gegen prämenstruelle Beschwerden

Die 44-jährige Megan litt unter Cluster-Kopfschmerzen, die immer vor ihrer Periode auftraten und sie zwangen, drei bis vier Tage das Bett zu hüten. Als sie von dieser Heiltechnik erfuhr, veränderte sie ihre Gewohnheiten und startete einen Dialog mit ihrem Körper. Da sie Pferde liebte, stellte sie sich ihren Körper immer als Pferd vor und fragte: »Was kann ich für dich tun, dir geht es doch so schlecht?« Daraufhin erzählte das Pferd, es sei so traurig, eine Stute zu sein; das sei unfair, das Leben ungerecht und ein Dasein als weibliches Wesen eine üble Angelegenheit. Daraufhin erklärte Megan dem Pferd wiederholt, Frausein habe auch eine Menge gute Seiten. Anschließend wollte sie wissen, was das Pferd benötigte. Sie solle statt Kaffee und Milch viel mehr Wasser trinken, verlangte das Pferd.

Megans erster Kopfschmerzanfall nach Beginn dieser Technik beschränkte sich auf zwei Tage, wobei die Schmerzen vergleichsweise gering waren. In ihrem nächsten Zyklus war sie bereits komplett schmerzfrei und ist es auch geblieben.

Fangen Sie an, mit Ihren Organen zu sprechen, und fragen Sie, was sie brauchen, um sich wohler zu fühlen oder besser zu arbeiten. Mayana, eine nahe Freundin von mir, hat sich auf den Dialog mit dem Herzen spezialisiert und eine umfassende Therapie entwickelt, die auf *Heart Healing* [Herzheilung] beruht. Ihr Buch über Gespräche mit dem Herzen ist bereits (auf Holländisch) erschienen, außerdem hält sie Kurse zu diesem Thema. Sie begleitet Klienten auch in Einzelsitzungen durch ihren Prozess und hat bei allen größere

Durchbrüche erlebt, nachdem sie fähig waren, mit ihrem Herzen zu kommunizieren. Wenn Sie mehr darüber wissen wollen, gehen Sie auf ihre Website www.mayana.nl.

KAPITEL 16

Selbstheilung mit dem 2. Code: Der Pfad des Heilers

Den Placebo-Effekt beherrschen

Meister oder Meisterin auf dem Gebiet des Placebo zu werden – das bedeutet, dass Sie seine Wirkungen auf Ihren Geist beherrschen. Ihr Körper leistet dem Folge, was in Ihrem Geist abläuft. Also ist es wesentlich, was Sie zu sich selbst sagen. Hier ein paar Beispiele für den Umgang mit dem Placebo-Effekt:

- Ganz gleich, was Sie essen – sagen Sie sich selbst: *»Das ist gut für meinen Körper; es hilft meinem Körper, stärker, gesünder und vitaler zu werden.«* Sehen, spüren und imaginieren Sie diesen Gedanken bei jedem Bissen, den Sie zu sich nehmen. Dabei spielt es keine Rolle, ob Sie etwas Supergesundes oder Junkfood auf Ihrem Teller haben. Das soll selbstverständlich keine Werbung für Junkfood sein! Falls Sie jedoch dergleichen mal essen, nutzen Sie den Placebo-Effekt dazu, die toxische Wirkung abzumildern.
Falls Sie ein spezielles Symptom haben, beispielsweise Arthritis, können Sie sagen: »Das ist gut gegen meine Arthritis; es hilft meinem Körper, stärker, gesünder und vitaler zu werden.« Während des

Essens stellen Sie sich vor, wie Ihre Arthritis nachlässt und schließlich vollständig verschwindet.

- Unabhängig davon, was Sie trinken – sprechen Sie zu sich selbst: *»Das sind flüssige Vitamine für meinen Körper; ich kann jetzt schon fühlen, wie mein Körper stärker und gesünder wird.«*

- Ganz gleich, welche Medikamente Sie einnehmen (konventionelle Arznei oder Naturheilmittel) – sprechen Sie zu sich selbst: *»Das ist eine Supermedizin; sie ist perfekt für mich, sie heilt meinen Körper in der kürzestmöglichen Zeit.«* Sehen und spüren Sie dies, wenn Sie Ihre Medizin, Ihre Heilkräuter oder Vitamine zu sich nehmen.

- Falls Sie Gewicht loswerden müssen, passen Sie den Satz entsprechend an; sagen Sie etwas wie: *»Dieses … [Essen, Getränk oder Medikament] ist gut für mich; es unterstützt mich dabei, dauerhaft Gewicht loszuwerden. Es lässt mein Fett dahinschmelzen wie Schnee in der Sonne.«* Sehen, spüren und imaginieren Sie dabei, wie Sie immer schlanker werden.

- Falls Sie Energie benötigen, passen Sie den Satz beispielsweise folgendermaßen an: *»Dieses … [Essen, Getränk oder Medikament] ist ein fabelhafter Energielieferant für meinen Körper; ich fühle schon, wie die Energie in mir aufsteigt.«* Sehen Sie, spüren Sie und stellen Sie sich dabei vor, wie die Energie Sie erfüllt.

Wir können die Kraft des Geistes nutzbar machen, um unseren Körper zu heilen oder aber unseren Zustand zu verschlechtern. Es liegt in Ihren Händen, Ihre Gedanken zu lenken. Der Placebo-Effekt ist eine feine Sache, von der man unbedingt konsequent Gebrauch machen sollte.

Die Placebo-Effekt-Affirmation gegen Migräne

Der 37-jährige John litt unter schweren Migräneanfällen, die mindestens zweimal pro Monat auftraten und ihm jedes Mal zwei bis vier Tage Bettruhe aufzwangen.

Er entschied sich, den Placebo-Effekt bei all seinen Getränken einzusetzen. Darüber hinaus beschloss er, bei der Einnahme seiner sämtlichen Medikamente (konventionellen wie auch naturheilkundlichen) zu sich selbst zu sagen: »Das ist eine Supermedizin; sie hilft perfekt gegen meine Migräne, und ich lasse meine Migräne mit jedem Schlückchen weiter abklingen.« Danach visualisierte er immer, wie seine Migräne schwächer und schwächer wurde. Das setzte er einen ganzen Monat lang fort – ohne Ergebnis.

Daraufhin veränderte er seinen Satz: »Dieses Getränk ist eine Supermedizin; es heilt meine Migräne jetzt vollständig.« Anschließend stellte er sich seine Zukunft vor, sah sich selbst gesund und glücklich, an jedem einzelnen Tag der Woche. Innerhalb von drei Wochen war seine Migräne verschwunden.

Was wir daraus lernen: Wenn etwas nicht wirkt, müssen wir vielleicht die Worte anpassen!

KAPITEL 17

Selbstheilung mit dem 3. Code: Die Identität des Heilers

Die Identität als Blaupause

Sie müssen sich eine Identität erschaffen, die auf Ihre Ziele ausgerichtet ist: gesund, glücklich und frei zu sein bis ins hohe Alter. Projizieren Sie Ihre neue Identität in die Zukunft; damit besitzen Sie eine Blaupause, an der Sie sich orientieren können.

Im Rückblick Ihre Vision erkennen

Die bestmögliche Visualisierung besteht darin, sich Ihren letzten Tag auf dieser Erde vorzustellen, den Augenblick, bevor Sie Ihren Körper verlassen und zur Heimkehr bereit sind.
Lassen Sie mich Ihnen erklären, wie das geht: Als Erstes sehen Sie sich selbst in hohem Alter und sehr glücklich. Am stärksten nehmen Sie dabei wahr, dass Ihr Körper gesund und Ihr Herz von Liebe und Dankbarkeit erfüllt ist. Stellen Sie sich jetzt vor, wie es wäre, sich vollkommen glücklich und dankbar für dieses Leben zu fühlen; wie es wäre, zurückzublicken und zu erkennen, dass Sie durch sämtliche Herausforderungen, die Ihnen begegnet sind, gestärkt wurden

und dass Sie Ihr Herz immer weiter geöffnet haben. Sie haben Ihre Lektionen gelernt, haben allen vergeben, die Ihnen Verletzungen zufügten, haben an Ihrer Schattenseite gearbeitet und ließen sich vom Verhalten anderer nicht mehr negativ beeinflussen; Sie sprachen wahre Worte auf liebevolle Weise und blieben sich selbst treu; Sie lernten, bedingungslos zu lieben sowie Werturteile und Erwartungen loszulassen; Sie hörten auf, Vermutungen über andere anzustellen, und haben sich selbst so angenommen, wie Sie sind.

So zurückblickend, fühlen Sie sich von Liebe, Weisheit und Mitgefühl erfüllt. Das ist die Identität, die Sie sich erschaffen möchten, die größte erhabene Vision Ihrer Selbstverwirklichung. Sie empfinden vollkommene Ruhe, bevor Sie Ihren letzten Atem aus den Lungen entweichen lassen; Sie sind glücklich und zufrieden. Nur wegen all der geliebten Menschen, die Sie zurücklassen, verspüren Sie eine leise Trauer. Ihr Körper ist stark und gesund, doch Sie wissen, es ist Zeit, zu gehen; mit einem Lächeln senden Sie Ihren letzten Atem aus und verlassen damit Ihren Körper.

Wie Sie sich wohl denken können, wird sich das Erschaffen dieser Blaupause als Leitbild und Triebfeder Ihres Lebens stark auf Ihren weiteren Weg auswirken.

Älter werden – im Frieden mit der Vergangenheit

Maria, 65, hatte sich ihr ganzes Leben lang als Opfer gefühlt. Mit 12 Jahren hatte man sie aus der Schule genommen; von da an musste sie sich zu Hause um ihre Mutter und ihre behinderte Schwester kümmern. Als sie 26 war, hielt ein 36-jähriger Polizist bei ihrem Vater um ihre Hand an. Gegen ihren Willen musste sie den nicht sonderlich freundlichen Mann heiraten. Sie wurde zehn Mal schwanger, hatte zwei Fehlgeburten und brachte sechs Söhne und zwei Töchter zur Welt. Ihr ganzes Leben lang hatte sie hart gearbeitet und kannte nur kleine Freuden. Ihr Ehemann ging nicht gut mit ihr um. In ihrem Haushalt wurde sie schlechter als eine Magd behandelt. Ihre Söhne wuchsen nach dem Vorbild des Vaters heran und gingen respektlos mit ihr um. Nun hatte sie Brustkrebs und schon drei Operationen, Chemotherapie und Bestrahlungen hinter sich. Allerdings sprachen die Metastasen in ihren Knochen nicht auf die Therapien an. Meistens litt sie unter Schmerzen und hatte bereits alle Hoffnung aufgegeben. Die Prognose ihrer Lebenserwartung lag bei sechs bis neun Monaten.

Dann begann sie mit den Visualisierungen, die sie von mir bekommen hatte – zusammen mit einer Reihe Heilessenzen, die auf ihre Fähigkeit einwirken sollten, die Vergangenheit loszulassen und zu vergeben. Maria war äußerst willig, die Übungen zu machen. Ich sagte ihr, sie solle sich vorstellen, im Alter von 75 Jahren zu sterben, und obwohl sie nicht daran glaubte, dieses Alter noch erreichen zu können, war sie einverstanden, die Übungen durchzuführen.

Nach drei Monaten hatte sich ihr Befinden deutlich gebessert; die Schmerzen hatten nachgelassen. Ihren Eltern und ihren Kindern konnte sie vergeben. Nur bei ihrem Ehemann fiel es ihr schwer. Ich riet ihr, sich auf die Tatsache zu konzentrieren, dass sie dieses Leben angenommen hatte, um ihre sämtlichen Fehler in anderen Leben auszugleichen, und dass es ihre eigene Entscheidung gewesen war, alles auf diese Weise ins Reine zu bringen, unabhängig davon, ob ihr nun bewusst war, was sie tat, oder nicht.

Bei unserer nächsten Begegnung sechs Monate später wirkte Maria wesentlich glücklicher und gesünder. Am Vortag hatte sie ihre Kontrolluntersuchung im Krankenhaus gehabt: Der größte Teil ihres Krebses war in Rückbildung begriffen. Lediglich an einer einzigen

Stelle im unteren Rückenbereich befand sich ein Tumor, der gewachsen zu sein schien. Ich testete sie nach, speziell im Hinblick auf die Verzeihung gegenüber ihrem Ehemann – und genau dort saß noch viel emotionaler Schmerz.
Als ich Maria das nächste Mal sah, waren wieder sechs Monate verstrichen – sie war völlig geheilt und glücklich. Zu diesem Zeitpunkt lief gerade die Scheidung von ihrem Mann, und das war der Durchbruch gewesen. Sie hegte ihm gegenüber keinerlei Groll mehr, wollte aber auch nicht länger mit ihm zusammen sein. Diese Übungen hatten die Wende in ihrem Leben gebracht.

Hier die Komfortzone – dort das Reich der unbegrenzten Möglichkeiten

Angst ist unsere größte Entwicklungsblockade, deshalb gebe ich Ihnen hier eine Affirmation, um die Angst zu durchbrechen. Notieren Sie sich den Satz und wiederholen Sie ihn während der nächsten 100 Tage mindestens 20-mal pro Tag:

»Meine Komfortzone ist es, meine Komfortzone zu verlassen und in das Reich der unbegrenzten Möglichkeiten einzutreten und meine Ängste zu spüren und es dennoch zu tun.«

Oder:

»Ich liebe es, aus meiner Komfortzone auszusteigen und meine Träume Realität werden zu lassen. Und selbst wenn ich Angst habe: Ich werde es trotzdem tun!«

Mut zum eigenen Weg statt Versagensangst

Der 25-jährige Patrick empfand sich selbst als echten Versager. Er hatte das College abgebrochen und war arbeitslos, lebte noch zu Hause und kiffte jeden Tag – zum Ärger seiner Eltern, die nicht wussten, was sie mit ihrem Sohn anstellen sollten und wie sie ihn wieder in die Realität des Erwachsenwerdens zurückholen konnten. Sie brachten ihn in einen meiner Kurse und wandten sich Rat suchend an mich.

Wie sich bei meinem Gespräch mit Patrick herausstellte, hatte er eine tief verwurzelte Angst vor Erfolg. Sein Vater, ein wohlhabender Anwalt mit großer Kanzlei, hatte Patrick zum Jura-Studium genötigt, in der Hoffnung, sein Sohn werde das Unternehmen eines Tages fortführen. Patrick sperrte sich gegen den Gedanken; er wollte nicht wie sein Vater werden.

Er bevorzugte einen gemütlichen Lebensstil, doch er sah, dass sein Vater viele Überstunden machte, und nahm wahr, wie sehr es in seiner Familie an Spaß und Spontaneität mangelte.

Auf meine Frage, was er denn wirklich machen wolle, antwortete er: »Ich möchte Tauchlehrer werden und auf den Malediven arbeiten.« Seine Familie hatte dort einmal den Urlaub verbracht.

Daraufhin gab ich ihm zu verstehen, es brauche ganze 50 Zentimeter, um seinen Traum zu verwirklichen.

Verdutzt sah er mich an und hakte nach: »Wie meinen Sie das?«

»Es braucht 50 Zentimeter, um Ihren Hintern vom Sofa zu erheben und anzufangen, auf Ihr Ziel hinzuarbeiten, auch wenn Ihr Vater denkt, Ihre Zukunftspläne seien nicht hoch genug gesteckt. Es ist Ihr Leben!«

Ich zeigte ihm eine Reihe von Akupressurpunkten, die er klopfen sollte (vor allem den gegen Angst) und gab ihm die folgende Affir-

mation mit auf den Weg: »Ich liebe es, aus meiner Komfortzone auszusteigen und meine Träume Realität werden zu lassen. Und selbst wenn ich Angst davor habe, was mein Vater von mir denken könnte: Ich werde es trotzdem tun!«
zehn Monate danach hatte er eine Stelle als Tauchlehrer auf den Malediven, auch dank der Kontakte seines Vaters, der die Wünsche seines Sohnes akzeptierte und ihn bei der Umsetzung seiner Träume unterstützt hatte.

Einen Coach finden

Wenn Sie wirklich in Ihre Gesundheit investieren wollen und an dem Gefühl, wertvoll zu sein, arbeiten möchten, wäre es das Beste, einen guten Gesundheitscoach zu wählen. Qualifizierte Omega Health Coaches werden sie so anleiten, dass Sie sich selbst heilen können. Und falls Sie sich für eine Ausbildung zum Omega Health Coach entscheiden, können Sie gleich lernen, sich selbst zu coachen. Das ist eine weitere Investition, die sich mehrfach bezahlt macht. Ein Coach hilft Ihnen beim Erkennen Ihrer blinden Flecken und zeigt Ihnen die beste Herangehensweise, um das zu heilen, was in Ihrem Unterbewusstsein vergraben liegt.

9 Schritte in 100 Tagen – und Sie werden wie neugeboren sein

Die ersten 100 Tage mit Ihrem neuen Programm sind von entscheidender Bedeutung für Sie. Denn Sie werden täglich etwas Neues in Ihren Alltag einführen müssen: ein neues Bewegungstraining, neue Glaubensvorstellungen und Überzeugungen, neue Affirmationen, neue Ernährungsgewohnheiten, neue Heilkräuter zur Entgiftung, Vitamine und vieles mehr. Es muss eine völlige Umgewöhnung stattfinden. Nach 100 Tagen ist Ihnen alles in Fleisch und Blut übergegangen und Sie werden sich fühlen wie der sprichwörtliche Fisch im Wasser: wie neugeboren, voller Energie, Vitalität und Glück.

Beim Omega Healing arbeiten die Klienten mindestens 12 Wochen mit den 12 geführten Meditationen. Schon dadurch verändert sich ihr Gesundheitszustand von Grund auf.

Beim Qigong steht ein Gong für 100 Tage Praxis; lässt man auch nur einen einzigen Tag aus, fängt man wieder bei 1 an und fährt mit den Übungen fort, bis man die vollen 100 Tage ohne Ausfälle absolviert hat. Entsprechendes gilt für diesen Ansatz: Um den gesamten Nutzen daraus zu ziehen, müssen Sie während dieser 100 Tage Routine entwickeln. Danach wird das neue Programm als Automatismus in Ihrem Gehirn verankert sein, sodass Sie auf Autopilot umschalten können.

KAPITEL 18

Selbstheilung mit dem 4. Code: Der Pfad des Visionärs

Synchronisation auf drei Ebenen

- Körper-Geist-Komplex: das Bewusste und das Unterbewusste auf eine Linie bringen.
- Ebene der DNA: die DNA auf Langlebigkeit, Glück und Gesundheit ausrichten.
- Ebene des DOW: den Körper auf eine perfekte Blaupause ausrichten und ihn damit synchronisieren.

Sie werden lernen, wie man die drei Ebenen aufeinander ausrichtet, wenn Sie auf den kostenlosen Download unter www.dielebensformel.de zurückgreifen.

Körper-Geist-Komplex
In den vorigen Kapiteln haben wir unser Augenmerk darauf konzentriert, Geist und Körper (das Unbewusste, das auch das ANS beherrscht) aufeinander auszurichten.

Ebene der DNA
Der Trick besteht darin, sich die eigene DNA als ein reprogrammierbares System vorzustellen, wobei sämtliche mit Krankheit und degenerativen Erscheinungen verbundenen Chromosomen ausgeschaltet sind, während jene, die Gesundheit und Langlebigkeit fördern, eingeschaltet sind. Auf diese Weise programmieren Sie Ihre DNA wieder auf ein langes, gesundes Leben. Sie können dabei genauso vorgehen wie bei anderen Übungen. Die Omega-Healing-Serie enthält eine Meditation, in der es um die Neuprogrammierung der DNA geht.

Ebene des DOW
Stellen Sie sich vor, Sie entspannen sich in den Farben des Regenbogens.
Zuerst konzentrieren Sie sich auf das Rot: Es fühlt sich warm an und bietet Ihrem Leben, Ihrem Körper und Ihrer Seele eine wohlige Decke aus Sicherheit und Heilung. Überschwemmen Sie Ihren Körper mit einem weichen, hellen, heilenden Rot, bis Sie sich von dem Rot und seiner Heilkraft durchtränkt fühlen.
Dann konzentrieren Sie sich auf das Orange; gehen Sie dabei genauso vor. Es wird Sie daran erinnern, spielerisch und spontan zu sein und mehr Freude an Ihrem Leben wie auch an Ihrem Körper zu entwickeln.
Wechseln Sie anschließend zum Gelb über. Es wird Sie daran erinnern, sich von Ihrem Bedürfnis nach Kontrolle zu verabschieden und darauf zu vertrauen, dass am Ende alles perfekt sein wird.
Anschließend gehen Sie zum Grün über, der Heilungsfarbe des Herzens, die Ihnen hilft, sämtliche Qualen, all Ihre Trauer und Ihre Herzschmerzen loszulassen und Ihr Herz wieder dafür zu öffnen,

sich selbst zu lieben sowie die Welt und die Menschen so zu akzeptieren, wie sie sind.
Machen Sie dann mit dem Blau weiter, der Farbe Ihres Selbstausdrucks in dieser Welt und der Art, wie Sie Ihre innere Wahrheit kommunizieren. Blau erinnert Sie daran, allzeit ehrlich mit sich selbst und bezüglich Ihrer selbst zu sein.
Ihre nächste Farbe ist das Violett: Es öffnet Ihr intuitives Zentrum und gestattet Ihnen den Einblick in die unsichtbare Welt Ihres *Spirit* und Ihrer Seele; es vermittelt Ihnen auch die Fähigkeit, sich mit Ihrer inneren Führung zu verbinden.
Anschließend stellen Sie sich vor, aus Ihrem Körper herauszugehen und in einen Tunnel aus goldenem Licht einzutreten; dieser Tunnel bringt Sie unversehens an einen magischen Ort jenseits dieser Welt, wo Sie Ihrem höheren Selbst begegnen können. Ihr höheres Selbst (DOW) wird in jeder beliebigen, ihm passend erscheinenden Form oder Gestalt auftreten. Sie können es darum bitten, sich mit Ihnen zu synchronisieren und Ihnen all die Ratschläge und Antworten zu geben, nach denen Sie suchen. Bitten Sie Ihr DOW, Ihnen den Weg zu zeigen, der Ihrem Lebensschicksal entspricht.
Machen Sie diese Übungen regelmäßig, dann werden Sie sich immer stärker mit Ihrem höheren Wissen im Einklang fühlen – und das Vorkommen von Synchronizität wird exponentiell steigen!

Der weise Rat zum Umzug

Terry war 35 Jahre alt. Ihr Herzenswunsch bestand darin, Heilerin zu werden. Doch in ihrer Heimat Taiwan konnte sie niemanden finden, der sie ausgebildet hätte. Also lernte sie zuerst verschiedene Massagetechniken und wurde Massage- und Aromatherapeutin. Doch das stellte sie nicht zufrieden. Dann belegte sie Kurse in Reiki, die sie ein Vermögen kosteten, und eröffnete ihre eigene Reiki-Praxis, aber sie kam damit nicht über die Runden, sodass sie die meiste Zeit doch Massagen geben musste, um finanziell nicht auf der Strecke zu bleiben. Sie war frustriert und nahm an einem meiner Kurse über *Emotionale Balance* teil. Hier fragte sie mich, ob sie mich sprechen könne. Sie erzählte mir, dass sie sich blockiert fühle in ihrem Bestreben, Heilerin zu werden. Ich testete sie und riet ihr, Kontakt mit ihrem DOW aufzunehmen.

Nachdem sie mit den Übungen angefangen hatte, ließ ihr DOW sie wissen, sie solle umziehen und dort arbeiten, wo ihre Großmutter lebte; der Ort lag nur wenige Kilometer von ihrem derzeitigen Wohnort entfernt. Beim Testen zeigte sich, dass die Energie in ihrem Appartement durch Negativität blockiert war und nicht fließen konnte, und deshalb konnte auch Terrys Licht dort nicht leuchten.

Sie zog zu ihrer Großmutter und begann, sie mit Reiki zu behandeln, weil die alte Dame eine Vielzahl von Problemen hatte. Als es ihrer Großmutter daraufhin immer besser ging, lud diese ihre Freunde ein, sich von ihrer Enkelin behandeln zu lassen. Schon bald fingen die älteren Leute an, sie weiterzuempfehlen, und ihre Praxis wuchs allmählich. Dann zogen diese Älteren ihre Familien nach, und Terrys Praxis blühte auf – nur fünf Monate, nachdem sie umgezogen war!

Und die Moral von der Geschichte? Sobald wir neutral und mit dem DOW verbunden sind, werden wir die Antworten erhalten, auf die wir alleine nicht immer kommen.

KAPITEL 19

Selbstheilung mit dem 5. Code: Wissen, ohne zu wissen

Der Raum des Nichtwissens

Freunden Sie sich mit der Tatsache an, dass Sie die Komplexität der menschlichen Funktionen nicht kennen und sie auch nicht begreifen müssen. Allerdings müssen Sie lernen, sich auf die Ihrem Körper eigene Intelligenz auszurichten und ihm den Raum zur Selbstheilung zu geben.

Verbindung mit dem Chi-Feld glücklicher, gesunder Menschen
Alle Menschen, die glücklich, gesund und auf ihre Lebensziele ausgerichtet sind, bilden ein kollektives Bewusstseinsfeld. Indem Sie sich mit diesem Feld verbinden, kreieren Sie ein größeres Intentionsfeld für Heilung und Glücklichsein – was Ihren Heilungsprozess beschleunigen wird.

Verbindung mit der *Zone*
Stellen Sie sich vor, Sie könnten eine Intelligenz anzapfen, die weit größer ist als Ihre eigene und imstande, Ihnen Antworten zu geben, an die Sie selbst nicht herankommen. Ganz gleich, wie Sie dabei

vorgehen: Visualisieren Sie es – und es ist möglich. Sie können sogar das Bild anwenden, Ihr Gehirn sei ein Computer und mit einem riesigen Superrechner auf einem anderen Planeten vernetzt – einem Superrechner mit der am höchsten entwickelten, weit über unser Denkvermögen hinausreichenden Intelligenz. Und auf eben diese können Sie jetzt zugreifen!

Die Intention setzen: ein kraftvoller Anker

Wir brauchen lediglich unsere Intention zu setzen und dann die göttliche Weisheit ans Werk gehen zu lassen. Der erste Schritt besteht darin, selbst ganz neutral zu sein und sich der Idee zu öffnen, dass alle Herausforderungen in Ihrem Leben, Krankheit eingeschlossen, nichts anderes sind als Botschaften Ihres Unterbewusstseins und Ihrer Seele. Das Ziel, eine Besserung herbeizuführen, ohne die Botschaft zu kennen, ist weniger sinnvoll, als es scheinen mag, denn die Seele sendet vielleicht eine weitere Botschaft und danach noch eine.

Fangen Sie damit an, den folgenden Satz mindestens 42-mal hintereinander zu wiederholen, während Sie Ihr Herz in Dreiersequenzen klopfen: Klopfen Sie sanft drei Mal auf Ihr Herz, legen Sie dann eine Pause ein und wiederholen Sie währenddessen diese Affirmation:

»Auch wenn ich nicht weiß, weshalb ich diese Herausforderung in meinem Leben habe, gehe ich davon aus, dass mein Spirit *die richtige positive Intention verfolgt, und öffne mich selbst ganz und gar, damit ich die tiefere Bedeutung so empfange, dass ich sie verstehen kann.«*

Danach lenken Sie Ihre Aufmerksamkeit stärker auf Synchronizität, auf Ihre Träume, auf Fernsehsendungen und auf Bücher, die Sie lesen. Die Botschaft wird bald klar zutage treten.
Haben Sie eine Krankheit oder Symptome, gehen Sie an die nächste Übung: Klopfen Sie nun ganz zart (beinahe ohne Berührung) abwechselnd auf den Scheitelpunkt Ihres Kopfes und auf Ihre Herzgegend. Dadurch synchronisieren Sie Ihre Chakras. Sprechen Sie dabei 42-mal:

»Auch wenn ich nicht weiß, weshalb ich dieses Problem habe, lasse ich nun alle Gründe los, die erstrangig zu diesem Problem geführt haben. Ich fühle mich ruhig und glücklich, auch wenn ich dieses Problem weiter behalten sollte. Mein Körper weiß sehr genau, was er zu tun hat.«

Machen Sie diese Übungen 100 Tage lang und visualisieren Sie dabei, dass Sie vollkommen glücklich, völlig gesund und ganz perfekt auf Ihre Lebensabsicht eingestellt sind. Das bedeutet, Sie haben das Gefühl, Ihr Herz singe voller Freude und Leidenschaft. Lassen Sie dieses Bild während der Übung ganz lebendig erstehen. Sie werden schon bald die ersten Veränderungen wahrnehmen. Wiederholen Sie die Übungen, bis Sie in der *Zone* angelangt sind, das heißt, bis alles ganz leicht und selbstverständlich vonstatten geht und Sie sich mit allen glücklichen und gesunden Menschen auf diesem Planeten verbunden fühlen. Das richtet Sie auf das Chi-Feld der glücklichen Menschen aus.

KAPITEL 20

Selbstheilung mit dem 6. Code: Tiefe Ursachenforschung

Hier haben wir es mit folgenden Schlüsselbegriffen zu tun:

- Das biologische Alter senken
- Die toxische Belastung verringern
- Den Stress neutralisieren
- Die Meridiane ausbalancieren
- Die Chakras ausbalancieren

Um all das zu erreichen, sollten Sie die folgenden Veränderungen an Ihren Lebensgewohnheiten vornehmen: Trinken Sie mehr Wasser, dafür weniger Kaffee, Alkohol, Limonade, industriell hergestellte Säfte, und schlagen Sie den größtmöglichen Bogen um raffinierte Kohlenhydrate (Zucker, Weißmehl). Machen Sie dies zu einem Bestandteil Ihres täglichen Lebens. Kombinieren Sie dies am besten mit Heilmitteln zur Aktivierung der Leber, der Nieren und der Ausscheidungskanäle des Körpers. Darüber hinaus sollten Sie täglich Entspannungsübungen, Meditation, Tai Chi oder andere Entspannungstechniken praktizieren, außerdem die Massage der Akupressurpunkte (14 Meridiane, siehe Abbildung auf S.320), idealerweise in Verbindung mit den entsprechenden Affirmationen. Zusätzlich sollten Sie täglich die im vorigen Kapitel beschriebenen Übungen zum Ausgleich Ihrer Chakras durchführen: Balancieren über die sieben Farben oder durch das sanfte Berühren von Herzchakra und Kronenchakra.

Aku-Punkte

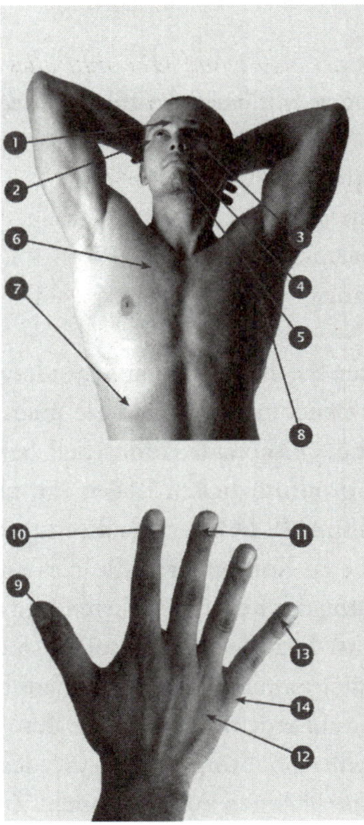

1. **Blase** (Unsicherheit)
2. **Gallenblase** (Frustration)
3. **Magen** (Sorgen)
4. **GG (Gouverneursgefäß)** (Stress)
5. **KG (Konzeptionsgefäß)** (Unterdrückte Emotionen)
6. **Nieren** (Angst)
7. **Leber** (Wut)
8. **Milz** (Mangel an Selbstvertrauen)
9. **Lunge** (Kummer/Trauer)
10. **Dickdarm** (Starrsinn)
11. **Herzbeutel** (Unterdrückte Sexualität)
12. **Dreifacher Erwärmer** (PIN) (Zweifel und Unglaube)
13. **Herz** (Verletztheit)
14. **Dünndarm** (Emotionale Instabilität)

Wenn Sie dieses Programm 100 Tage lang konsequent verfolgt haben, wird Ihr biologisches Alter um mindestens fünf bis sechs Jahre gesunken sein, und Ihre Vitalität wie auch Ihre Widerstandskraft gegen Krankheiten nehmen deutlich zu. Um Ihre Lektionen zu lernen, sollten Sie sich unbedingt bewusst werden, welche Auslöser Sie aus dem emotionalen Gleichgewicht bringen *(Trigger)* und welche Werturteile Sie über andere fällen. Holen Sie dann tief Atem und sprechen Sie zu sich selbst:

»Ich blicke in den Spiegel meines Selbst und lasse nun alles los, was mich emotional bewegt – mit Anmut, Leichtigkeit und Freude!«

Veränderter Lebensstil: Verjüngung statt Burn-out

Der 45-jährige Peter war ein sehr erfolgreicher Verkaufsleiter in einer großen deutschen Software-Firma. Innerhalb von acht Jahren hatte er schon einen zweiten Burn-out und war verzweifelt, weil er den geliebten Beruf nicht aufgeben wollte. Man hatte ihn für sechs Monate beurlaubt. Als er zu mir kam, waren schon über drei Monate vergangen, allerdings fühlte er sich kaum besser. Er hatte den gleichen Behandlungsweg eingeschlagen, der ihm beim ersten Mal geholfen hatte, sich zu erholen: Akupunktur, Homöopathie und Vitamine. Der Arzt, dessen Therapie seinerzeit erfolgreich gewesen war, wusste keinen Rat mehr.

Als ich Peter das erste Mal begegnete, pflegte er pro Tag sechs Bier und acht Tassen Kaffee zu trinken, außerdem hatte er eine Schwäche für Bratwurst. Zur Entspannung unternahm er täglich weite Spaziergänge – eine halbe Stunde lang …

Meine Tests bei Peter ergaben ein biologisches Alter von 62 Jahren, wobei es seine Leber sogar auf 70 Jahre brachte; zudem spürte ich

eine beginnende Leberzirrhose sowie einen Diabetes im Anfangsstadium auf.
Ich stellte Peter auf eine rein vegetarische Ernährung um, mit viel Gemüsesäften und Rohkost sowie drei bis vier Liter Wasser pro Tag. Mit Alkohol, Kaffee und Fertiggerichten war dagegen Schluss. Stattdessen gab ich ihm Heilmittel zur Entgiftung seiner Leber, seiner Nieren und des Lymphsystems. Darüber hinaus bekam er einige Meditations-CDs, die er sich tagsüber eine Stunde lang und zusätzlich einmal abends vor dem Einschlafen sowie einmal morgens vor dem Aufstehen anhören sollte. Außerdem sollte er seine 14 Akupressurpunkte viermal täglich beklopfen sowie die Kronenchakra-Herzchakra-Integration siebenmal täglich mit dem folgenden Satz machen:

»Mein Körper wird jeden Tag und auf jede nur denkbare Weise viel stärker, viel vitaler und jünger, und ich fühle mich immer besser!«

Ferner sollte er alles auflisten, was ihn gestresst hatte, und sich anschließend selbst in diesen Situationen visualisieren: ruhig, liebevoll und mitfühlend.
Es kostete ihn drei Monate, um diese Visualisierung beherrschen zu lernen, und einen weiteren, um sie auch in Stresssituationen einsetzen zu können. Seine Firma beurlaubte ihn für weitere drei Monate; danach wer Peter perfekt in Form und kehrte als neuer Mensch an seinen alten Arbeitsplatz zurück. Er wirkte wesentlich jünger und glücklicher als vor seinem Burn-out.
Beim Nachtesten sechs Monate später lag sein biologisches Gesamtalter bei 42 (20 Jahre weniger als am Beginn), während das biologische Alter seiner Leber von 70 auf 50 Jahre gesunken war

– ein enormer Fortschritt. Nach einem Jahr war sein biologisches Alter bei 39 Jahren angelangt und jenes seiner Leber bei 42. Nach eigener Aussage ging es ihm besser als in den 20 Jahren zuvor.

KAPITEL 21

Selbstheilung mit dem 7. Code: Was hindert Sie daran, gesund zu werden?

Heilungsblockaden auflösen

Der erste Schritt bei der Auflösung von Heilungsblockaden besteht in der Akzeptanz der Krankheit, so wie sie ist.

1. Schritt: Während Sie Kronen- und Herzchakra berühren, sprechen Sie:

»Ich akzeptiere meine Krankheit, und ich akzeptiere sie sogar dann, wenn sie nicht vorübergeht und wir für den Rest meines Lebens aneinanderhängen.«

2. Schritt: Nach einer Woche gehen Sie zum nächsten Satz über (berühren Sie bei allen Schritten weiter abwechselnd Kronen- und Herzchakra):

»Ich akzeptiere meine Krankheit auf der tiefsten Ebene, auch wenn sie schlimmer werden und ich noch mehr darunter leiden sollte.«

*3. **Schritt:*** Nach einer weiteren Woche wechseln Sie zu diesem Satz:

»Ich akzeptiere alles mit dieser Krankheit einhergehende Leiden auf der tiefsten Ebene und lasse alle Gründe los, die zu dieser Krankheit geführt haben.«

Akzeptanz ist der erste Schritt auf dem Weg, Neutralität zu schaffen und von dem Kämpfen wegzukommen, dass Wohlbefinden das Ziel sein soll. Haben Sie das einmal akzeptiert, können Sie sich darauf konzentrieren, was Sie wirklich wollen, ohne diesen Kampf weiter auszutragen.

*4. **Schritt:*** Der nächste Satz (nach einer weiteren Woche) lautet:

»Auch wenn sich meine Krankheit verschlimmern sollte, bin ich bereit zu glauben, dass mein Körper wieder gesund werden und gedeihen kann.«

*5. **Schritt:*** Der nächste Satz (nach einer weiteren Woche) lautet:

»Auch wenn sich meine Krankheit verschlimmern sollte, glaube ich, dass mein Körper jeden Tag stärker wird, dass er gesund werden und gedeihen kann.«

*6. **Schritt:*** Der nächste Satz (nach einer weiteren Woche) lautet:

»Auch wenn sich meine Krankheit verschlimmern sollte, glaube ich, dass ich glücklich sein kann, und ich bin in innerem Frieden, da wo ich jetzt bin.«

7. Schritt: Der nächste Satz (nach einer weiteren Woche) lautet:

»Auch wenn sich meine Krankheit verschlimmern sollte, bin ich glücklich und lasse alle Gründe los, krank zu sein, jetzt und für alle Zeit.«

Diese sieben Wochen werden Ihnen in jeder Situation Frieden und heitere Gelassenheit bescheren. Die Sätze lassen sich auch auf Stresssituationen anwenden, die Sie nicht beseitigen können. Nehmen Sie die folgende kleine Geschichte als Beispiel dafür.

Ein Weg aus der Depression

Kornelia, 48 Jahre alt, war verzweifelt, ihr Leben zerstört. Sie war eine berühmte Sängerin mit diversen Nummer-1-Hits in Österreich, ihre Karriere lief glänzend, sie hatte an sechs Tagen der Woche Engagements, als ihre beste Freundin durch einen außergewöhnlichen Unfall ums Leben kam: Beim Versuch, ihre Katze einzufangen, stürzte sie vom Balkon. Dadurch geriet Kornelia in eine Depression, die ihre Karriere gefährdete. Durch einen gemeinsamen Freund wurde sie auf meine Arbeit aufmerksam, sodass sie zu einem Seminar nach Deutschland kam. Sie bekam diverse Heilessenzen gegen ihre Depression und ein Sieben-Wochen-Programm mit folgenden Sätzen:

1. »Ich nehme meine Situation an, auch wenn ich nie wieder in meinem ganzen Leben Erfolg haben werde.«

2. »Ich nehme meine Verzweiflung auf der tiefsten Ebene an, auch wenn sie noch schlimmer wird und ich vielleicht noch mehr leide.«

3. »Ich nehme alles Leiden, das vielleicht mit dieser Depression einhergehen wird, auf der tiefsten Ebene an, und ich lasse alle Gründe los, die es verursacht haben.«

4. »Auch wenn meine Situation sich verschlechtern sollte, bin ich offen, zu glauben, dass mein Körper wieder gesund wird und gedeiht.«

5. »Auch wenn meine Depression schlimmer werden sollte, glaube ich daran, dass mein Körper jeden Tag an Stärke gewinnt und wieder gesund wird und gedeiht.«

6. »Auch wenn meine Depression schlimmer werden sollte, glaube ich daran, dass ich glücklich sein kann und dass ich in innerem Frieden bin, da wo ich jetzt bin.«

7. »Auch wenn meine Depression schlimmer werden sollte, bin ich glücklich und lasse alle Gründe los, depressiv zu sein, jetzt und für alle Zeit; mein Körper weiß, was er zu tun hat!«

Interessanterweise folgten Kornelias Tiefs auf den Genuss von Weißwein, Brot und Getreideprodukten. Sie strich all das von ihrem Speiseplan und verspürte allmählich Verlangen nach mehr Wasser, Salat, Obst usw. Ihr Körper reagierte zunehmend stärker und schneller auf Dinge, die ihr nicht guttaten. Kornelias Energielevel erhöhte sich mit jedem Tag; morgens kam sie nun auch früher aus dem Bett. So verwandelte sie sich auf ganz natürliche Weise von einer Nachteule in eine Frühaufsteherin.
Kornelia zog das Programm sieben Wochen lang durch und entpuppte sich als ein neuer Mensch: lebensvoll und energiegeladen.

Sie war so begeistert, dass sie anschließend die gesamte Omega-Healing-Ausbildung absolvierte.

Von Kausalfaktoren zu Heilungsblockaden

Dieser Heilungscode deckt auf, was den Körper an seiner Selbstheilung hindert. Man kann diese Ursachen entdecken, indem man sich mit dem göttlichen Selbst (auch *höheres Selbst, göttliche Matrix, DOW* etc. genannt) verbindet und es fragt, weshalb der Körper nicht heilen will. Ihre göttliche Matrix weiß besser als wir, wodurch die Genesung Ihres Körpers blockiert wird.

Sich mit der göttlichen Matrix verbinden

Als ersten Schritt verbindet man sich immer mit der göttlichen Matrix und befiehlt dann dem autonomen Nervensystem (ANS), sich aller potenziellen Heilungsblockaden zu 100 Prozent gewahr zu werden und sie zu beseitigen. Das ANS ist das für die Heilung zuständige Regulierungssystem des Körpers. Bleibt der Körper im Heilungsprozess stecken, beruht es meist darauf, dass auf irgendeiner Ebene des ANS eine Funktionsstörung vorliegt und es den Kontakt mit der Blaupause für optimale Gesundheit verloren hat.

Übung zur Verbindung mit der göttlichen Matrix und zum Download der perfekten Blaupause

Die folgende einfache Atemübung hat ihre Wurzeln in der Qigong-Praxis; allerdings habe ich sie etwas modifiziert. Praktizieren Sie sie mehrmals täglich für drei bis sieben Minuten, und zwar mindestens 100 Tage lang.

Einatmen

Stellen Sie sich vor, dass Sie einatmen (während Sie sich selbst sagen, dass Ihr Körper das automatisch macht, sooft er einatmet).

»Ich atme das unendliche vollkommene göttliche Universum ein.«

(Imaginieren Sie es als durchscheinendes goldenes Licht, das in Ihren Körper dringt und jede einzelne Zelle mit göttlichem Wissen und Heilung erleuchtet, und stellen Sie sich vor, wie es sich anfühlen würde, unbegrenzte Möglichkeiten einzuatmen.)

Variieren Sie Folgendes:
»Ich atme die Vollkommenheit ein, ich atme die göttliche Schöpfung ein, ich atme Leben ein, Prana, Energie, Kreativität, Chancen, Heilung, Liebe, Mitgefühl, Frieden, Harmonie und vieles mehr.«

Stellen Sie sich währenddessen auch vor, wie Sie sich mit einer perfekten Blaupause Ihres Körpers verbinden, einer Blaupause, die für optimale Gesundheit und Glück steht. Sehen Sie sich vor Ihrem geistigen Auge in vollkommener Gestalt, verbunden mit einem Kokon aus goldener Energie, der Ihre DNA an Perfektion erinnert. Führen Sie diesen Teil der Übung zuerst ohne Konzentration auf Ihren Atem durch; sprechen Sie beim Ausatmen zu sich selbst:
»Ich lasse alle Einschränkungen los.«

Im Anschluss daran sagen Sie mindestens 10- bis 12-mal:
»Mein autonomes Nervensystem ist nun mit der perfekten Blaupause verbunden und sich aller Heilungsblockaden und Kausalfaktoren für meine Probleme bewusst, und ich befehle ihm, sie auf die kürzeste und

schnellstmögliche Weise zu beseitigen, ohne dabei auch nur den geringsten Schaden anzurichten.«

Dann verwenden Sie Ihre Aufmerksamkeit nur noch auf das Ausatmen.

Ausatmen

Stellen Sie sich beim Ausatmen Folgendes vor (während Sie sich sagen, dass Ihr Körper das automatisch bei jedem Ausatmen macht):

»Ich atme alle Einschränkungen aus, alle Heilungsblockaden und alle Gründe dafür, dass es mir nicht gut geht.«

Sehen Sie das vor Ihrem inneren Auge und geben Sie Ihrem Atem eine Farbe, die Ihnen in den Sinn kommt. Diese Farbe repräsentiert alle Negativität, Blockaden und Einschränkungen, die jede einzelne Zelle Ihres Körpers verlassen, wobei diese Zellen hinterher in reiner und durchscheinender goldener Energie schwingen.
Stellen Sie sich nun vor, was für ein Gefühl es wäre, auszuatmen und dabei alles loszulassen, was Sie davon abhält, sich auf Dauer im Zustand vollkommener Gesundheit und Glückseligkeit zu befinden.

Variieren Sie folgende Aussagen:
»Ich atme die Unvollkommenheit aus, ich atme meine negativen und einschränkenden Erinnerungen und Manifestationen aus, ich atme meine Opferrolle aus, Toxine, mangelnde Courage, Ängste, Krankheit, Wut etc.«

Stellen Sie sich währenddessen auch vor, dass Ihr autonomes Nervensystem die Zellen dazu anregt, sich zu reinigen, neu zu organisieren und alle Gründe für Unbehagen loszulassen.
Sehen Sie sich vor Ihrem geistigen Auge in vollkommener Gestalt, verbunden mit einem Kokon aus goldener Energie, der Ihre DNA zur Perfektion bringt.

Machen Sie diesen Teil der Übung zunächst, ohne sich dabei auf den Teil mit dem Einatmen zu konzentrieren; sprechen Sie beim Einatmen zu sich selbst:
»Ich atme grenzenlose Heilung und Liebe ein.«

Danach sagen Sie mindestens 10- bis 12-mal:
»Mein autonomes Nervensystem ist nun mit der perfekten Blaupause verbunden und ist sich aller Heilungsblockaden und Kausalfaktoren für meine Probleme bewusst, und ich befehle ihm, diese auf die kürzeste und schnellstmögliche Weise zu beseitigen, ohne dabei auch nur den geringsten Schaden anzurichten.«

Der Atemzyklus
Atmen Sie jetzt ein und aus, so gut es Ihnen gelingt. Beim Einatmen sprechen Sie:

»Ich atme vollkommene Gesundheit ein und ich verbinde mich mit der perfekten Blaupause!«

Bilden Sie diesen Satz mit allen Varianten, die Ihnen in den Sinn kommen (wie oben beschrieben, und stellen Sie eigene Sätze zusammen).

Beim Ausatmen sprechen Sie:

»Ich lasse alle Einschränkungen und Blockaden meiner Heilung und meines Wohlbefindens los!«

Schließen Sie auch hier alle Varianten ein, die Ihnen in den Sinn kommen (schauen Sie dazu oben nach und bilden Sie eigene Sätze). Machen Sie die Atemzyklus-Übung nach Möglichkeit mindestens weitere drei Minuten lang.
Alles zusammen können Sie in fünf bis sieben Minuten absolvieren. Sie werden sich erfrischt fühlen und außergewöhnliche Veränderungen zugunsten Ihres Wohlbefindens wahrnehmen.

Mit dem Atemzyklus die chronische Müdigkeit vertreiben
Die 42-jährige Rebecca war verzweifelt: Sie litt seit neun Jahren unter chronischer Müdigkeit und Muskelschmerzen. Beim Versuch, gesund zu werden, hatte sie ein Vermögen für alternative Heiler ausgegeben. Sie war sogar von Deutschland nach Brasilien gereist und hatte dort einen berühmten, medial arbeitenden Heiler aufgesucht, doch auch das hatte an ihrem Gesundheitszustand nicht das Geringste verändert. Sie hatte meine Bücher *Emotionale Balance* und *Chakra Balance* gelesen und alle Übungen gemacht, aber nur eine 10-prozentige Verbesserung erzielt.
Als ich ein Wochenendseminar in ihrer Heimatstadt Frankfurt abhielt, entschloss sie sich, teilzunehmen und mich zu konsultieren, obwohl sie der Seminarinhalt *(Gesetz der Anziehung)* nicht interessierte. Während einer Pause kam sie zu mir, um mir ihre Geschichte zu erzählen und mich um Rat zu fragen. Ich sagte ihr, ich würde eine Atemübung mit der ganzen Gruppe durchführen und sie solle

diese Übung dann zu Hause alleine machen: mindestens drei Monate lang 10- bis 12-mal pro Tag, gleichmäßig über den ganzen Tag verteilt, jeweils für fünf bis sieben Minuten. Nach dieser Zeit solle sie mir eine E-Mail schreiben.
Vier Monate später traf die Nachricht bei mir ein:

»Lieber Herr Dr. Martina,
als Sie mir sagten, was ich tun solle, glaubte ich, Sie wollten mich einfach abspeisen – im Bewusstsein, dass Sie mich nie wiederzusehen brauchten. Doch etwas in Ihren Augen ließ mich an Ihre Aufrichtigkeit glauben und erkennen, dass meine Reaktion mit meinem Misstrauen und meiner Hoffnungslosigkeit zu tun hatte. Daher begann ich, den Atemzyklus zu üben, wie Sie es uns gezeigt hatten.
Während der ersten drei Wochen machte ich die Übung 10-mal am Tag, und obwohl meine Müdigkeit nicht verging, fühlte ich mich emotional besser. Also blieb ich dabei; ich mache die Übung immer noch. Nach vier Wochen ging mir allmählich auf, dass ich morgens mehr Energie hatte und leichter aus dem Bett kam. Nach weiteren drei Wochen benötigte ich tagsüber weniger Schlaf und meine Stimmung hob sich beträchtlich. Ich lächelte mehr, meine Schmerzen wurden weniger, und ich fasste allmählich wieder Hoffnung. Schließlich steigerte ich das Üben auf 15- bis 16-mal pro Tag, und jetzt, nach 16 Wochen, verspüre ich nur noch dann Müdigkeit, wenn ich zu viel tue.
Ich habe auch angefangen, ins Fitnessstudio zu gehen, mittlerweile mache ich Yoga und leichten Ausgleichssport ohne die geringsten Schmerzen. Ich bin so glücklich und dankbar, dass Sie in mein Leben kamen, und werde bald die Ausbildung bei Ihnen beginnen.

Ich möchte so viel wie möglich über Omega Healing lernen. Gott segne Sie und Ihre wundervolle Arbeit.«

Ich bekomme regelmäßig solche E-Mails; sie spornen mich zur Weiterführung meiner Arbeit an und geben mir Energie, wenn ich mich auf schwierigem Terrain bewege.

Wenn man dem Körper ermöglicht, ohne Blockaden zu funktionieren, dann weiß die körpereigene Intelligenz genau, was zu tun ist, um den Körper gesund und wohlauf zu erhalten.

KAPITEL 22

Selbstheilung mit dem 8. Code: Der Pfad des Lehrers: den Geist trainieren

»Alle Ressourcen, die wir brauchen, finden wir in unserem Geist.«
THEODORE ROOSEVELT

Zur Schulung unseres Geistes müssen wir Metaphern heranziehen. Einem solchen bildhaften Gleichnis sind wir bereits begegnet: dem Krafttier. Es ist genau wie in unseren Träumen: Das Unterbewusste reagiert weit besser auf eine bilderreiche Sprache als auf direkte Ansprache. Trainieren Sie Ihren Körper also mithilfe von Metaphern.

T-Killerzellen – Ihre persönliche Leibwache

Ihre wichtigste Übung besteht darin, Ihr Immunsystem zu beeinflussen und es unablässig dazu anzuregen, so effizient wie möglich zu arbeiten. Unser Immunsystem enthält sogenannte T-Killerzellen. Das sind sehr aggressive weiße Blutzellen, die Viren, Bakterien, Mikroorganismen und Krebszellen angreifen. Nehmen Sie sich daher regelmäßig die Zeit, um sich Ihre T-Zellen bei der Arbeit bildlich vorzustellen. Dabei sollten Sie eines wissen: Jeder Mensch produziert täglich Krebszellen. Dass trotzdem nicht jeder Mensch an

Krebs erkrankt, liegt an den jeweiligen T-Killerzellen. Sie können diese Zellen daher als Ihre Privatarmee oder als Ihre Bodyguards betrachten.

Und Sie wollen doch keine faule Armee, sondern eine, die gut trainiert, schlagkräftig und in ständiger Alarmbereitschaft ist. Genau das wird die nächste Übung für Sie leisten. Verbringen Sie jeden Tag ein paar Minuten, indem Sie sich Ihre T-Killerzellen vorstellen (auf welche Weise bleibt ganz Ihnen überlassen), wie sie dabei sind, Ihre Interessen zu vertreten und Sie gegen sämtliche Eindringlinge oder schlechte Zellen innerhalb Ihres Körpers zu verteidigen. So könnten Sie Ihre T-Zellen etwa in Ritter hoch zu Ross verwandeln und sie mit Lanzen bewaffnen, um Viren oder Krebszellen zu attackieren. Die Viren oder Krebszellen wiederum könnten Sie wie Schurken und Verbrecher aussehen lassen. Machen Sie das jeden Tag, und falls Sie krank sind, könnten Sie die tägliche Zeitspanne auf 15 bis 20 Minuten ausdehnen.

Auslöschen eines Tumors im Spiel

Der zwölfjährige Theo hatte einen gutartigen, aber inoperablen Gehirntumor: Die Operation hätte bei ihm zu schweren Schädigungen und zu Lähmung geführt. Da es sich um einen gutartigen Tumor handelte, ergab es keinen Sinn, mit Chemotherapie und Bestrahlungen dagegen vorzugehen; alles das hätte seine Wirkung verfehlt. Allmählich drückte der Tumor eines von Theos Augen aus seiner Höhle und verursachte dem Jungen Kopfschmerzen, gegen die er Medikamente bekam. Als ich ihm bei einem meiner Kurse begegnete, erfuhr ich, dass er gern Nintendo spielt.

Wir suchten uns eines seiner Lieblingsspiele aus; darin übernahm er die Rolle des Piloten eines Kampffliegers, der feindliche Flugzeuge abzuschießen hatte. Ich erklärte ihm, er solle dieses Spiel in Gedanken mindestens 12-mal am Tag spielen und sich dabei die bösartig wuchernden Zellen als feindliche Flugzeuge vorstellen. Und während der Beschäftigung mit dem echten Spiel auf seinem Nintendo sollte er das Gleiche tun. Theo war total begeistert und spielte das Spiel in seinem Kopf 20- bis 30-mal am Tag. Innerhalb von zwei Wochen begann der Tumor zu schrumpfen – und nach drei Monaten war er verschwunden.

Stammzellen – das Geheimnis der Verjüngung

Eine andere interessante Gruppe von Zellen sind die sogenannten Stammzellen. Die Wissenschaftler leisten gegenwärtig Überstunden, um zu erforschen, in welcher Weise Stammzellen bei chronischen Krankheiten wie Arthritis, Multipler Sklerose, Alzheimer und vielen anderen nutzbringend eingesetzt werden könnten. Wir alle tragen diese Stammzellen in uns, allerdings sind sie die meiste Zeit über *dormant* (sozusagen schlafend). Wir können jedoch lernen, sie zu aktivieren. Wir besitzen unspezifische Stammzellen, die sämtliche Organe und Gewebe verjüngen können, sowie stärker spezialisierte Stammzellen, die sich zu bestimmten, festgelegten Gewebetypen entwickeln können. Eine meiner liebsten Übungen zur Aktivierung der Stammzellen geht folgendermaßen (wobei es auch noch zahlreiche andere Arten gibt):

Übung zur Aktivierung der Stammzellen

Legen Sie sanfte Meditationsmusik auf, die Sie in einen Zustand geistiger Entspannung versetzt, verdunkeln Sie das Zimmer (Kerzenlicht oder gedämpftes Licht ist in Ordnung).

Beginnen Sie mit Ihrem Atemzyklus (der im 7. Heilungscode beschriebenen Übung), und bleiben Sie drei bis fünf Minuten dabei. Dann zählen Sie rückwärts von 10 bis 1 und stellen sich dabei vor, wie Sie eine Treppe mit 10 Stufen Schritt für Schritt hinuntergehen. Lassen Sie es zu, dass sich Ihr Körper bei jeder Zahl immer weiter entspannt und vollständig lockert. Wenn Sie bei 1 angelangt sind, stehen Sie vor der Tür Ihres Heilungsraums.

Treten Sie ein. Es eröffnet sich Ihnen ein wunderschöner Raum mit gedämpftem Licht, dessen Mitte ein Kristallbett einnimmt. Es gleicht einem Wasserbett, doch anstelle von Wasser ist es mit durchsichtigen Flüssigkristallen gefüllt. Legen Sie sich auf das Bett. Sobald Sie eine angenehme Position gefunden haben, stellen Sie sich vor, das Bett sende nach und nach alle Farben des Regenbogens aus. Das geschieht, wenn Sie beginnen, einen Summton anzustimmen, während die Regenbogenfarben – eine nach der anderen – durch Ihren Körper wandern und alle Chakras und Zentren des Wohlbefindens anregen. Der Summton ist eine Schwingungsfrequenz zur Aktivierung der Stammzellen.

Gehen Sie jetzt durch Ihren Körper, fangen Sie bei den Füßen an und stellen Sie sich vor, dass Sie summend die Stammzellen aufwecken und in Gang bringen. Die Stammzellen beginnen mit der Regeneration Ihres Körpers: Sie können zusehen, wie Ihre Gewebe immer jünger werden, desgleichen Ihre Knochen, Haut, Bänder, Gelenke, Organe usw. Aktivieren Sie nun alles und gehen Sie durch Ihren Körper von den Zehen bis zum Scheitel, regen Sie jeden, aber auch wirklich jeden Teil Ihres Körpers an, bis Sie Ihr Gehirn, Ihre Augen, Gesichts- und Kopfhaut, Haare usw. ebenfalls miteinbezogen haben.

Machen Sie diese Übung nach Möglichkeit jeden Tag, zumindest jeden zweiten Tag. Sie werden sich schon bald dynamischer und lebendiger fühlen.

KAPITEL 23

Selbstheilung mit dem 9. Code: Die Schattenseite des Menschen

Worin besteht diese Schattenseite?

Die Schattenseite umfasst alles, was wir in unserem Bewusstsein unterdrücken: Emotionen, Gedanken, Gefühle, Urteile, Überzeugungen. All das wird dann in unserem Unterbewusstsein aktiv und folgt uns als unser Schatten. Wir besitzen keine Kontrolle darüber, vielmehr ist es umgekehrt: Der Schatten beherrscht uns.

Das Leben gleicht einem Spiegel

Stellen Sie sich vor, es gäbe kein Ich und auch keinen anderen Menschen. Stellen Sie sich vor, jeder andere sei ein Spiegel, in den Sie hineinblicken.

Dadurch lässt sich jeder, der Sie nervt, einschüchtert, aufregt, verurteilt oder den Sie verurteilen, als Facette Ihres Spiegels betrachten, mit der Sie nicht verbunden sind. Indem Sie akzeptieren, dass die andere Person lediglich ein Schlaglicht auf einen Teil Ihrer selbst und auf alles in Ihrem Inneren wirft, können Sie von Ihrer Schattenseite Besitz ergreifen und auf diese Weise die Oberhand gewinnen.

Niemand trägt Schuld. Alles, was Ihnen geschieht, folgt einem Plan, der Sie letztendlich in Ihre Macht zurückbringen und Ihnen ermöglichen wird, aus der Illusion, die wir Realität nennen, auszusteigen. Um an diesen Punkt zu gelangen, bedarf es einiger Übung: Sie müssen sich dazu immer und immer wieder selbst sagen:

»Es gibt kein Ich und keine anderen Personen: Alle sind lediglich Spiegel meiner selbst; alles, was ich wahrnehme, geschieht in mir.«

Anfänglich wird es Ihnen schwerfallen, dies in einer Situation zu tun, in der Sie gerade getriggert werden und das emotionale Gleichgewicht verlieren.
Reflektieren Sie daraufhin vor dem Einschlafen sämtliche Augenblicke des vergangenen Tages, in denen Sie nicht in Ihrer Kraft waren. Auf diese Weise bilden Sie neue neurologische Verbindungen (Synapsen) mit dem gewünschten Verhalten aus, das Sie erzeugen wollen.
Das ist ein machtvoller Weg zur Überwindung Ihres Egos; Sie werden es dazu bringen, zu Ihrem Vorteil zu wirken, statt Sie zu sabotieren und Sie zu Handlungen zu verführen, die der Liebe statt der Furcht entspringen. Stellen Sie sich selbst in jeder Situation die Frage: »Was würde Jesus jetzt tun – oder Buddha oder Maria, die Muttergottes, oder Mutter Theresa?«, und passen Sie Ihr Verhalten dem gewählten Vorbild an.

Die drei Ü: Üben, üben, üben

Schreiben Sie auf ein Karteikärtchen: *»Es gibt kein Ich und keine anderen Personen: Alle sind lediglich Spiegel meiner selbst; alles, was ich wahrnehme, geschieht in mir.«* Stecken Sie die Karte ein, nehmen Sie

sie überallhin mit und lesen Sie sich den Text mindestens 10-mal täglich durch.
Halten Sie außerdem Rückschau auf sämtliche Situationen, in denen Sie diese Erkenntnis nicht beherzigt haben, und visualisieren Sie, wie Sie reagieren würden, wenn dieser Satz für Sie wahr wäre. Was würden Sie anders machen? Wie können Sie in Ihrer Kraft bleiben und ein Vorbild werden für Versöhnung, Mitgefühl und bedingungslose Liebe? Wie können Sie Ihre Wahrheit aussprechen? Wie können Sie sich über Ihre Grenzen im Klaren sein und für sich selbst in einer Weise eintreten, die von Liebe und Respekt zeugt – sowohl gegenüber Ihnen selbst als auch gegenüber anderen?
Der Trick ist ganz einfach: Üben, üben, üben! Perfektes Üben macht vollkommen; schludriges Üben führt zu lausigen Resultaten. Beschreiten Sie diesen Weg, um mit Negativität in liebevoller, nicht wertender Weise umzugehen.

Die folgenden Tipps habe ich Ihnen schon in Kapitel 14 vermittelt; an dieser Stelle möchte ich sie Ihnen abschließend noch einmal ans Herz legen:

Der Umgang mit Negativität

Ein großes Thema ist unser Umgang mit Negativität. Wie komme ich mit Menschen klar – und hier meine ich auch Freunde, Geliebte, Verwandte, Kollegen –, die mir gegenüber häufig negativ oder geringschätzig sind?

- Schauen Sie in den Spiegel, wenn Sie ein Werturteil abgeben; machen Sie sich bewusst, wann Sie über andere Menschen urteilen! Betrachten Sie das Werturteil und fragen Sie sich, was Sie in sich selbst akzeptieren müssen. Wenn Sie sich mit dem Werturteil identifizieren, machen Sie alles nur noch schlimmer. Beginnen Sie, Positivität, Licht und Liebe einströmen zu lassen, dann werden sich die Dinge zwangsläufig ändern.

- Synchronisation: Bevor Sie versuchen, den Energieaustausch in eine positivere Richtung zu lenken, halten Sie inne, um sich auf den anderen Menschen einzustellen. Finden Sie heraus, was in Ihnen ehrlichen Respekt auslöst, was Sie anerkennen können, worin Sie sich einig sind. Damit lassen Sie bereits Liebesenergie in die Situation einfließen.
- Lenken und führen *(pacing and leading):* Weil Sie anerkennen, wie der andere sich fühlt, sind Sie auf Ihr Gegenüber eingestimmt und können ihn leichter in eine positive Energie führen. Lenken Sie das Gespräch auf positive oder vergnügliche Gemeinsamkeiten, anstatt sich auf Negativität zu konzentrieren, denn alles, dem Sie Ihre Aufmerksamkeit widmen, wird größer.
- Gewohnheitsmuster brechen: Überlegen Sie, ob irgendwo ein gewohnheitsmäßiges Muster verborgen ist, das Sie am gewünschten Resultat Ihrer eigenen Interaktion hindert. Seien Sie achtsam. Denken Sie an mein Beispiel mit dem veränderten Gesprächseinstieg beim Telefonat mit meiner Mutter: Damit half ich ihr, das Muster des Klagens loszulassen. Wahrscheinlich werden Sie zuerst Ihr eigenes Muster brechen müssen, um eine wirkliche Veränderung herbeizuführen. Seien Sie kreativ!
- Gehen Sie mit gutem Beispiel voran! Genießen Sie Ihr Leben und richten Sie Ihren Blick auf die Sonnenseite.
- Betrachten Sie sich selbst und schätzen Sie sich ein. Lesen Sie Bücher, setzen Sie das Gelernte um und prüfen Sie jeden Abend, was Sie noch verändern wollen. Wir alle tendieren gelegentlich

zu Negativität und brauchen die Hilfe von anderen, um uns aufzurichten. So werden Sie schrittweise Gewohnheiten entwickeln, die Glück und Gesundheit schaffen. Am besten ist es, Negativität durch positive Erlebnisse und durch Ihre eigene positive Energie aufzulösen.

Vergebung – eines der machtvollsten Heilungswerkzeuge

Die wichtigste Lektion: Gewinnen Sie Ihre Kraft zurück – genießen Sie das Leben!

Vergeben heißt, die Vergangenheit loszulassen, die karmischen Ketten zu sprengen, um sich selbst zu befreien und seine Aufmerksamkeit auf andere, positivere Bereiche des Lebens richten zu können. Vergeben bedeutet weder, die Verantwortung des anderen Menschen für die Ihnen zugefügte Verletzung zu leugnen, noch Sie zu schmälern oder ein Fehlverhalten zu rechtfertigen. Sie können einem anderen Menschen vergeben, ohne seine Tat zu entschuldigen. Was Sie ebenfalls lernen werden: sich selbst zu vergeben. Wir wissen nie, wie tief und wie weit die Ketten des Karma zurückreichen.

Transformieren Sie Ihr Leben von Verzweiflung in strahlendes Glück

Vergebung bedeutet, dass Sie Ihre alten Glaubensmuster und Ihre von Bitterkeit getriebenen Handlungen ändern können. Indem Sie Ihren Groll loslassen, werden Sie Ihr Leben nicht mehr über Ihre Verletztheit definieren und vielleicht sogar Mitgefühl und Verständnis aufbringen. Die Wahl der Vergebung spült Sie zurück in den Strom des Lebens …

Loslassen ist das Kraftelixir des Jungbrunnens. Es ist das Licht, das Sie auf Ihre Schattenseite werfen. Als Nebenwirkung erfährt Ihr Körper, dass er auch alles andere im Leben bewältigen kann.

Damit sind wir am Ende von Teil III angelangt. Jetzt können Sie das Gelesene und Gelernte in die Praxis umsetzen.

KAPITEL 24

Die praktische Anwendung: Jetzt sind Sie bereit!

Wenn es einen perfekten Zeitpunkt für Ihren Start in die tägliche Praxis der Selbstheilung gibt, dann ist das JETZT!

Es kommt immer der Moment, wo Theorie und trockenes Wissen nicht länger ausreichen. Dann ist es Zeit, aktiv zu werden. Der Weg zur Selbstverwirklichung beginnt mit dem zweiten Schritt: der Handlung. Die Lektüre dieses Buches hat Sie auf diesen Schritt vorbereitet.

Sie tragen die Verantwortung dafür, achtsam mit sich umzugehen und sich selbst genau so zu lieben und zu akzeptieren, wie Sie sind. Wo auch immer Sie sich gerade auf Ihrem Weg befinden mögen – es ist perfekt. Ihr persönlicher Standort ist Ihre Startposition. Sollten Sie vorhaben, alles in den vorigen Kapiteln nachzuvollziehen, rate ich Ihnen, ein Arbeitsbuch anzulegen und damit zu beginnen, die einzelnen Übungen in eine praktikable Reihenfolge zu bringen. Wie gesagt, Sie können alles im Alleingang unternehmen – einigen Menschen liegt das mehr. Die überwiegende Mehrheit benötigt jedoch Unterstützung, Coaching, Anleitung. Aus diesem Grund nehmen Menschen an Seminaren, Ausbildungen usw. teil. Das würde ich auch Ihnen empfehlen. Im Folgenden beschreibe ich vier Optionen, damit Sie entscheiden können, welche Sie für das nächste Jahr wählen möchten.

Option 1: Eigenregie

Ungefähr 10 Prozent der Bevölkerung besitzen genügend Disziplin, Willenskraft, Entschlossenheit und die Fähigkeit, diesen Weg auf eigene Faust zu beschreiten. Sie brauchen nur einen guten Plan und setzen ihn dann in die Tat um. Die Wahrscheinlichkeit, dass Sie zu dieser Gruppe gehören ist – wie gesagt – gering, die Chance, dass Sie sich diesbezüglich selbst täuschen, liegt dagegen höher. Wie dem auch sei: Aufgrund früherer Erfahrungen mit sich selbst wissen Sie tief in Ihrem Inneren, ob Sie nun zu dieser Gruppe zählen oder nicht. Machen Sie sich also nichts vor und ziehen Sie auch die Optionen 2 und 3 in Erwägung.

Option 2: Anleitung/Coaching

Den meisten Menschen bringt es den größten Nutzen, sich eine Zeit lang begleiten zu lassen, bis sie fit genug sind, um in Kategorie 1 (Eigenregie) überzuwechseln, oder bis sie ihre Ziele erreicht haben und dann auf Autopilot weiterfliegen können. Ich selbst habe vier bis fünf verschiedene Coaches. Mein Coach für geschäftliche und rechtliche Angelegenheit ist Yvonne; sie unterstützt mich in meinem Bestreben, meine Geschäfte besser in Ordnung zu halten und meine Grundsätze zu wahren. Ein anderer ist mein Gesundheitscoach Eric, den ich alle zwei Monate konsultiere; er checkt meinen Gesundheitszustand und gibt mir Ratschläge, wie ich weiter vorgehen soll. Darüber hinaus habe ich einen Fitnesscoach: Iwan ist ein guter Freund und wohnt fünf Minuten von meinem Haus in Holland; ich trainiere so viel wie möglich mit ihm.

Zu guter Letzt sind da auch noch einige spirituelle Coaches: Mit Desiree, Astrologin und Medium, diskutiere ich meinen Lebensweg und die Frage, in welchen Momenten des Jahres ich lieber etwas kürzer treten und wann ich mich mehr ins Zeug legen sollte. Laura überprüft als Hellsichtige für mich, ob die Informationen, die ich bekomme, auch richtig sind. Wenn ich Seminare abhalte, stehen mir Elisabeth und Rosita als Übersetzerinnen zur Seite. Beide sind hervorragende Behandlerinnen (auch im Omega Healing) und testen mich, wann immer sich die Gelegenheit dazu bietet.

Ich bin wohl ein Glückspilz, dass mir all diese Möglichkeiten offenstehen und ich jedes Jahr feststellen kann, inwieweit ich mich auf den Ebenen und Bereichen verbessert habe, wo ich bislang noch ein wenig festhänge. Ich würde jedem Menschen empfehlen, sich einen Omega Health Coach zu suchen.

Option 3: Workshops/Seminare/Ausbildungen

Sofern Sie die Möglichkeit haben, rate ich Ihnen sehr, die Omega-Healing-Ausbildung zu absolvieren. Mittlerweile haben wir in Europa mehr als 40 Trainer, die sich hervorragend darauf verstehen, anderen Menschen diese Techniken beizubringen. Was meine Person angeht, gibt es nur noch die einjährige Ausbildung; ich werde sie wohl bald aufgeben und meinen Trainern überlassen, um mich stärker als jetzt auf Forschung und neue Entwicklungen sowie auf die Ausbildung Jugendlicher zu konzentrieren.

Viele brillante Lehrer überall auf der Welt bieten zahlreiche lohnende Seminare an. Mein Rat: Setzen Sie es sich zum Ziel, jedes Jahr an einem Kurs teilzunehmen. An mindestens 20 Tagen pro Jahr besuche ich Workshops von anderen Anbietern. Ich bin auch sehr interessiert an den Dingen, die andere machen, und liebe es, mich selbst und meine Fähigkeiten kontinuierlich weiterzuentwickeln.

Option 4: Heilen Sie Ihre Seele mit Royal Remedies

Ich habe ein großes Sortiment von natürlichen Heilmitteln entwickelt, die eine tiefgreifende Wirkung auf Ihre Seele haben werden. Es gibt vier Serien: Emotional-Balance-Remedies, Chakra-Remedies, Remedies zur Heilung des inneren Kindes und die sogenannten Engel-Remedies. Von der Website www.roymartina.com können Sie ein kostenloses Buch herunterladen, in dem die Entstehung und Wirkungsweise meiner Royal Remedies beschrieben sind. Durch Anwendung in der Abfolge Emotionen – Chakras – Inneres Kind – Engel werden Sie Ihr Leben binnen eines Jahres zutiefst und nachhaltig verändern.

Dazu nehmen Sie jede Woche eine andere Essenz ein. Die Fläschchen jeder Serie tragen die Nummern von 1 bis 14 bzw. 1 bis 20. Sie nehmen viermal täglich jeweils 20 Tropfen und lesen dabei die auf den Etiketten stehenden Affirmationen, die Ihr Unterbewusstsein und Ihre Seele für die Heilung öffnen. Das Lesen der Affirmationen ist von entscheidender Bedeutung, ja geradezu der Trick, um Heilung zu erlangen. Denn dadurch wird das Unterbewusstsein zu einer Antwort herausgefordert (getriggert) und ermöglicht es dem Mittel, unbewältigte Emotionen, ungelöste Konflikte und Traumata zu heilen.

Nach einer Woche gehen Sie dann zur nächsten Essenz über. Mit vier Flaschen pro Monat haben Sie eine kostengünstigere Lösung als ein Seminar oder ein Coaching. Unglaubliche Ergebnisse erzielen Sie auch mit den Omega-Healing-Meditationen.

Die Royal Remedies können in gewisser Weise mit Bachblüten ver-

glichen werden, unterscheiden sich aber zugleich deutlich davon. Sie haben keinerlei unerwünschte Nebenwirkungen; es kann also nichts schiefgehen. Es kann nur Heilung geschehen.
Wofür auch immer Sie sich entscheiden: Ich wünsche Ihnen Liebe, Heilung und Wohlbefinden!
Bekanntlich führen viele Wege nach Rom, und jeder von uns muss für sich den besten Weg finden. Mögen sich unsere Lebenswege kreuzen und uns bereichern. Liebend gerne möchte ich Ihre persönlichen Geschichten erfahren: E-Mails sind also sehr willkommen. Die E-Mail-Adresse finden Sie unter www.dielebensformel.de.

SCHLUSSWORT

Tilgen Sie Ihre karmische Schuld und erschaffen Sie sich eine positive Bilanz

Karmische Schuld kann jeden von uns »treffen«. Daran sollten Sie unbedingt denken, falls in Ihrem Leben über einen längeren Zeitraum alles schiefläuft und nichts zu fruchten scheint, was auch immer Sie anstellen mögen. Hier sind die drei Hauptgründe für eine derartige Negativität:

1. Grund: Ein Fluch

Ein sogenannter Fluch hat nichts mit einem Voodoo-Zauberspruch zu tun. Wir sprechen von einem Fluch, wenn Ihnen jemand einen starken Schub negativer Energie übermittelt hat, die jetzt an Ihnen hängt und Ihr Leben beeinträchtigt. Das geschieht übrigens häufiger, als man meinen möchte. Am besten wird man damit fertig, indem man alle Menschen geistig Revue passieren lässt, mit denen man eine Auseinandersetzung oder einen Streit hatte, die eifersüchtig oder neidisch auf einen sind oder denen man selbst Leid zugefügt hat.

Sie können den Fluch aufheben, indem Sie für jeden dieser Menschen beten und ihm vergeben, aber auch sich selbst für Ihren eigenen Anteil am jeweiligen Geschehen. Bitten Sie den Erzengel

Michael, Ihnen zu helfen, alle karmischen Verstrickungen zu lösen. Stellen Sie sich im Geiste vor, wie Sie selbst und jeder Einzelne, für den Sie beten, in einer violetten Flamme geläutert werden. Dabei spielt es keine Rolle, ob Sie daran glauben oder nicht. Ihr Unterbewusstes funktioniert auf der Basis metaphorischer Energie, und schließlich kommt es nur auf die Ergebnisse an.

2. Grund: Parasitäre Intelligenz

Eine sogenannte parasitäre Intelligenz ist auch unter den Bezeichnungen »Wesenheit«, »Geist« oder »umherwandernde erdgebundene Seele« bekannt. Vielleicht empfinden Sie die Gegenwart einer unangenehmen Energie oder erfahren starke Emotionen, die nicht Ihre eigenen sind. Möglicherweise haben Sie auch das Gefühl, beobachtet zu werden oder nicht ganz Herr Ihrer selbst zu sein, als hätte jemand Teile von Ihnen übernommen. Manche Menschen hören sogar Stimmen. An diesem Punkt laufen Psychiatrie, Schizophrenie und Halluzinationen ins Leere und verschwimmen im Dämmerlicht. Gesetzt den Fall, Sie fühlen sich von einer parasitären Intelligenz behindert, empfehle ich Ihnen, einen erfahrenen Omega Health Coach aufzusuchen: Er kann Sie durch den Loslösungsprozess von dieser parasitären Energie begleiten.

3. Grund: Karmischer Ausgleich

Der letzte, jedoch keineswegs geringste Grund ist der echte karmische Ausgleich. Dabei erschafft Ihre Seele Situationen zum Ausgleich für eine Anzahl Ihrer Taten, die Sie in einem anderen oder im gegenwärtigen Leben begingen, sodass Sie damit ein Ungleichgewicht erzeugt haben. Üblicherweise handelt es sich um ein Ereignis aus einem früheren Leben, doch beschließt die Seele in seltenen Fällen, die karmische Schuld im selben Leben zu regeln. Ganz ehrlich: Wir alle haben in unseren Leben Dinge getan, die wir anders machen würden, wenn wir noch einmal die Möglichkeit hätten. Wir alle waren bisweilen unehrlich, haben andere Menschen schlecht behandelt oder in der Vergangenheit sogar betrogen und den Respekt vor anderen verloren. Was ich nun empfehle, ergibt für jedermann Sinn: Sie sind so lange schuldig, bis Sie ausreichend gute Taten vollbracht haben, um alle Ihre Fehler nicht nur aus diesem Leben, sondern auch aus zahllosen anderen Inkarnationen aufzuwiegen und auszugleichen. Deshalb ist es immer ratsam, sich eine positive karmische Bilanz zu erschaffen.

Eine positive karmische Bilanz

Was können Sie beispielsweise tun, um sich ein positives Karma-Konto einzurichten?

- Verteilen Sie wahllos Freundlichkeit und Güte, am besten täglich. Sie können sich dabei an Bekannte halten; noch kraftvoller ist es jedoch, wenn Sie nach dem Zufallsprinzip Fremde beglücken. Bieten Sie einem älteren Fahrgast Ihren Sitzplatz in der Bahn an, geben Sie einem Obdachlosen Geld und laden Sie ihn zum Essen ein. Wenn Sie Menschen begegnen, die sich in einer Klemme befinden oder leiden, dann bieten Sie Trost, heitern Sie sie auf und hören Sie ihnen aufmerksam und verständnisvoll zu. Zeigen Sie Interesse an anderen Menschen, auch wenn Sie davon keinen direkten Nutzen haben. Zaubern Sie durch Ihre Anwesenheit und Ihre Zuwendung ein Lächeln auf die Gesichter der anderen.
- Wohltätigkeit existiert in zwei Formen. Bei der ersten haben Sie einen Bezug zu einem spezifischen Leid auf der Welt: In diesem

Fall spenden Sie Geld dorthin – das ist immer gut. Bei der zweiten geht es um Ihr persönliches Engagement: Sie möchten sich aktiv an der Lösung eines Problems beteiligen, indem Sie Zeit, Energie und Schweiß dafür erbringen, um eine tatsächliche Veränderung auf diesem Planeten herbeizuführen. Das ist sogar besser, als nur Geld zu spenden. Krempeln Sie die Ärmel hoch, spucken Sie in die Hände und los geht's! Nichts verschafft größere Befriedigung als die eigene schweißtreibende Arbeit.

Besuchen Sie ehrenamtlich alte Menschen in Seniorenheimen, kümmern Sie sich um gequälte Tiere. Als Therapeut oder Coach können Sie einige Menschen kostenlos oder auf der Basis eines Energieaustauschs behandeln.

- Bringen Sie persönliche Opfer. Hören Sie damit auf, recht haben oder recht behalten zu wollen, und konzentrieren Sie sich auf Harmonie und Glück. Werden Sie zum Friedensstifter, wo immer möglich. Tragen Sie Sorge dafür, dass man Sie als Menschen kennt, der das Richtige tut; lernen Sie, bescheiden, warm und offen zu sein. Kümmern Sie sich nicht darum, was andere von Ihnen halten, denn es zählt einzig, was Sie selbst von sich denken und gegenüber sich selbst empfinden.

Ein Beispiel: Nehmen wir einmal an, Sie leben gerade in Scheidung. Dann lenken Sie Ihre Aufmerksamkeit auf alles, was in der Vergangenheit schön und gut war, nicht auf die Verletzungen. Erinnern Sie sich, was Sie an Ihrem Partner einmal großartig fanden. Schauen Sie tiefer als nur auf die Ebene von Richtig oder Falsch. Ganz gleich, ob Sie nun ausgenutzt wurden oder nicht, ob Sie betrogen oder nach Jahren der Hingabe verlassen wurden oder nicht, und, und, und … Es eröffnet sich Ihnen eine neue Zeit. Und es liegt in Ihrer Hand, das Beste daraus zu machen.

- Mutter Teresa sagte einmal: »Wenn dir jemand Unrecht tut, liebe ihn trotzdem.«

Bleiben Sie dicht an Ihrem Herzen, ganz gleich, was der andere getan hat. Sie wissen doch: Es steckt immer mehr dahinter, als man mit bloßem Auge wahrnehmen kann. Die Erinnerungen aus früheren Leben spielen stets eine Rolle.

Ein Beispiel: Ich kenne eine Frau, Liesbeth, die mich ohne ersichtlichen Grund hasst. Ich habe mit ihrem Bruder zusammengearbeitet und hatte nie den geringsten Streit mit ihr. Doch sie macht mich bei jeder Gelegenheit schlecht und hat sogar einer Freundin gedroht, ihr die Freundschaft zu kündigen, falls sie für mich arbeiten würde. Ins Gesicht hinein ist Liesbeth mir gegenüber die Liebenswürdigkeit in Person, doch sobald ich ihr den Rücken kehre, lässt sie kein gutes Haar an mir. Als ich mit einem berühmten Heiler zusammenarbeitete, schickte sie ihm negative Informationen über mich, und so setzt sich die Geschichte immer weiter fort. Aber das macht mir nichts mehr aus. Ich weiß, dass die ganze Feindseligkeit mit einem Problem aus einer vergangenen Inkarnation zu tun hat. Das ist zwar störend, aber ich werde Liesbeth weiter vergeben; außerdem schicke ich ihr Licht und Liebe und wünsche ihr viel Erfolg.

Neulich fragte mich jemand: »Ich habe meine Stelle verloren und finde keine neue Arbeit, was auch immer ich anstelle. Was kann ich tun, um meinem Glück nachzuhelfen? Gibt es etwas, das ich tun kann, um meine Chancen auf einen neuen Job zu verbessern?«

Aber sicher doch! Fördern Sie bei sich selbst die innere Haltung von Großzügigkeit und Versöhnung und beginnen Sie, der Welt etwas zurückzugeben! Das mag seltsam klingen in einer Zeit, in der Sie für Ihr eigenes Empfinden sehr wenig zu geben haben, doch etwas haben Sie immer: Zeit, Wissen, Erfahrung, Aufmunterung und Anerkennung. Seien Sie positiv und optimistisch, engagieren Sie sich in Aktivitäten, bei denen Sie etwas geben können, ohne etwas dafür zurückzubekommen. Beispielsweise können Sie jungen Menschen etwas beibringen oder in einem Altenheim mithelfen und vieles mehr. Nach dem Gesetz des Karma bekommen wir zurück, was wir ausgesandt haben. Ich nenne es das *Gesetz des Bumerangs.* Wenn andere (etwa potenzielle Arbeitgeber) sich gegenüber Ihnen großzügig verhalten sowie Ihre Vorzüge und Fähigkeiten anerkennen sollen, dann müssen Sie selbst auch großzügig sein und andere wertschätzen.

Über die Wirtschaftskrise: Finden wir jemals dorthin zurück, wo wir vor dem heillosen Durcheinander standen?

In den vergangenen 10 Jahren hat sich alles um Verleugnung, Gier und Täuschung gedreht. Schließlich fanden wir uns am unteren Ende einer sich immer enger zudrehenden Spirale wieder: im Wirtschaftskollaps. Das ist das Gesetz des Bumerangs in Aktion.

Um dauerhafte Verbesserungen herbeizuführen, müssen wir unsere innere Haltung verändern und zu althergebrachten Werten zurückkehren – Werten wie Aufrichtigkeit, Freundlichkeit, Ehrlichkeit und Loyalität. Wir müssen damit aufhören, uns bei Mutter Erde zu bedienen, ohne einen Ausgleich dafür zu schaffen. Die globale Erwärmung wie auch die Anhäufung von Giften in unserer Umwelt sind Teil des karmischen Gesetzes. Die kapitalistische Mentalität muss sich wandeln; wir müssen »grün« denken: in Kategorien von Umweltverträglichkeit und Nachhaltigkeit.

Das vorherrschende gewaltige Ungleichgewicht könnte einen in die Verzweiflung treiben. Das lässt sich auf der gesamtgesellschaftlichen

Ebene wie auch in unseren eigenen vier Wänden beobachten. Ein gutes Beispiel sind die Zeitgenossen, die tagtäglich daheim an ihrem Computer sitzen und dafür leben, im Internet zu allem und jedem ihre bissig-sarkastischen Kommentare abzugeben: Die ausgesandte negative, aggressive Energie wird eines Tages auf ihre Urheber zurückfallen. Verschicken sie stattdessen positive, hilfreiche und inspirierende Kommentare, werden sie das Gleiche zurückbekommen. Wir müssen unbedingt anständiger und aufmerksamer miteinander umgehen, auch wenn wir derzeit ziemlich frustriert sind.

Jetzt werden Sie auch verstehen, weshalb ich so vieles gratis abgebe. Bei jedem Besuch meiner Website werden Sie etliche kostenfreie Produkte finden, darunter E-Books, Audio-Sitzungen, Newsletters, Kurse und einiges mehr. Sehen Sie sich auch einmal auf www.angelportal444.com um, einer Website meiner Freundin Isabelle von Fallois: Sie schenkt Ihnen dort eine Erzengel-Michael-Meditation.

Wie ich weiß, habe ich dazu beigetragen, die Lebensqualität von Millionen Menschen zu verbessern – durch meine bloße Existenz. Sie können das auch. Beginnen Sie augenblicklich damit, positive karmische Energie aufzubauen und sie auf jede Ihnen mögliche Weise auszusenden. Ihre Seele wird es Ihnen später einmal danken.

In diesem Buch ist die Energie vieler Kontinente versammelt. Ich habe es im Zeitraum eines Jahres in zahlreichen verschiedenen Ländern geschrieben. Meine letzten Aufzeichnungen stammen vom 13. Januar 2010 und sind in der Stadt Jupiter in Florida entstanden.

Möge Ihr Weg gesegnet sein – ich wünsche Ihnen alles Gute!

Roy Martina

Literaturhinweise

Einige auf Deutsch erschienene Bücher der von Roy Martina erwähnten Autorinnen und Autoren:

Gregg Braden:
Fractal Time: Das Geheimnis von 2012 und wie ein neues Zeitalter beginnt. KOHA-Verlag, 2009
Der Realitäts-Code: Wie Sie Ihre Wirklichkeit verändern können. KOHA-Verlag, 2008
Im Einklang mit der göttlichen Matrix: Wie wir mit allem verbunden sind. KOHA-Verlag, 2007

Kristine und Richard Carlson:
Alles kein Problem in der Liebe. Knaur, 2001
100 Regeln für die Liebe. Knaur, 2005
Zeit zu leben, Zeit zu lieben: Nutze jeden Tag, als wäre er dein letzter. Knaur, 2008

Deepak Chopra:
Bewusst glücklich: Das neue Handbuch zum erfüllten Leben. Ullstein, 2007
Das Buch der Geheimnisse. Ullstein, 2008
Das Tor zu vollkommenem Glück: Ihr Zugang zum Energiefeld der unendlichen Möglichkeiten. Goldmann, 2008

Heilung: Körper und Seele in neuer Ganzheit erfahren. Nymphenburger Verlag 2010
Die göttliche Kraft: Die sieben Stufen der spirituellen Erkenntnis. Deutscher Taschenbuch Verlag, 2002.
Die sieben geistigen Gesetze des Erfolgs. Ullstein, 2004
Die sieben Schlüssel zum Glück. Nymphenburger Verlag, 2010

Debbie Ford:
Das Geheimnis des Schattens: Verdrängtes erkennen, ganz werden, Lebensfreude gewinnen. Goldmann Verlag, 2003.
Die dunkle Seite der Lichtjäger: Kreativität und positive Energie durch die Arbeit am eigenen Schatten. Goldmann Verlag, 1999
Trennung als Chance: Auseinander gehen, weitergehen, innerlich wachsen. Heyne Verlag, 2006

Louise Hay:
Heile deinen Körper: Seelisch-geistige Gründe für körperliche Krankheit. Lüchow, 2009.
Gesundheit für Körper und Seele. Ullstein Tb., 2010.
Wahre Kraft kommt von Innen. Ullstein Tb., August 2004.
Du kannst es! Durch Gedankenkraft die Illusion der Begrenztheit überwinden. Integral, Februar 2004.

Jasmuheen:
In Resonanz: Das Geheimnis der richtigen Schwingung. KOHA-Verlag, 2008
Lichtnahrung: Die Nahrungsquelle für das kommende Jahrtausend. KOHA-Verlag, 1997

Sanfte Wege zur Lichtnahrung: Von Prana leben und weiterhin das Essen genießen. KOHA-Verlag, 2004

Dr. O. Carl Simonton:
Wieder gesund werden: Eine Anleitung zur Aktivierung der Selbstheilungskräfte für Krebspatienten und ihre Angehörigen. Rowohlt Tb., 1992
Auf dem Wege der Besserung: Schritte zur körperlichen und spirituellen Heilung. Rowohlt Tb., 2001

Alan Vaughan u.a.:
Traumtelepathie: Telepathische Experimente im Schlaf. J. Kamphausen Verlag ,1982

Danksagung

Ich widme dieses Buch …

Sunray und Joey, meinen beiden Söhnen und Meistern, die mich beständig herausfordern, meine Größe zu leben und der beste Roy Martina zu sein, der ich sein kann.

Meinen ersten Meistern im Leben: meinem Vater und meiner Mutter. Ohne sie wäre mein Leben ganz anders verlaufen. Ich danke euch für eure Liebe und eure Lehren.

Meiner ganz besonderen Lebensfreundin, Ingrid de Bruin. Unsere Liebe besteht seit vielen Leben.

Meinem engen Freund, Lehrer und Heiler Marnie Greenberg, der mir immer wieder Heilung und Unterstützung gewährt.

Meinem Angel Life Coach® und meiner Seelenfreundin Isabelle von Fallois, die mir dabei hilft, mich stärker mit der Energie meiner Engel zu verbinden.

Meinen Brüdern Arnold, René, Johan und Andy; meinen Schwestern Patricia, Maritza und Annelies, die ich alle von ganzem Herzen liebe.

Mein Dank geht auch an Joop, José und Jeroen, die ihre Energie in den Aufbau der *Roy Martina Experience Company (RME)* gesteckt haben. Besonderer Dank gebührt José: Sie hat die letzten drei Jahre ihres Lebens darauf verwendet, mir das Leben zu erleichtern. Ich empfinde große Bewunderung für die Mitglieder des RME-Teams, die unermüdlich daran arbeiten, meine Ideen Früchte tragen zu lassen. Ich danke ihnen dafür, dass sie in meinem Leben sind, und hoffe, ihnen eines Tages etwas zurückgeben zu können.

Mein ganz spezieller Dank gebührt Joke; ohne ihre Hilfe wäre ich außerstande, all das zu leisten, was ich leiste.

Ebenfalls ganz besonders danken möchte ich Yvonne und Fons, meinen Schutzengeln, die genau zur richtigen Zeit erschienen, um mich vor meiner Ignoranz und den daraus resultierenden Katastrophen zu bewahren.

Ich danke meinen Millionen Leserinnen und Lesern, die meine Bücher gelesen und mir die Ehre und das Vertrauen erwiesen haben, sich von mir leiten und inspirieren zu lassen.

Ich danke allen meinen Freunden, Seelenpartnern, Studierenden und meiner spirituellen Familie, die in dieser Zeit inkarniert sind, sodass wir einander begegnen und voneinander lernen können – allen voran Anna und Kyra für ihre Inspiration, ihren Mut und ihre Hingabe an das Leben.

Ich danke den zahlreichen großen Lehrern und Meistern, die meinen Weg gekreuzt haben. Ohne ihre Lehren wäre ich nicht dorthin gelangt, wo ich in meinem Leben bin.
Ich danke meinen lieben Freunden Kate, Anastasia, Veronica, Marli, Robbie Kaman, Roberto Re, Rick Steward, Greet, Nisandeh, Iwan, Virani, Elise, Federica, Gerti, Nan, Simone, Vivian, Marianne und Mandy.

Meine Hochschätzung gilt Erica, der großartigen Mutter unserer Kinder.

Und nicht zuletzt danke ich Mayana, die mich sieben Jahre lang auf meinem Lebensweg begleitet hat.

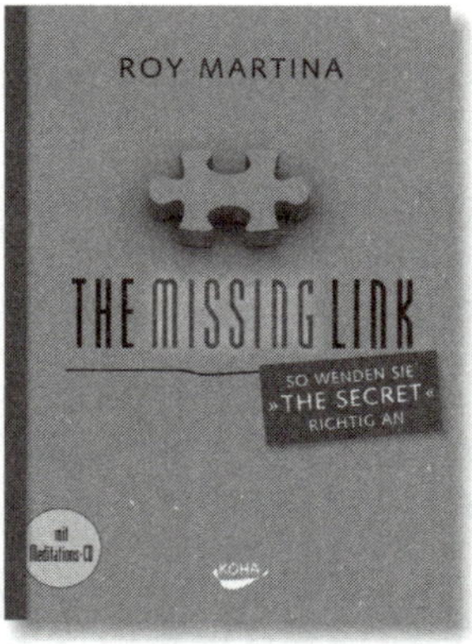

Roy Martina
The Missing Link
So wenden Sie »The Secret richtig an«
€ 16,95
gebunden, 160 Seiten
ISBN 978-3-86728-105-8

Das Gesetz der Anziehung ist ein zweischneidiges Schwert. Alle Menschen erschaffen ihre Wirklichkeit durch ihre Gedanken und Gefühle – ausnahmslos. Doch unbewusst holen wir uns auch Situationen in unser Leben, die nicht wünschenswert sind. Dazu gehören Menschen, Umstände, Ereignisse. Es gilt also zu verstehen, wie unsere Gedanken, Gefühle und emotionalen Hindernisse unsere subjektive Wirklichkeit, unser Glück und unsere Gesundheit beeinflussen. Erst dann können wir uns wirksam darauf konzentrieren, jenes zu manifestieren, was wir uns im Leben wirklich wünschen.

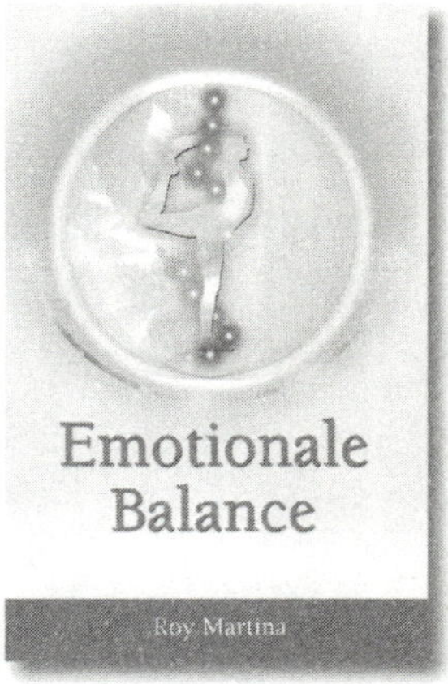

Roy Martina
Emotionale Balance
€ 21,00
gebunden, 368 Seiten
ISBN 978-3-929512-25-0

In seiner Praxis als Arzt stellte Dr. Roy Martina fest, dass vielen körperlichen, seelischen und geistigen Symptomen unaufgelöste Emotionen zugrunde liegen, die den Heilungsprozess blockieren. Wie können wir lernen, diese Emotionen zu erkennen, zu akzeptieren und mit ihnen zu arbeiten, ohne sie zu unterdrücken? Die Methode der »Emotionalen Balance« basiert auf dem uralten Wissen von den feinstofflichen Energiekanälen im Menschen, die eine Schlüsselrolle bei unseren emotionalen Mustern und unserem emotionalen Verhalten spielen. Unsere Emotionen beeinflussen weitgehend unser Handeln. Aus den Erfahrungen, die Dr. Roy Martina in seiner langjährigen Praxis sammelte, entwickelte er einfache Techniken. Sie sind leicht nachzuvollziehen und anzuwenden. Sie helfen uns, die Programmierung unserer Emotionen und unseres Verhaltens zu ändern und unsere eigene Heilungsintelligenz zu aktivieren, um so unser emotionales Gleichgewicht zu finden.